2022年科技部国家重点研发项目——
岛礁驻军多发病、训练伤及心理疾病诊疗研究（2022YFC3103204）

2022国家社会科学基金军事学重点项目——
构建平战结合"海军特色临床精神心理救治平台"的研究（2022-SKJJ-B-041）

THE ART and Science of Brief Psychotherapies

短程心理治疗技术与案例

[美] 曼托什·德万　　[美] 布雷特·斯腾伯格　　[美] 罗杰·格林伯格　著

柏涌海　潘霄　主译

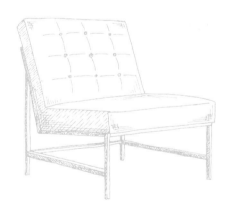
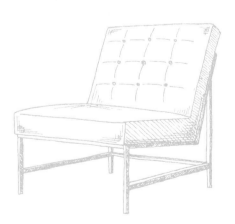

上海交通大学出版社
SHANGHAI JIAO TONG UNIVERSITY PRESS

图书在版编目（CIP）数据

短程心理治疗技术与案例／（美）曼托什·德万
(Mantosh J. Dewan, M. D.)，（美）布雷特·斯腾伯格
(Brett N. Steenbarger, Ph. D.)，（美）罗杰·格林伯
格(Roger P. Greenberg, Ph. D.)著；柏涌海,潘霄主
译. 一上海：上海交通大学出版社，2023.8
书名原文：The Art and Science of Brief
Psychotherapies (Third Edition)：A Practitioner's
Guide
ISBN 978-7-313-28540-9

Ⅰ.①短… Ⅱ.①曼… ②布… ③罗… ④柏… ⑤潘
… Ⅲ.①精神疗法 Ⅳ.①R749.055

中国国家版本馆 CIP 数据核字(2023)第 124413 号

上海市版权局著作权合同登记号：图字：09-2021-636

短程心理治疗技术与案例
DUANCHENG XINLI ZHILIAO JISHU YU ANLI

著　　者：[美]曼托什·德万　布雷特·斯腾伯格　罗杰·格林伯格		主　　译：柏涌海　潘　霄		
出版发行：上海交通大学出版社		地　　址：上海市番禺路 951 号		
邮政编码：200030		电　　话：021-64071208		
印　　制：上海景条印刷有限公司		经　　销：全国新华书店		
开　　本：710 mm×1000 mm　1/16		印　　张：23		
字　　数：339 千字				
版　　次：2023 年 8 月第 1 版		印　　次：2023 年 8 月第 1 次印刷		
书　　号：ISBN 978-7-313-28540-9				
定　　价：89.00 元				

版权所有　侵权必究
告读者：如发现本书有印装质量问题请与印刷厂质量科联系
联系电话：021-59815621

翻译人员名单

主　　　　译：柏涌海　潘　霄

参与翻译人员：王一浩　王云霞　王丽霞　江　倩

　　　　　　　孙铭赛　李冠雄　汪晓冉　陈艳萍

推荐序

短程心理治疗是指通过聚焦目标，强化患者动机，心理治疗师主动、针对性干预等一系列技术，使患者在较短时间内产生治疗性改变的一类心理治疗方法的通称。过去的几十年中，短程心理治疗技术层出不穷，理论上涉及当下所有的主流心理治疗学派，实践中可归纳为关系模式、学习模式和情境模式，治疗时程则从单次心理治疗到最常见的 20 次左右。

追溯历史，短程心理治疗不是新鲜事物。作为心理治疗的发端——精神分析治疗的创立者弗洛伊德，他最初的治疗个案都是我们今天所说的短程心理治疗，如 Katharina 的 1 次治疗，Emmy Von 的 7 周治疗。即使是精神分析历史上很著名的案例——少女朵拉，其治疗也只进行了 11 周。之后对于潜意识的深层心理探索，以及对于整体人格工作的雄心，使得精神分析的治疗越来越长。直至 20 世纪 50 年代，当"矫正性情感体验"作为疗效因子被提出时，短程和简洁才成为精神分析临床可选方法之一。对短程心理治疗的出现起到决定性作用的是行为主义治疗，通过教会患者应对技能和结构化家庭作业，使治疗次数减少。认知治疗先驱者 Albert Ellis 和 Aaron Beck 则将学习模式引用到认知矫正领域，因此认知治疗天然携带短程心理治疗"基因"。此外，Jay Haley、Milton Erickson 等发展的策略式治疗让单次和数次治疗成为短程心理治疗新模式。

从 20 世纪 80 年代开始，随着公共卫生领域对医疗保健成本管理的日益强调,短程心理治疗成为经济、可行的心理治疗实践方式。据统计,目前在美国,患者临床接受的实际心理治疗的总次数已经下降到通常认定的短程心理治疗范围。我国的现状和趋势也大抵相同。除此之外,学界对心理治疗的循证要求,促进心理治疗疗效和作用因子临床研究的开展。在这些研究中所编制的指导性、结构化的治疗手册,成为日后诸多短程心理治疗临床实践的方法和指南,如本书中的限时动力性心理治疗(time limited dynamic psychotherapy, TLDP)。2004 年夏季,本人曾邀请美国心理协会心理治疗研究委员会委员、美国加州大学医学院精神科临床教授 Hanna Levenson 来上海市精神卫生中心培训 TLDP。

在心理治疗被广泛接纳、成为当代心理健康服务主要方式之一的今天,心理治疗师不仅要手持装备良好的心理治疗工具箱,更需要具备临床决策和整合能力,即时常面对的问题是,"对于何种患者、在何种情况下,应给与何种心理治疗,以使患者在其所处生活环境中获益最大"。无疑,短程心理治疗是一种重要和必备的治疗工具。

短程心理治疗时常给人"简单""权宜之计",甚至"快餐"的联想,这是极大的误解。每种短程心理治疗不仅具有自身的理论假设、治疗目标、干预技术系统,同时,但凡有过短程心理治疗实践经验的治疗师一定会认为短心理治疗对治疗师自身能力有着极高的要求,如何聚焦治疗目标、如何在有限的时间和空间中取得疗效、如何选择合适的患者等等,任何一项都需要临床工作胜任力的长期积累。另外,短程心理治疗的高度结构化也容易让人产生治疗过程千人一面、机械化的偏见,但是短程心理治疗的操作本身就极为强调为个体量身定做的任务,兼顾原则性和灵活性。

《短程心理治疗技术与案例》是美国精神病学会推出的面向临床的"心理治疗核心能力系列丛书"之一。书中介绍了当今最为主流且具有循证证据的短程心理治疗方法。2010 年本人首次对此书进行了翻译和学习,获益良多。

鉴于短程心理治疗日益突显的重要性，2017 年此书第三版出版。新一版书籍添加了最新的临床和研究发现，作为实用心理治疗技术的教科书，编写严谨，且延续其一贯的专业性和权威性。柏涌海教授及其团队及时引进新一版书籍并进行翻译，必将对国内短程心理治疗的临床教学和实践起到极大的推动作用。同时，柏教授及其团队在心理治疗领域的长期耕耘和专业素养为新书的翻译质量提供了保障。愿广大的心理治疗师、精神科医师及其相关工作的专业人员能通过此书，提升短程心理治疗技能，并最终给患者带来福祉。

于上海市精神卫生中心

2023 年 3 月

译者序

　　初识短程心理治疗是 2016 年张道龙博士（DSM-5 中文版主译）来沪讲学时的现场访谈示范，基于国际诊断标准并迅速匹配特定技术，评估与治疗快捷有力，简短而不简单，这给天然重视循证依据的医务人员的我留下深刻印象。此后陆续与张博士合作推广短程心理治疗，包括 2017 年 6 月在第二军医大学①科技馆举办的"中美精神心理疾病诊断与治疗技能规范化技术培训班"，2019 年 5 月在上海光大会展中心举办的"临床医生与心理咨询师国际标准规范化培训班"，同年 8 月在海军军医大学锦雪苑举办的"全军精神病学专业委员会第十三次学术会议"等，均取得热烈反响，尤其是真实案例的访谈演示，每每取得轰动效应。这也让我感受到，在结构化治疗中同样可以蕴含人文与艺术之美。2019 年 5 月我们有幸邀请到短程心理治疗的标志性人物，纽约上州医科大学校长 Mantosh J. Dewan，以及 DSM-5-TR 的修订委员会联合主席之一，哥伦比亚大学临床精神病学家 Micheal First 等享有国际声誉的教授来沪讲学，进一步加深了我对短程取向心理治疗的理解，也坚定了引进和推广短程取向心理治疗的决心。

　　在理论学习的基础上，海军军医大学第二附属医院（上海长征医院）团队积极进行实践探索，2020 年 1 月—2021 年 2 月与上海市黄浦区精神卫生中心合作，每周 1 次连线美国专家团队，就临床中的疑难案例，进行现场访谈示范

---

　　① 今海军军医大学。

和案例督导,全国 400 余家医院的同道在线观摩。2022 年"整合式短程心理治疗工作坊"获批国家级继续教育培训项目,同步邀请了国内短程心理治疗颇具造诣的专家授课,目前已成功举办了 3 期。在教学中,我们感到需要一本能从顶层设计、框架结构上全面阐述短程心理治疗的教材,经与上海交通大学出版社,以及本书作者 Dr. Dewan 团队的沟通联系,被授权翻译本书第三版。在此过程中,我们也得到本书第一版中文主译仇剑崟教授的支持鼓励,珠玉在前,获益良多。

短程心理治疗的优势此不赘言,我们在临床实践,以及在军队和学校系统的推广应用中均取得了良好反馈和热烈追捧,这是近半个世纪以来代表国际主流趋势的理念或运动。短程心理治疗有理论积淀,有适用技术,对于人口众多、需求巨大的中国,其受关注程度虽"小荷才露尖尖角",但其引领作用必将在不久的将来得到展示,让我们拭目以待!

本书的主要译者都是海军军医大学精神心理学方向的专家,也邀请到上海市教师教育学院的两位老师。其中,柏涌海、潘霄、王一浩、李冠雄是海军军医大学第二附属医院医学心理科的医生和心理治疗师;王云霞、江倩、汪晓冉、陈艳萍是海军军医大学心理系的老师;王丽霞、孙铭赛是上海市教师教育学院的老师。各个译者翻译的章节分别是:柏涌海(第一章引言,第五章短程心理治疗联合药物治疗);潘霄(第二章成功心理治疗的基本要素:共同因素的影响,第四章整合文化和心理治疗:DSM-5 文化定式临床访谈,第八章暴露疗法:焦虑症、强迫症和创伤后应激障碍,第十六章短程心理治疗:回顾与综合),并负责全书的统稿;王一浩(第六章动机式访谈,第九章辩证行为疗法的应用与技巧);李冠雄(第七章认知治疗,第十章焦点解决短程治疗:培养优势,实现目标);王云霞(第三章心理治疗的共同因素:心智化,第十三章远程精神病学);江倩(第十一章人际心理治疗);汪晓冉(第十四章基于互联网的短程心理治疗);陈艳萍(第十五章短程心理治疗技能评估);王丽霞(第五章短程

心理治疗联合药物治疗,第十二章限时动力性心理治疗：整体视角);孙铭赛
(第一章引言,第十二章限时动力性心理治疗：整体视角)。来自海军军医大
学第二附属医院医学心理科潘霄、李冠雄、王亚婧参与了本书的校订工作。在
上海交通大学出版社黄丽芬编辑的帮助和介绍下,促成这次成功的合作。本
书的示例视频将在"短程心理治疗技术与案例读书会群"(QQ 群号为
432384517)分享,欢迎大家加入本书读书会 QQ 群。囿于团队的年轻和学识
的不足,本书翻译一定会有各种瑕疵,恳请同道批评指正。

医学博士,应用心理学博士后

教授,主任医师,博士生导师

海军军医大学第二附属医院(上海长征医院)医学心理科主任

2023 年 6 月

原著序

我们很高兴能够参与《短程心理治疗技术与案例》第三版的中文翻译工作。目前是心理治疗领域发展的大好时机，我们希望本书将有助于中国专业人员的培训，并促进中美两国心理治疗师与心理治疗研究人员之间的合作。

已经知道的是，我们对心理治疗的理解反映了我们的文化背景，心理治疗需要对技术和理论进行修改才能在各种文化中变得有用和相关（Tseng，1999）。事实上，心理治疗中简洁的概念很可能在不同文化的关系模式中找到独特的表达方式。正如 Tanaka-Matsumi（2022）在回顾过去半个世纪的跨文化心理学中观察到的那样：我们对人的理解越来越具有情境性。这反映了文化在我们对问题和解决方案下定义时的作用。因此，我们期待本书中各种形式的短程心理治疗方法在满足中国心理治疗师和患者的需求中找到独特的表达。我们也希望对精神病学中生物和文化因素关联的理解将继续为我们的治疗提供信息（Xu et al.，2022），创造短程心理治疗和精神药理学的独特整合。

目前，人们对致幻剂在精神障碍治疗中的作用越来越感兴趣（Tullis，2021；Tupper et al.，2015；Yaden et al.，2021）。这激发了人们对精神状态变化，以及心理治疗中意识状态变化的独特作用的兴趣（Yaden and Newberg，2022）。我们认为，使用致幻剂进行治疗和基于文化背景的短程心理治疗的整合，是一个有广泛前景的研究和实践前沿。Yaden 和 Newberg（2022）在综述中指出，一个人精神状态的改变可以导致持久的个人变化，而不仅仅是症状减轻。在新的精神药理学的帮助下，我们是否在未来有可能看到短程心理治疗模式既能引起精神状态变化，又能引起心理变化？

在中国，社会的高速发展和快速转型导致了对心理咨询和心理治疗的爆炸性需求。考虑到庞大的 14 亿人口基数和国家医保对心理治疗有限的覆盖范围，短程心理治疗是一个越来越有吸引力的选择。在中国，员工帮助计划（employee assistance program，EAP）和类似的企业支持服务中，短程心理治疗已经得到成功应用。我们预计未来医院、学校和军队也会更广泛地采用短程心理治疗。近年来，一些中国学者开始关注短程心理治疗，包括对本书第一版的翻译；还有一些综合性医院也积极应用短程心理治疗，如上海长征医院开展了高质量的国家级短程心理治疗继续教育项目。所有这些进展都表明，本书的第三版将会找到一群积极和热切期盼的读者。

可以肯定的是，短程心理治疗在中国仍处于起步阶段。迄今为止，短程心理治疗的研究和实践还是分隔的，并且缺乏一本实用的、有循证依据的治疗手册，这反过来又阻碍了科学研究和教学的发展。我们相信，本书的介绍将有助于短程心理治疗在中国的发展，我们也期待着必将随之而来的更多的研究见解和实践创新。

曼托什·德万

布雷特·斯滕伯格

罗杰·格林伯格

目 录

第一部分　为成功的治疗奠定基础

第二部分　7个关键的短程心理治疗

第三部分　特殊主题

第一部分

为成功的治疗奠定基础

第一章 引 言

Brett N. Steenbarger, Ph.D.

Roger P. Greenberg, Ph.D.

Mantosh J. Dewan, M.D.

自 2004 年首次编撰了《短程心理治疗的技术与案例》这本书以来,短程心理治疗领域在研究和实践方面都出现了爆炸式进展,伴随着这种关注,对心理健康专业人员进行短程取向的理论与实操培训力度也在加大,这促使我们为 2012 年的第二版开发了配套的 DVD,用以示例短程心理治疗的操作方式。在本次的第三版中,我们继续更新这一领域的动态发展,增加了心智化(mentalizing)、文化定式(cultural formulation)和基于正念的辩证行为治疗(dialectical behavior therapy, DBT)章节,并扩展了对动机式访谈(motivational interviewing)的介绍。与本书其他章节一样,每个新增章节都是由该领域的领军者撰写,且大多数情况下都有配套案例加以充实。本书还涵盖了心理干预的新方式,如基于互联网的治疗(internet-based therapies)和远程精神病学(telepsychiatry);记载了既有模型的新进展;总结了越来越多的证据,以追踪这些模型所取得的成果。

第三版重点仍然是短程心理治疗的理论与实践,每一章都总结了每种治疗形式的理念、有效性的证据、技术和干预的核心,许多还有配套的案例,目的是引入实操。我们的目标是培训和教育,这使得本书既是一个很好实践的资源,也是本有用的参考书,因为体现了纽约上州医科大学短程心理治疗培训课程的结构和内容,所以也可以作为相关教学大纲的参考。

自第一版以来，我们看到了一种趋势，即通过开发治疗指南，来实现短程心理治疗的标准化。这些指南有助于推广研究成果，也支撑起许多培训工作。事实上，第三版中涉及的大部分短程形式都已被收录在各种指南中。治疗指南并不能描述人际关系的微妙，尽管这对于心理治疗来说是重要的，但它们都非常突出每种治疗方法的操作核心。本书作者们在精心撰写每个章节时，都会介绍当前指南中基于循证的干预措施和技术方法，事实上，他们中许多都是其专业领域内的知名研究者，同时也是经验丰富的从业者和导师。

相信无论你是一名希望更深入学习短程心理治疗的新手治疗师，还是一名希望拓展技能和技巧的有经验的临床医生，都会发现：本书是极好的起点。

一、为什么是短程心理治疗?

本节的第一位作者在 20 世纪 80 年代开始对短程心理治疗产生兴趣，当时他先后在一所大学和一所医学院承担学生的心理咨询工作，资源的短缺、学生的忙碌，限制了持续治疗的可能性，而学生需要尽快恢复才能将全部精力投入到学习中去。所有这些因素都意味着，治疗效率变得与效果同样重要和有意义。为了提供没有等待的心理服务，咨询人员需要为特定的人和事确定最具时效性的干预策略，以保留资源给那些需要更全面和更细致关照的人。

由于国家乃至全球的经济资源有限，学校面临着被迫分流和高效治疗的挑战，这也同样存在于普罗大众之中。保险公司、诊所以及治疗方案都非常缺乏为所有患者(来访者)进行"无时限治疗(time-unlimited therapy)"的资源，许多患者在处理工作和承担家庭责任的同时，也不可能投入无限时间到自我改变中去。有关心理治疗的研究也许能够映射出这些因素：研究表明，患者和治疗师倾向于"60 分的治疗"，其持续时间取决于个体改变的快慢(Lambert，2013)。换句话说，治疗时长倾向于根据实际需要，有时相对短暂，有时持续进行。这意味着训练有素的临床医生需浸泡于一系列的治疗方法，其中也包括短程心理治疗。

那么治疗持续多长时间呢？大量的研究结果为我们提供了深刻参考：在

一项样本量为 6 000 余名患者的研究中,以症状显著变化为测量标准,一半的被试在 7 次治疗后有所改善,3/4 的被试为 14 次(Lambert et al.,2001);另一项针对 4 000 余名患者的研究发现,治疗时间的中位数是 5 次,范围在 3～29 次(Baldwin et al.,2009);在 1 份综述中,Castonguay 和他的同事(2013)报告说,有一半的患者在 11～18 次治疗时间内发生了临床显著变化。由此看来,大部分心理治疗是短程的,患者和治疗师无疑是依照改变的快慢来决定治疗时间的长短。所以,既往研究证明了短程心理治疗的有效性(Barlow,2014;Dewan and Pies,2001;Gerber et al.,2011;Lambert,2013)。

有趣的是,越来越多研究表明,短程心理治疗所致改善同步伴随着大脑功能的显著改变(Frewen et al.,2008)。这在抑郁症的人际和认知治疗(Brody et al.,2001;DeRubeis et al.,2008;Karlsson et al.,2010)、焦虑症的认知行为治疗(Baxter et al.,1992;Nakatani et al.,2003;Porto et al.,2009)、焦虑症的心理动力学治疗(Beutel et al.,2010),以及边缘型人格障碍的辩证行为治疗(Schnell and Herpertz,2007)中得到了证实。这表明在医学意义上,短程心理治疗所取得的成效并不亚于药物。

本书表明,各种精神心理健康困扰都可以在短期内实现成功治疗,时效性并不以付出临床疗效为代价。然而,治疗效用的文献也表明,有相当一部分人群需要更长程的心理干预,才可以达到足够好的改变。短程心理治疗是精神心理健康专业人员工具箱中的重要组成部分,但它远不是唯一的工具,医疗专业标准决定了我们不能以牺牲效果为代价来追求治疗的效率。

二、 什么是短程心理治疗?

在不同的治疗模型中,短程的含义表达是很不同的。单次的焦点解决治疗(solution-focused therapy)都是短程的,但当我们谈到认知、心理动力学和辩证行为治疗时,10～20 次的治疗时间也并非罕见。治疗次数与治疗时间并不一定成正比。例如,治疗师可能会在半年或更长的时间内间隔安排 10 次治疗,而接受网络治疗的患者全程只需与现场治疗师进行少量、简短的互动,就可以完成 15 个模块的 CBT 治疗。这种反差表明,短程的理念比时间的限制更有意义。

当我们分析各种短程形式时,会发现以下几个共性:

• 计划(planning)。短程心理治疗方法的简明是设计出来的(Budman and Gurman,1988),这种设计加快和促使了改变的发生。

• 效率(efficiency)。短程心理治疗师有时效性的目标:既要有效率,又要达到特定目的(Budman,1994),因此,20 次的人格障碍治疗可能比 10 次的适应障碍治疗更具时效性。

• 聚焦(focus)。治疗师和患者追求短时间内的焦点改变,而不是广泛的人格改变。每个短程心理治疗模型都包含独特的焦点(Dewan et al.,2014),引导着治疗师和患者共同工作。

• 患者选择(patient selection)。每种短程心理治疗模型都有纳入和排除标准,以匹配最可能从中获益的人和事。传统的"无时限治疗"强调谈话和探讨,而短程心理治疗关注改变过程(Dewan et al.,2015),这需要仔细考量患者是否做好了准备,并能够参与其中。

在最后一章,我们将回顾短程心理治疗的主要模型,并确定能解释其有效性的共同要素。从广义上讲,我们认为短程心理治疗是这样的治疗方法:治疗计划有明晰的时间和时效性,其共同因素被提炼和浓缩,这些因素能够解释治疗所带来的改变(见第二章),短程心理治疗师处于激发和促成改变的角色。

三、 什么时候适用短程心理治疗?

回顾临床研究和实践(Dewan et al.,2014;Steenbarger,2002;Steenbarger and Budman,1998),短程心理治疗具有如下一些可能的适应证和禁忌证:

(1) 问题持续时间(duration of the presenting problem)。当问题模式是慢性的,是过度学习的结果,通常需要更长时间的干预,这不像新近形成的或情境性的模式。此外,当问题代表着失败的发展里程碑,这些不太可能在短时间内被补救。

（2）人际关系史（interperrsonal history）。为了治疗具有时效性，治疗师与患者之间必须迅速建立工作联盟。如果患者的人际关系史中存在明显的虐待、忽略或暴力经历，那么将要花费较多治疗时间去建立足够的信任，以使得患者能够进行后续暴露。

（3）问题严重程度（severity of the presenting problem）。严重精神障碍会干扰到患者生活的方方面面，其严重程度往往阻碍个体在治疗期间积极运用治疗策略，而这又是改变的关键因素。如前所述，短程心理治疗关注改变过程，当患者经历严重的生活混乱时，他们往往无法一直维持着改变。

（4）复杂性（complexity）。患者的症状表现丰富使问题呈现高复杂性，这时常常需要更为广泛的干预，而不是问题聚焦式的。例如，进食障碍患者可能伴有药物滥用、酒精依赖和抑郁问题，通常这样复杂的问题需要联合治疗——心理治疗和精神活性药物——来处理问题的不同部分，因此治疗时间会延长。

（5）理解（understanding）。短程心理治疗对于那些清晰了解自己的问题治疗动机强烈的患者最为适合。当患者没有做好改变的准备（Prochaska et al.，1994），加入治疗却否认需要改变，不清楚要作出什么改变，那么在准备投身到更具行动取向的短程心理治疗之前，他们需要花费几周时间进行探索性治疗及自我发现，或者可能先要从一个动机式访谈的聚焦过程中获益（见第六章）。

（6）社会支持（social support）。许多患者加入治疗不仅是为了改变其个体和人际的生活，同时也希望获得持续的社会支持，尤其是对那些因缺乏社交技巧而被社会孤立，和（或）害怕被拒绝、被抛弃的人。虽然社会支持是必须的，它也是心理治疗的合理结果，但如果是需要广泛社会支持的情况，高度简练的治疗过程可能并不合适。事实上，对人际丧失特别敏感的患者可能难以承受工作联盟的快速解除。

这6条标准可缩写成"DISCUS"（6条标准首字母组合在一起），对短程心理治疗初学者具有启发作用。即便存在上述标准中任何单一禁忌证，也不能完全排除短程心理治疗的可能性，患者需要的长程干预往往也关联着短程心理治疗技术。如果符合多个禁忌证,则可以肯定的是,高度精简式的治疗将增加未来复发的危险性(Steenbarger,1994)。Lambert(2013)指出,像抑郁症这样的问题,复发率达27%。那些在结束时看起来效果足够好的治疗,几个月或几年以后可能就不理想了,治疗必须持续足够的时间,使患者能够真正内化,从而维持他们的改变。

正如前所述,短程心理治疗策略在慢性化的患病人群中也得到了广泛应用,甚至成为其长程干预的一部分。感谢辩证行为治疗(dialectical behavior therapy,DBT)对人格障碍的探索性工作(Linehan et al.,2014;见第九章),相对于单一的长程心理治疗,人们与日俱增的兴趣在于:运用一系列有目标的短程心理治疗去干预慢性、复杂和严重的精神障碍。例如,在Linehan的工作中,先给予技能训练以减少自杀的行为、影响治疗和生活质量的行为,之后是以暴露为基础的训练来减少创伤后应激,以认知治疗解决生活问题和提升个人自尊,整合具有不同目标的短程心理治疗方法,每种着力解决严重精神障碍的某一方面,这样即便是对于最具挑战性的患者,短程心理治疗也非常有用。

短程心理治疗需要临床医生-患者双方的高度投入,因此有必要评估患者努力着手改变的能力和愿望。许多短程心理治疗要求患者再体验他们的困境,甚至复述应对措施,这可能会超出其忍受力或意愿。为了评估患者是否适合主动的、短程的治疗,可以布置一个初始的实验性练习和(或)家庭作业,而患者能否成功并主动完成,是其依从性的极好预测指标。

最简明的短程心理治疗方法——焦点解决和行为治疗——常用于适应、焦虑、哀伤和关系冲突的焦点性问题。至于长期及更广泛的困扰——如抑郁症和进食障碍,通常以短程流派中相对长程的技术来处理,如认知重构和短程动力性治疗。当短程心理治疗用于最为慢性和严重的障碍时——包括人格障碍,其常常是长程心理治疗和康复计划的组成部分。事实上,虽然不是所有的问题都能短程化解决,但很难找到短程心理治疗方法不具有治疗价值的精神障碍。

四、 什么使短程心理治疗成为短程?

如前所述,短程心理治疗的简练来源于它浓缩了所有心理治疗方法中促成改变的元素(Dewan et al., 2014; Steenbarger and Budman, 1998)。换而言之,短程心理治疗并非完全不同于长程的"无时限治疗",就好比"快棋"其实是脱胎于传统的象棋下法。当然,对于治疗师来说,实施短程或长程心理治疗的感受非常不同,这是因为从第一次治疗开始,二者的观念就不同。

最大的观念转变也许就是:加速改变的进程与治疗师推动改变的责任是相关联的。患者的阻抗及其既往史占用了我们的工作时间,短程心理治疗师通过增强工作联盟、制订患者接受的治疗方法和目标来积极避免阻抗,一旦对治疗工具和终点达成共识,便会主动引入新方法,打破和改善旧模式。非常重要的是,"非指导性"与"短程"是一个矛盾体,在推动改变时,短程心理治疗是协同驾驶,需要患者与治疗师扮演更为积极的角色。

在所有被证实有效的心理治疗方法中,如果短程心理治疗确实是浓缩了改变过程,那么接下来的关键问题是"人们在每一次治疗中是如何发生改变的?"我们进一步提出:治疗本身就是日常生活中改变过程的浓缩。

我们发现了改变过程的图式,它来自心理治疗过程和结果的研究文献,对于学习短程心理治疗特别有帮助(Dewan et al., 2015; Steenbarger and Budman, 1998),这一图式强调治疗性改变的 3 个阶段:

(1) 参与(engagement)。这是治疗的开始阶段,在于建立治疗师与患者间良好的工作联盟,讨论患者的困扰和收集临床信息,探查当前困扰中的模式,以及建立处理该模式的治疗计划。在更为简略的短程模型中,参与阶段一般在首次治疗中发生。

(2) 差异(discrepancy)。治疗如同下棋,开始从周围布局,中盘则更为流畅自如。在治疗中期,患者日常生活和(或)治疗过程中呈现的适应不良模式成为改变的焦点,治疗师协助患者发现不同于旧模式的,新的、有建设性的思考及行为方式,并鼓励他们探索和采纳新模式。每一种主要的短程心理治疗模型都涉及问题的再加工,而这些最初看似不可能的问题,要转变为他们控制范围内可解决的问题。

(3) 巩固(consolidation)。一旦患者认识到其适应不良的模式,并认同崭新和有希望的思考、感受及互动方式,治疗的目标就变成了对新模式的巩固,即反复运用在日常生活情境(包括治疗室)中获得的,新的内省力、技巧和经验。在摆脱旧模式,寻找建设性替代方法的过程中,患者要能够内化和维持一个"行为、人际和情感"的新技能,这种巩固大多发生在诊室之外,患者积极利用家庭作业来加深和扩展其改变。

我们阅读第十六章,之所以不同方法在治疗上有其独特性,部分原因在于对这3个阶段的操作不同:有的特别聚焦现在,有的则同时关注过去;有的强调改变主要来自与治疗师的交流,有的则更看重诊室外的经历;有的倾向于制订比较宽泛的治疗目标,有的则目的性更强,更为聚焦。

确认所有治疗方法下的共同过程,能帮助我们理解短程心理治疗师如何将治疗变得简略。短程心理治疗看起来利用了以下事实,即"在情感性情境中比日常经验状态中的学习效果更为持久(Greenberg et al.,1993)"。短程心理治疗师通过主动唤起问题模式,使患者感到不适,从而加深他们的情感体验。在这种情境下,个体更愿意尝试新的思考、感受、行为以及与他人联结的方式。事实上,我们认为短程心理治疗的不同流派殊途同归,即"在非寻常的觉知状态下加速学习"(Steenbarger,2002)。

短程心理治疗强调更广泛的多模态体验,就是说在治疗过程中,治疗师利用很多策略来加工信息和情绪,包括使用对话、日记和书面材料、人际练习、内容想象、心智化和生理技术,所有这些都帮助患者用新方式来体验旧模式,并去尝试新模式。最有效的治疗是发挥每个患者处理事情的独特优势,大多数短程心理治疗会主动暴露问题,然后给患者提供工具对问题进行再加工。

这一框架有助于解释:为什么短程心理治疗对有些患者不适合。面对应激有退行及失代偿风险的个体,他们也许无法忍受症状被诱发,而这对于短程心理治疗恰恰又是关键。他们可能需要支持性的干预来构筑防御,而不是挑战已有的问题。有必要从开始仔细回顾治疗的历史,以区分哪些患者能够从挑战痛苦中获益,而哪些患者需要从痛苦中获得安慰。治疗中小心地予以实验性干预,如引导想象的练习,通过让患者回想最近的一个困扰,用以确定短程心理治疗对其有益或有害的程度。

最后,我们必须指出:短程心理治疗之所以简短,是因为遵循了患者选择的标准。正如前面提到的,如果患者有改变的动机,积极与治疗师合作,坚持改变以摆脱慢性的、严重的症状,那么任何一种短程心理治疗都可能会迅速取得良好效果。谨慎地遵循适应证和禁忌证将确保患者取得最好疗效。

五、 如何学习短程心理治疗?

人们越来越认识到治疗师的个人特质对治疗结果有着重要影响。"马提尼杯(一种鸡尾酒杯)"的造型提供了成为一名优秀治疗师的模型,其"底座"就是治疗师本人,一个温暖、心理稳定、不扭曲的人最有可能成为一个好的治疗师。另一方面,矛盾和不稳定的性格会以其自有方式扰乱治疗过程,乃至被贴上"糟糕的治疗师"的标签。对于所有治疗师,其与生俱来的特质可以通过自我反省、接受督导和个人体验来完善,显然成为"足够好"的人是塑造一名优秀治疗师的重要起点。

马提尼杯的"长柄"代表了成功心理治疗的要素——共同因素。我们特别强调这一点,所以在本书中单独设立了相关章节(第一部分:第二章,第三章,第四章,以及第五章),这些共同因素可以通过阅读、练习、使用评估量表和密集的督导来学习(Beitman 和 Yue,2004;另见第十五章)。

马提尼杯的"杯体"充满了各种特定的疗法,以其特定技术和风格建立在共同因素的主干之上,本书将其中的 7 种直接介绍给大家。然而,对任何治疗方法的精熟,抑或只是胜任,都需要更长时间投入,包括日积月累地深入阅读、视频观摩、参与工作坊,以及最重要的——资深治疗师的认真督导,这种督导最好是在治疗现场或依托视频。

医学教育中有一个经典描述是"看、做、教",在短程心理治疗操作能力的学习中,我们要将此公式改为"读、看、做"。在本书的各章节中,这些对精神卫生专业人员有着丰富短程心理治疗培训经验的从业者,会将其喜欢的疗法逐步传授给你,而你将了解这些治疗是什么以及为什么采用这种治疗,也能从案例库和示例视频中看到这些治疗是如何实施的。我们希望描述和展示给你的不仅是怎么做,而且是为什么这么做,这样你就能够在自己的工作中开始以短程心理治疗师的方式进行思考。

虽然并不是每个章节都能为你提供"读一个、看一个"的沉浸式实操体验,但我们仍然希望本书能为你未来的训练打下坚实基础。重要的是,治疗师的改变过程和患者并无二样,也有其局限性。一本好的治疗书籍,像一个好的督导,需要提供以下元素:差异与巩固、挑战旧模式、与好的替代方案相比较。当你阅读案例、观看示例视频时,试图想一想通常你是如何处理这类个案的,然后观察作者是如何推进并和你的差别在哪里,你最初可能会不习惯,但也会带给你思索和回应患者的新方式。

通过足够的阅读、观察和督导,你将开始用不同的方式思考自己的临床工作,原先陌生的想法慢慢进入到你的思维,如"用新方式进行治疗?"可以确定的是,治疗始终是一个合作项目,需要双方持续的努力。迄今为止,从业者也许过多依赖将"谈话"作为治愈的唯一方式,但人的改变是通过尝试不同行为方式,并内化这些经验而发生的,我们一旦认识到这些推动改变的路径,就有潜力增添工作的活力,拓展治疗的技能。短程心理治疗是我们一直以来所从事工作的提炼和浓缩,其并无本质不同,如何实施则既具艺术性,又具科学性,对于这两种特性的学习,希望本书是有益的、有启发的开端。

参考文献

[1] Baldwin SA, Berkeljon A, Atkins DC, et al: Rates of change in naturalistic psychotherapy: contrasting dose-effect and good-enough models of change. J Consult Clin Psychol 77(2): 203 - 211, 2009 19309180.

[2] Barlow DH: Clinical Handbook of Psychological Disorders: A Step-by-Step Treatment Manual, 5th Edition. New York, Guilford, 2014.

[3] Baxter LR Jr, Schwartz JM, Bergman KS, et al: Caudate glucose metabolic rate changes with both drug and behavior therapy for obsessive-compulsive disorder. Arch Gen Psychiatry 49(9): 681 - 689, 1992 1514872.

[4] Beitman B, Yue D: Learning Psychotherapy, 2nd Edition. New York, WW Norton, 2004.

[5] Beutel ME, Stark R, Pan H, et al: Changes of brain activation pre-post short-term psychodynamic inpatient psychotherapy: an fMRI study of panic disorder patients. Psychiatry Res, 184(2): 96 - 104, 2010 20933374.

[6] Brody AL, Saxena S, Stoessel P, et al: Regional brain metabolic changes in patients with major depression treated with either paroxetine or interpersonal therapy: preliminary findings. Arch Gen Psychiatry 58(7): 631 - 640, 2001 11448368.

[7] Budman SH: Treating Time Effectively. New York, Guilford, 1994.

[8] Budman SH, Gurman AS: Theory and Practice of Brief Therapy. New York, Guilford, 1988.

[9] Castonguay L, Barkham M, Lutz W, McAleavey A: Practice-oriented research: approaches and applications, in Handbook of Psychotherapy and Behavior Change, 6th Edition. Edited by Lambert MJ. New York, Wiley, 2013, pp 85 - 133.

[10] DeRubeis RJ, Siegle GJ, Hollon SD: Cognitive therapy versus medication for depression: treatment outcomes and neural mechanisms. Nat Rev Neurosci 9(10): 788 - 796, 2008 18784657.

[11] Dewan MJ, Pies RW (eds): The Difficult-to-Treat Psychiatric Patient. Washington, DC, American Psychiatric Publishing, 2001.

[12] Dewan M, Steenbarger BN, Greenberg RP: Brief psychotherapies, in The American Psychiatric Publishing Textbook of Psychiatry, 6th Edition. Edited by Hales RE, Yudofsky SC, Roberts LW. Washington, DC, American Psychiatric Publishing, 2014, pp 1037 - 1064.

[13] Dewan MJ, Steenbarger BN, Greenberg RP: Brief psychotherapies, in Psychiatry, 4th Edition. Edited by Tasman A, Kay J, Lieberman JA, et al. London, Wiley Blackwell, 2015, pp 1820 - 1835.

[14] Frewen PA, Dozois DJ, Lanius RA: Neuroimaging studies of psychological

interventions for mood and anxiety disorders: empirical and methodological review. Clin Psychol Rev 28(2): 228 – 246, 2008 17602811.

[15] Gerber AJ, Kocsis JH, Milrod BL, et al: A quality-based review of randomized controlled trials of psychodynamic psychotherapy. Am J Psychiatry 168(1): 19 – 28, 2011 20843868.

[16] Greenberg LS, Rice LN, Elliott R: Facilitating Emotional Change: The Momentby-Moment Process. New York, Guilford, 1993.

[17] Karlsson H, Hirvonen J, Kajander J, et al: Research letter: Psychotherapy increases brain serotonin 5-HT1A receptors in patients with major depressive disorder. Psychol Med 40(3): 523 – 528, 2010 19903365.

[18] Lambert MJ: The efficacy and effectiveness of psychotherapy, in Handbook of Psychotherapy and Behavior Change, 6th Edition. Edited by Lambert MJ. New York, Wiley, 2013, pp 169 – 218.

[19] Lambert MJ, Hansen NB, Finch AE: Patient-focused research: using patient outcome data to enhance treatment effects. J Consult Clin Psychol 69 (2): 159 – 172, 2001 11393594.

[20] Linehan MM: DBT Skills Training Manual. New York, Guilford, 2014.

[21] Nakatani E, Nakgawa A, Ohara Y, et al: Effects of behavior therapy on regional cerebral blood flow in obsessive-compulsive disorder. Psychiatry Res 124(2): 113 – 120, 2003 14561429.

[22] Porto PR, Oliveira L, Mari J, et al: Does cognitive behavioral therapy change the brain? A systematic review of neuroimaging in anxiety disorders. J Neuropsychiatry Clin Neurosci 21(2): 114 – 125, 2009 19622682.

[23] Prochaska JO, Norcross JC, DiClemente CC: Changing for Good. New York, Avon, 1994.

[24] Schnell K, Herpertz SC: Effects of dialectic-behavioral-therapy on the neural correlates of affective hyperarousal in borderline personality disorder. J Psychiatr Res 41(10): 837 – 847, 2007 17064731.

[25] Steenbarger BN: Duration and outcome in psychotherapy: an integrative review. Prof Psychol Res Pr 25: 111 – 119, 1994.

[26] Steenbarger BN: Brief therapy, in Encyclopedia of Psychotherapy. Edited by Hersen M, Sledge W. New York, Elsevier, 2002, pp 349 - 358.

[27] Steenbarger BN, Budman SH: Principles of brief and time-effective therapies, in Psychologists' Desk Reference. Edited by Koocher GP, Norcross JC, Hill SS. New York, Oxford University Press, 1998, pp 283 - 287.

第二章　成功心理治疗的基本要素：
共同因素的影响

Roger P. Greenberg, Ph.D.

许多心理治疗模式治疗抑郁和焦虑等心理障碍的有效性已经得到了实证研究的支持。如本书所示，每种模式都有着一以贯之的理论原理和多种技术，以取得临床治疗的成功。然而，尽管这些模式存在差异，但它们都有一个共同点，即每种模式都是需要在治疗师与患者之间互动的人际环境中进行的。此外，在治疗过程中人际因素的使用，即"治疗是如何进行的"，已经成为治疗是否成功的重要决定因素。一些术语如共同因素、心理社会因素和安慰剂效应经常被换着用来体现治疗关系的性质。总之，不同临床医生所做的看似相同模式的治疗，可能由于治疗师的临床敏感性和人际交往能力的差异而得到不同的结果。多个研究结果都认为，某些从业者和某些临床设置可能比其他的从业者和临床设置治疗效果更好(e.g., Baldwin and Imel, 2013; Greenberg, 2016; Wampold, 2015)。数年前，我给一位精神科住院医生做心理治疗的督导，他每次心理治疗的会谈都录音了。我们回顾了每次心理治疗访谈，开始总是有数分钟令人痛苦的沉默，患者显然也被沉默的过程弄得不舒服。最后，在观察了这样的模式几个星期后，我问这个住院医生："为什么你从不问候你的患者，说声你好，或是问问患者最近怎么样?"这个住院医生回答："你从未告诉我要这样做啊!"

这个例子展现了一个新手心理治疗师的极端情况，他先入为主地拘泥于遵守"如何做心理治疗"的理念，但忽略了人际敏感和人类互动的基本规则。

心理治疗中访谈的目的和意图确实不同于友谊这类关系。但是，那种允许人们无所顾忌地谈论危险的想法和情感的能力，让患者从人际互动中受到影响的能力，是源于建立了一定安全感以及尊重另一个体的痛苦经历。因此，重要的是记住当治疗师有良好的常识判断和人际技巧时，心理治疗效果会在任何一个特定的模式中得到提高。一些研究也支持这种观点，即有效的心理治疗，并不是简单地挑一种特定的心理治疗模式并用僵化的方式按图索骥。事实上，尽管某些研究建议从治疗手册中学习如何做心理治疗（手册中提供了应用特定技术的蓝本），但也有证据显示拘泥于手册可能会偏离正确轨道。拘泥于手册的指令付出的代价可能是牺牲那些有利于预后的积极因素，如治疗师的接纳、灵活、温暖，以及治疗联盟的建立。

心理治疗效果的实证研究一致显示，心理治疗是有效的，但在比较不同心理治疗流派的效果时则很难发现明显的区别。在《爱丽丝漫游奇境》（Carroll 1865/1962，pp 19-20）一书中，渡渡鸟的裁定——"每个人都赢了，大家都应该获奖"——被用作某些经典心理治疗出版物的副标题（Luborsky et al.，1975；Rosenzweig，1936）。正如这句话所提示的：好的疗效似乎更多来源于诸多治疗形式所共有的一系列因素，而不仅是应用某种特定心理治疗的特定技术。

多年来，认为成功的心理疗法有某些共性的观点持续得到不同研究的支持（Imel and Wampold，2008；Wampold，2001）。共性非常重要，尽管治疗师感觉他们是在应用不同的心理治疗模式。经验丰富的治疗师似乎明白这一点，当他们磨炼自己的心理治疗技巧时会自然地趋向一些相同的行为。例如，某些发表于50多年前的文献显示，不同理论背景中，有经验的治疗师所提供的关于理想治疗关系的描述，有相当大的一致性（Fiedler，1950a，1950b）。事实上，即便所秉承的理论方法不同，但与新的治疗师相比，那些不同理论技术取向的资深治疗师们在关于理想治疗关系的概念上反而更相似。

一、 共同因素

人们试图寻找那些对于成功的治疗来说最必需的因素时，通常会认为那些特定类型心理治疗的特定技术不如某些主要的共同因素那么重要。例如，特定心理治疗模式的技术，如系统脱敏或移情解释对于患者所获得的改善只起 15％的作用（Asay and Lambert，1999；Lambert，1992）。三个因素被认为是更为重要的，且更具决定效果的。这三个因素是：① 患者变量和治疗外的事件；② 关系因素；③ 安慰剂/希望/预期效应。此外，越来越多的证据表明，与治疗师所秉承的特定治疗方法相比，治疗师的个性、人际敏感和人际技能等方面的差异对于获得成功的结果更为重要（Nissen-Lie et al.，2010）。

二、 关系因素

可能在文献中研究最多的共同因素就是治疗关系，及其在决定治疗预后中所起的作用。研究者们已经多次肯定了一个好的治疗关系的重要性。即使在治疗的早期，治疗关系的性质——在治疗师和患者之间形成的联系——对治疗的转归也会产生强大的影响。据估计，患者的改善中至少有 30％可以归因于关系因素（Lambert，1992）。

确定关系中的哪个因素最重要一直是很多假设和研究的主题。尽管弗洛伊德认为患者会把当前的关系误读成既往重要关系的重复，他也同样知道患者需要把治疗师认同为亲切宽容的形象，并且患者可以与这个形象建立人际依恋。这种依恋被称为治疗联盟。这个治疗联盟被认为给予治疗师以力量，而治疗师需要这种力量来帮助患者，来面对令人害怕和无法接受的思想和情感。建立治疗联盟的核心是建立一种合作的氛围，在这种氛围中，双方对于治疗的目标和任务存在一致的看法，以及存在互相的信任和接受。有证据建议，治疗师可以通过表现出高度共情的理解、温暖和无条件的积极关注来促进合作氛围的形成，这些因素是在 Carl Rogers 具有影响力的著作中强调的因素（1975）。有趣的是，建立一个紧密的治疗联盟对于精神科药物阳性结果的影响似乎与其对于谈话治疗的影响同样重要（Greenberg，1999）。例如，当开药的医生被视作同情的、照顾的、开放的和诚恳的，抗抑郁药的治疗更有可能出现阳性结果。

其他导致改变的因素对于大多数心理治疗都是一致的。这些因素包括宣泄（患者通过倾诉困扰他们的问题来释放情感的张力）、认同（患者学习模仿治疗师的模式），以及发展出控制感（患者学会了某种类型的概念化，使得他们的问题变得可以理解，并且因此获得一种控制感）。

其他与关系因素相关的发现提示，从患者发展出的内省力（如同精神分析师可能预期的）得到的治疗获益要少于患者有一个"矫正的情感体验"。这种"后治疗"的因素是指与患者过去那些重要的权威人物对患者的态度相比，患者感觉到治疗师是用一种更为积极和更为支持的态度来对待他们。这种更为积极的关系（与过去的关系对比）可能有助于患者在尝试新方法解决老问题时感到更为安全和自信。

顺便提一句，心理动力学的治疗方法有时会认为，聚焦于解释治疗师和患者的关系会带来特别的益处。这种移情解释被用来向患者显示，他们对于治疗师的冲动和情感常常源于把过去对于重要客体的情感和思想投射（或转移）到治疗师身上。尽管移情的概念被证实有用，但是移情解释也可能有相反的一面。有研究不仅挑战了认为"使用移情解释有效"的观念，甚至还认为使用移情解释可能有害，特别是对于那些擅长人际交往的患者（见 Fisher 和 Greenberg 1996 年的综述）。越依赖于移情解释，治疗预后越不好，对治疗师-患者关系的影响也越消极，因为这种解释可能使患者感觉受到批评并因此退缩。过度强调在治疗访谈中，患者需要审视和治疗师的关系，这容易使患者认为治疗师是"更少的支持、赞同、投入，以及更多的不耐烦的"。以上所有这些都是与有效的治疗相违背的。如果要讨论治疗关系，需要安排好时机，非常小心地实施，而且不要太频繁。一些研究结果支持短程心理治疗师的立场，即淡化关于移情的沟通，强调积极的治疗关系以及明确的治疗焦点。

另一个与关系因素相关的提示是关于如何进行心理治疗而不牵涉所谓"致病"的概念，这在 30 多年前的文献中就已经提到了。致病是指，治疗师（有意或无意地）利用那些依赖他们的患者来满足自己的需要，而不管依赖他们的患者所付出的代价。在针对病情严重的患者的一系列研究提示，治疗师的致病水平和消极的治疗预后之间有很强的联系。这种观察尤其使新手治疗师感到震惊。随着经验的增长，治疗师或是学会控制他们人格的这个致病特质，或是切实降低致病水平。即那些不表现有利于关系因素的治疗师确实可能对于患者有害，这样的治疗师被称作具有"精神毒性"。

三、 患者因素

有人可能会奇怪，为什么患者这一变量及其个体生活状况被认为对结局有非常重要的影响。心理治疗中大约 40％的改善可以归因于患者因素。显著的患者因素有患者的叙述能力、内省的程度、症状的严重度和数量、动机以及指向核心问题的能力，同样重要的还有生活状况，如工作的稳定程度、社会支持的数量或可获得的社区资源。患者因素还包括，告诉患者他们在心理治疗中的角色和责任，这特别要求帮助患者把心理治疗视为一个合作努力的过程，其中患者将扮演一个主动和重要的角色。这也意味着鼓励患者认识到他（她）的个人资源以及可能获得的人际支持。也许最重要的是要告诉患者，变化源于他们自身的努力。在成功的治疗中，随着时间推移，引导患者看到他们的所作所为对可能发生的局面产生正面或负面的影响。当得知自己行为产生的效果时，患者就学会重复那些带来好结果的行为并且避免那些自我挫败的行为。他们也会认识到自己对其他人想法和判断的某些假设和期望是不正确的。

另一个患者变量与心理治疗试图在消极与积极这二者之间建立平衡有关。心理治疗似乎总是太经常地变味成一心想要探索患者生活中出了什么问题以及他（她）特定的缺陷在哪里。这可能令人挫败，并加强本来已经恶化的对自我的负面感觉。明智的是要记住，随着时间推移，患者也需要被引导去看到力量的部分，以及可能被他们忽视的个人资源。事实上，治疗师在治疗前期的访谈中应该常规地在心里列出这些积极的信息，以便当患者可能准备得更好时再来讨论消极与积极这种平衡。很显然，时机在心理治疗中至关重要。成功的干预可能是由治疗师融合了经验和艺术来帮助患者允许自己展现自我形象来决定的。令人惊讶的是，即使是关于患者的正面信息也可能是有害的，如果这些信息与患者从既往和重要人物（如父母）的经历中收集到的负面自我形象相冲突的话,治疗师可能会很快失去信任,并且由于过度的支持和安慰使得患者疏远治疗师。在接受正面信息和认同父母批评之间的冲突是常见的,应该用敏感和耐心来处理。这在短程心理治疗中特别重要,因为治疗师会由于热衷于用安慰和支持迅速地干预而无意中让患者疏远。

新手治疗师通常没能认识到当患者来做治疗时,对于改变自己的动力是不同的。患者常常是在配偶、父母、上司,甚至法庭的压力下进入治疗的。因此,对许多患者而言,试图采用主动的技术来改变他们的行为和情感会导致阻抗,甚至脱落。我们需要记住,改变是有阶段的,而且治疗师需要把他们的技术与患者愿意改变行为的程度匹配起来。在 James Prochaska 及其同事(1992,1995)写的《改变模式的阶段》一书中,改变的阶段随着时间而变化,历经了患者准备和投入情况的 6 个水平：① 懵懂期；② 思考期；③ 准备期；④ 行动期；⑤ 维持期；⑥ 结束期。

本书不再详细地回顾不同的阶段,重要的是要注意到大部分患者来做治疗时并没有准备好要采取行动来改善他们的问题。实际上,据 Prochaska 小组估计,当人们进入心理治疗时只有 10%～15% 的人准备好采取行动。因此,这就变成了治疗师的任务,即帮助患者从对自己的问题缺乏认识(懵懂期)转变到接受他们存在问题(思考期),再到考虑变化(准备期),再到主动尝试做些什么来改善处境(行动期),最后能预期到未来的挑战(维持期)。在开始时,治疗师帮助患者审视他们阻抗改变的原因,并且预测患者可能在将来如何试图破坏治疗,此时可能需要扮演教育患者的角色。当患者开始考虑作出改变,治疗师可以承担类似苏格拉底这一老师的角色,促进扩展患者的自我觉察和内省力。当患者开始计划行动的时候,治疗师可以担任有经验的教练角色,与患者一起,帮助患者制订一个改变的计划。在短程心理治疗的行动期,患者试图采取新的行为来改进,并与由此带来的起起落落作斗争；治疗师更像是改变的催化剂和顾问,在此时为患者提供支持和建议。当然,患者在这些阶段的变化并不总是沿着相同的一条直线前进,治疗师应该学会调整自己的行动来配合患者的准备水平。

四、安慰剂、希望和期望效应

安慰剂、希望和期望效应在心理治疗中的效果已得到广泛的认可。这些效应至少和特定的心理治疗技术一样有效，并且患者所体验到的改善中的一大部分要归因于这些效应（Lambert，1992）。重要的是认识到尽管安慰剂这个术语通常被联系到那些没有已知特殊有效因素的治疗，但不论其可能采取何种形式，都给患者提供了一种"治疗体验"，并不等于什么都没有做。事实上，研究者们经常为在原来被假设为无效的治疗过程中所观察到的改善而感到惊讶：仅仅是得到一个被认可的治疗师的照顾，这对患者就是有帮助的，且这种效果独立于任何特定类型的治疗。尽管这些效应有时被贬低，有评论认为结果只源于非特异性的心理因素，但它们的一致性和重要性仍不能被忽视。什么可以解释这种照顾的奇妙力量呢？在 Jerome Frank 的经典著作里有一些重要的关于该主题的思想（1973；Frank and Frank，1991）。

Frank 假设很多个体进入治疗时感到烦恼和无力改变。他们对于自己的应对能力缺乏自信，而且感到自己无法解决所面对的问题。他的理论提出的 4 个因素是所有的心理治疗方法所固有的，用来帮助患者整合消沉的感受，帮助患者行动起来：

（1）具有一个充满情感的关系，通过这种关系，治疗师可以注入希望，即说明改变是可以发生的。

（2）具有一个治疗的设置，通过这种设置，患者在特定的治疗师的帮助下发生改变。

（3）具有一个治疗的理论（或"神话"），可以为问题提供一个与患者的信念系统相一致的看似合理的解释。

（4）具有一套特定的程序或仪式，可以通过这套程序把治疗师当作这种方法的大师而加强信任。

这些激起希望的因素如果运用得当的话，会增加患者投入治疗并且感到有动机去改变的可能性。

五、 心理治疗的整合

在有经验的治疗师中有一个普遍的共识，即掌握一种或多种的主流心理治疗方法是有用的，但与此同时各种治疗方法的整合也有增长的趋势。整合的初衷是源于认识到多种方法都能使患者获益，而且没有一种类型的治疗能够始终对所有的患者和多数类型的问题都适用。因此，面对治疗方法数目的扩张以及承认共同因素对于治疗效果有着重要的影响，业界开始接受整合不同流派理论和技术的观点。这种观点认为，要测定什么样整合方式能预测哪种类型的方法会产生最好的效果。整合所带来的概念化和具体技术上的灵活性，与坚定地忠诚于单一的治疗模式相比，提供了一个更合适的研究证据。与这种情况相一致的是，许多研究发现，当被要求说出更偏好的心理治疗流派时，从业者们最常选择整合或折中这样的术语。当然，要当一个熟练的整合治疗师，必须学习多种形式心理治疗的专业知识。我们希望本书能够为学习多种主流心理治疗的基本策略方面提供指导原则。

阻碍整合的一个观念是，不同的治疗流派取向需要彼此竞争超越对方。但其实并不一定非得这样，也许把差异视作一种力量更为有用，不同的取向彼此互相补充。一名博学的治疗师在处理问题时也许能够用更大范围内的治疗工具和方法来解决令人烦恼的症状之谜。在这点上，"互补"通常被建议作为一种方法来整合动力性治疗和行为治疗的优势。例如，Paul Wachtel（1977，1987）提出当内省力被用于指导行动时，人们会得到帮助。因此，一种动力学的方法在向患者揭示他们如何以及为何不必要地防御自己免于特定的思想、情感和行为上是有用的，然后这些内省力可以采用行为技术，目标在于改变那些行为和歪曲的自我感受。与之类似，有人建议行为技术可以被用在某些治疗的开始，提供一定程度初始的症状缓解，并向患者打开了一扇门，去探索他们所体验到的混乱背后某些动力学的原因。

《改变模式的阶段》（Prochaska et al.，1992，1995）提供了另一个例子，关于如何以一种互补的方式来运用不同的治疗理论。对于那些处于懵懂期的人，如果还不知道他们的问题所在，一种动力学的方法可能会提供某些特殊的最初的益处。这是因为这种方法对于治疗师如何帮助患者克服阻抗以及增进对于问题来源的了解，提供了有技巧的建议。当一个患者到了思考期，他（她）意识到了问题，但还没决定行动，认知治疗技术可能会有助于患者聚焦于自己如何前进。一旦患者准备好了要行动，行为策略可能有特定的优势。与孤立地使用任何一种方法相比，通过恰当地匹配每个模式和患者准备改变的水平，这种组合也许能提供一种使患者可以获益更多的可能性。

六、总　结

本书的目的在于：① 如何采用多种经典的心理治疗模式来进行心理治疗提供一个入门知识，据此向读者描述不同的治疗技术及原理；② 简短地列出那些贯穿所有治疗方法的因素，这些因素解释了从任一类型的心理治疗中所获得的大部分疗效（45%）（Lambert，1992）。这些因素看起来是良好预后的必备因素，尽管任何单一因素并不总是足以导致理想的结果。为了强调共同因素，本书突出了患者变量，关系，以及安慰剂、希望和期望效应所起的作用。有证据显示，当治疗师可以建立一种合作和信任的气氛，将来会好转的预期，就会最大限度地改善治疗效果。需特别提出的是，有效心理治疗的一个终极目标是给予患者以自信和概念化，在他（她）自己的改善中扮演积极的角色。最后谈到收获，重要的是患者能够将之归因于他们自己的努力。

研究揭示的一个令人意想不到的发现是心理治疗可以使情况更好，也可能更坏。也就是说，治疗可能有帮助，也有可能使患者比完全不做任何治疗还要糟。大多数有害的治疗效果（和有益的一样），在于治疗师给治疗所带来的特质。调查显示，当治疗师不能倾听、缺乏共情以及具有批判性，就更可能发生消极的治疗预后。同样，就像在这一章中前面提到的，当治疗师的需要取代了患者的需要以及过分强调分析治疗关系的性质，就可能导致恶化。相比之下，文献资料提供了支持：患者所有的获益可以仅仅通过与一个治疗师会谈而增加,而这个治疗师呈现的特质是易于交谈、懂得解决问题的合理途径并对于治疗效果表示乐观。显然,没有一种治疗方法能够垄断有效因素的全部。由于特定的技术是与患者的问题和对于改变的准备相匹配的,牢记共同因素来帮助治疗师优化治疗效果还有很长的路要走。

参考文献

［1］Asay TP, Lambert MJ: The empirical case for the common factors in therapy: qualitative findings, in The Heart and Soul of Change: What Works in Therapy. Edited by Hubble MA, Duncan BL, Miller SD. Washington, DC, American Psychological Association, 1999, pp 33 - 56.

［2］Baldwin SA, Imel Ze: Therapist effects: findings and methods, in Bergin and Garfield's Handbook of Psychotherapy and Behavior Change. Edited by Lambert MJ. New York, Wiley, 2013, pp 258 - 297.

［3］Carroll L: Alice's Adventures in Wonderland (1865). Hammondsworth, UK, Penguin, 1962.

［4］Fiedler FE: A comparison of therapeutic relationships in psychoanalytic, nondirective and Adlerian therapy. J Consult Psychol 14(6): 436 - 445, 1950a 14803574.

［5］Fiedler FE: The concept of an ideal therapeutic relationship. J Consult Psychol 14(4): 239 - 245, 1950b 15436893.

［6］Fisher S, Greenberg RP: The Scientific Credibility of Freud's Theories and Therapy. New York, Columbia University Press, 1985.

［7］Fisher S, Greenberg RP: Freud Scientifically Reappraised: Testing the Theories and Therapy. New York, Wiley, 1996.

［8］Frank JD: Persuasion and Healing: A Comparative Study of Psychotherapy, Revised Edition. Baltimore, MD, Johns Hopkins University Press, 1973.

［9］Frank JD, Frank JB: Persuasion and Healing: A Comparative Study of Psychotherapy, 3rd Edition. Baltimore, MD, Johns Hopkins University Press, 1991.

［10］Greenberg RP: Common psychosocial factors in psychiatric drug therapy, in The

Heart and Soul of Change: What Works in Therapy. Edited by Hubble MA, Duncan BL, Miller SD. Washington, DC, American Psychological Association, 1999, pp 297 - 328.

[11] Greenberg RP: The rebirth of psychosocial importance in a drug-filled world. Am Psychol 71(8): 781 - 791, 2016 27977264.

[12] Imel Z, Wampold BE: The importance of treatment and the science of common factors in psychotherapy, in Handbook of Counseling Psychology, 4th Edition. Edited by Brown SD, Lent RW. Hoboken, NJ, Wiley, 2008, pp 249 - 262.

[13] Karon BP, VandenBos GR: The consequences of psychotherapy for schizophrenic patients. Psychotherapy: Theory, Research, and Practice, 9: 111 - 119, 1972.

[14] Lambert MJ: Implications of outcome research for psychotherapy integration, in Handbook of Psychotherapy Integration. Edited by Norcross JC, Goldstein MR. New York, Basic Books, 1992, pp 94 - 129.

[15] Luborsky L, Singer B, Luborsky L: Comparative studies of psychotherapies: is it true that "everyone has one and all must have prizes"? Arch Gen Psychiatry 32(8): 995 - 1008, 1975 239666.

[16] Nissen-Lie HA, Monsen JT, Rønnestad MH: Therapist predictors of early patientrated working alliance: a multilevel approach. Psychother Res 20(6): 627 - 646, 2010 20737352.

[17] Prochaska JO, DiClemente CC, Norcross JC: In search of how people change: applications to addictive behaviors. Am Psychol 47(9): 1102 - 1114, 1992 1329589.

[18] Prochaska JO, Norcross JC, DiClemente CC: Changing for Good. New York, Avon, 1995.

[19] Rogers CR: The necessary and sufficient conditions of therapeutic personality change. J Consult Psychol 21(2): 95 - 103, 1957 13416422.

[20] Rosenzweig S: Some implicit common factors in diverse methods of psychotherapy. Am J Orthopsychiatry 6: 412 - 415, 1936.

[21] Wachtel PL: Psychoanalysis and Behavior Therapy: Toward One Integration. New York, Basic Books, 1977.

[22] Wachtel PL: Action and Insight. New York, Guilford, 1987.

[23] Wampold BE: The Great Psychotherapy Debate: Models, Methods and Findings. Mahwah, NJ, Erlbaum, 2001.

[24] Wampold BE: How important are the common factors in psychotherapy? An update. World Psychiatry 14(3): 270 - 277, 2015 26407772.

第三章　心理治疗的共同因素：心智化

Anthony W. Bateman，M.A.，FRCPsych

Peter Fonagy，Ph.D.，FBA

　　心理感受性、洞察力、共情、治疗联盟和影响性意识等概念在整个"心理治疗的世纪"中一直存在，所有这些概念都被认为是与心理治疗的变化相关的一般因素。在这一章中，我们提出一个更高层次的概念：心智化。这个概念使得以上概念的心理、生理和相关过程具体化。我们认为心智化是一系列治疗方法的导向结构和共同因素。心智化是指对他人或自己的行为的内隐或外显的感知或解释，受心理过程等调节。心智化包括几个方面：① 它涉及自我和他人心智化的实时表征和区分；② 它整合了认知和情感加工；③ 它可能是内隐和自动化的，也可能是外显和受控的。这些维度与不同的大脑通路相关联，通过心智化在心理上整合成一个连贯的整体。尽管这些心智化能力可能会降低（如思维的缺乏和低心智化），也可能会不适当地增加（如过度敏感和超心智化），或是在一系列精神疾病中被扭曲（如偏执），但正是边缘型人格障碍（borderline personality disorder，BPD）被重新定义为一种心理障碍，才引起了临床医生的注意，从而促进了针对边缘型人格障碍的基于心智化的治疗（mentalization-based treatment，MBT）的发展。心智化治疗已经扩展用于其他人格障碍和心理障碍的治疗，心智化也被认为是所有心理治疗方法的一个重要共同因素，因为这些方法均有重建情感依恋系统相互作用的潜力，心智化也能在其中得到发展。

一、 依恋系统

心理治疗过程中要重建依恋系统,这个系统包含了很多元素,不单单是建立与角色投入、共情共鸣和相互肯定有关的治疗纽带。首先,临床医生通过鼓励增加独立性和自主性的行为,来平衡患者对安全的需要和对探索经验的需要,进而产生安全感。其次,重点是利用治疗本身和安全的关系来进行非依恋行为,如承担社会工作或进行认知假设。最后,所有的临床医生都提供促进患者改变的方法,包括详细关注患者的内在体验(包括认知和情感)。实际上,临床医生以一种促进患者心智化的方式来帮助他们心智化,这是任何一种治疗关系的一个关键点。

无论是什么类型的治疗,改变的先决条件只有一个：通过心智化打开患者的思想,让他们去学习新的知识。充分的心智化能成为一个心灵的驿站,通过增加认知信任(社交过程中的信任)来促进改变的发生。除非患者能够坦诚、认真地倾听,并相信治疗师言之有理,否则任何技术都无法促进改变。从这个意义上说,心智化只是一个中间步骤,而不是最终的治疗目标。临床医生仅仅引导患者关注他(她)自己或周围人的想法和感受,本身不会有任何改变,而需要结合一些技术,通过改变患者的心态来促进改变。然而,更强的心智化能力的培养其实发生在治疗之外。

二、 心理治疗中的反应与改变

有些患者在治疗过程中表现出心理上的灵活性、对压力和逆境的适应力。这些人在心理治疗过程中效果是良好的,因为他们的心智化功能很强健,所以乐于接受不熟悉的想法和新的体验。因此,对于这类人来说,他们遇到的日常压力源尤其是人际关系的压力源,能够被建设性地处理,病理性情绪波动和其他症状等破坏性影响也能消减,适应不良的人格特征能得到缓解。心智化能保护个体不受症状表现的影响,同理,一旦心智化缺失,人们就会出现病症。

　　有成长中的受侵犯史的患者情况则不同。成长中的逆境，尤其是依恋创伤，会严重破坏个体对他人的信任。一旦认知信任——一种乐于向他人学习的思维——失去了，就会造成一种明显的僵化。由于僵化，企图用新的信息和不同的经验去改变他（她）的认知，甚至改变他（她）理解世界、自己或他人的方式，都是徒劳的。从治疗师的角度来看，如果缺乏改变的能力，患者很难参与到标准的心理治疗干预中；就算参与了，对于干预的反应也会很迟缓。要想治疗有效，就必须刺激患者进行心智化，只有这样，患者才能从治疗本身的技术和治疗之外的社会良性环境当中受益。

　　临床医生常以为他们在咨询室中使用的技术是患者改变的主要驱动力，然而这似乎不太可能。毕竟我们对心理治疗当中调节和改变机制的了解非常有限，更不用说是在更复杂的心理社会治疗中了。Neacsiu 等研究了辩证行为疗法技能在改善边缘型人格障碍（BPD）治疗中的作用。不出所料，接受 DBT 的参与者在治疗结束时使用的行为技能是对照组的 3 倍。DBT 技能的使用减少了自杀企图和抑郁的发生，增强了个体控制愤怒情绪的能力，这种提示技能习得和练习可能是 DBT 有效的重要机制。然而，在没有接受任何技能训练的情况下，随机对照实验中的患者接受常规心理治疗后，与 DBT 一样都产生了改变，这就使得以上假设站不住脚。于是我们认为这两种干预措施都刺激了心智化过程，使得患者能够利用治疗技术并从生活经验中获益。改变是由患者治疗之外的社会环境的经历带来的。有研究监测了在多个会面访谈期间的患者情况，如果患者-医生联盟在一个会面访谈期间的治疗中产生了变化，可以预测下一个会面访谈期间变化的产生，这表明，治疗首先引起了学习态度的改变，从而影响了患者会面访谈期间的行为表现，进而产生了变化。

三、 心理治疗过程的核心组成部分： 心智化

　　无论是哪种治疗模式，心智化都是作为有效心理治疗过程的关键方面和改变发生的中介因素，以下 4 个论点便是强有力的支持：

　　首先，可控和明确的心智化是所有治疗的核心。临床医生积极地让患者

的思维集中在他（她）行为的某个方面上，要求他（她）思考是什么导致了这种行为，接着临床医生结合自身对如何管控行为的理解为患者提供建议。此外，临床医生会注重抓住患者未经证实的自动假设，因为如果心智化仅仅依赖于对自我和他人的自动假设，而这些假设是扭曲的或过于简单的，那么患者很可能会出现问题。无论心理治疗的取向如何，也无论临床医生主要关注的是移情反应、自动负性思维、交互角色、线性思维、图式表征、情感识别还是人际技能发展，干预的明确对象都将是心智化。

第二，心理治疗总是能激活患者的依恋系统。这不仅仅是一个治疗联盟的形成。就依恋而言，一套完整的关系过程被激活，如内部工作模型，它引导人们预测社会情境中的模式，并使他们能够通过适当的情感规则和人际敏感性来驾驭这些情境。个体在被理解时会产生安全感，这反过来又促进了心智化——这可以被认为是心理探索，通过探索他人的心灵来发现自己。然而，这个过程更为复杂，因为依恋不可避免地会激活消极和创伤性的记忆，这反过来会导致恐惧，从而抑制心智化。因此，对于被负面情绪支配的患者，临床医生必须确保在触发其记忆的同时保持心智化。只有这样，患者才有机会以有意义的方式重新组织他们的经历。

第三，临床医生在治疗所有患者时，尤其是那些感觉自己的精神世界是解离和混乱的患者时，会将在患者的脑海中不断地建构患者的内心世界。临床医生给患者的感觉贴上标签，解释认知并阐明隐含的信念。以上这些技术在所有的治疗手册中都有详细说明。这个过程本质上是激发了对自我心智化和他人心智化的觉知。

最后，治疗的二元本质内在地促使患者产生多重视角的能力。例如，对移情的解释可以看作是对患者的主观体验提出了另一种观点。让患者去识别主要和次要情绪，使得他们更多地意识到他（她）的情绪状态的复杂性。患者逐渐意识到，重点不是他（她）的愤怒情绪，尽管它可能与某个特定的问题不成比例，但是他（她）对愤怒的羞愧反应导致了人际退缩。

四、 治疗中的心智化

在过去的几十年里,治疗的过程一直被忽视,人们倾向于考虑治疗的内容或治疗的一般性支持技术。然而,在不考虑内容和技术的情况下,治疗的展开方式与实施干预一样重要。我们认为,用现在来解释过去、定义图式、识别人际焦点或传授管理情绪的技巧等明确的内容,而这些内容仅仅是具有治疗价值的内隐过程的载体。这些明确的干预为个体提供了一种发展性经验,使其成为可靠、连贯和理性思考的主体。换句话说,许多不同的干预措施的效果是增加个人的心智化能力,这种心智化能力需要成熟的社会与个人互动,并且这种互动本身就是所有心理治疗的主要目标之一。

从心智化的角度来看,心理治疗价值的关键是有另一个人能够了解患者的心智化,MBT 把这当成治疗的核心,并明确要求治疗师关注患者的心智化,并在依恋关系中以结构化的方式对其进行详细阐述,这与直接指导患者如何管理情绪、挑战思维和控制行为是截然不同的。

五、 基于心智化的治疗

基于 MBT 是一种有组织的治疗,它以个人和小组的形式实施,经过精心安排的 12~18 个月的整体治疗和疗程,以提高个体的心智化能力。

如前一节所讨论的,心理治疗中的许多技术都能增加患者的心智化能力,而且各个流派的心理治疗过程都有助于心智化。因此,MBT 与许多"已有的"疗法重叠,如认知疗法和精神分析疗法。其中关键的区别在于各个疗法将心智化视作治疗目标的程度不同。

基于 MBT 的核心是在患者拥有心智化能力的时候维持它,而患者缺乏心智化能力的时候重新使其心智化,注重提升个体的恢复能力,使其在逆境中保持心智化。针对 BPD 患者,人际关系领域是其最易失去心智化的领域,因此临床医生-患者关系成为一个重要的关注领域。

简而言之，当患者经历强烈的情感或在聚焦问题时持有固定的认知，他（她）对心智化与个体行为之间的联系理解是不到位的，他（她）似乎会无法心智化或者心智化受到限制。临床医生会通过一个结构化的过程（分阶段的干预框架）来解决这个问题，这个过程包括：① 移情和对感受的认可；② 需要澄清和探索的不仅是患者的叙述，还有其相关的心智化，必要的时候，还要挑战其心智化；③ 温和地推进心智化，鼓励患者识别出他（她）之前意识不到的精神状态。这个过程主要是此时此地的会话，但随着患者的心智化的改善，将越来越多地涉及他（她）的核心依恋关系，如这些关系是如何被临床医生和患者生活中的关键人物激活的，以及它们如何影响其心智化本身。逐渐地，心智化的改善使得患者能够处理他（她）对人际关系扭曲的表征。

BPD 的存在很大程度上表明心智化能改善患者的临床结果。有研究认为，基于实证的 MBT 对于患者临床结果改善程度仅次于 DBT。一项关于患者治疗目标的定性研究表明，基于 MBT 的目标与患者期望达到的治疗目的密切相关，这是鼓舞人心的结论。

以下是两项对基于 MBT 的门诊患者进行的良好对照的单盲实验，一项是成人 BPD 门诊患者，另一项是就诊于临床的自残青少年，其中绝大多数符合 BPD 标准。在两个实验中发现，MBT 在减少自残、自杀和抑郁方面优于常规治疗。在成人实验中，对照组接受的是结构化临床管理，一种手册化的、高效的治疗，结果显示 MBT 效果优于对照组的这种干预（尤其是在长期治疗中）。其他随机对照实验也进一步证实了 MBT 对于 BPD 有效。

队列研究也证明了 MBT 的有效性。荷兰的一项实证研究调查了 45 名重度 BPD 并伴有 DSM-Ⅳ轴Ⅰ和轴Ⅱ型疾病高发病率的患者，观察其长达18 个月的 MBT 的效果，结果显示有显著的积极变化。另一项研究应用倾向得分匹配的方法，从 175 名被试者中确定了 29 名 MBT 患者，组中成员接受了其他流派的心理治疗。这些其他的流派治疗产生的效果，通常只是中度的，相比之下，MBT 效果更明显。

挪威的一项研究对比了同一批 BPD 患者前后接受不同治疗的结果，前期接受的是传统的精神动力治疗，后期转为 MBT。从传统的精神动力疗法到

MBT 的改变使得意外出院情况减少；患者接受 MBT 后辍学率较低(2%)。疗法的改变还带来了痛苦的减少和社会功能的改善。虽然这种变化与 MBT 的引入有关，但在这样的设计中很难确定明确的因果关系。其他研究表明，MBT 疗法对反社会人格障碍和进食障碍均有益处。

六、总　结

心智化过程构成了人格障碍特定的心理社会干预的核心，但进一步说，心智化是所有心理治疗的基础。没有心智化，就不会产生依恋系统；而没有依恋系统，也无法心智化。无论是哪种模式的心理治疗，只要依恋系统和心智化的相互促进这一循环被激发，信任感得到发展，心理治疗就会达到较好发展。

参考文献

［1］Allen JG：Restoring Mentalizing in Attachment Relationships：Treating Trauma With Plain Old Therapy. Washington，DC，American Psychiatric Publishing，2013.

［2］Allen JG，Bleiberg E，Haslam-Hopwood T：Understanding mentalizing：mentalizing as a compass for treatment. Houston，TX，The Menninger Clinic，2003.

［3］Available at：http：//www. menningerclinic. com/education/clinical-resources/ mentalizing. Accessed January 4，2017.

［4］Allen JG，Fonagy P，Bateman A：Mentalizing in Clinical Practice. Washington，DC，American Psychiatric Publishing，2008.

［5］American Psychiatric Association：Diagnostic and Statistical Manual of Mental Disorders，4th Edition. Washington，DC，American Psychiatric Association，1994.

［6］Bales D，van Beek N，Smits M，et al：Treatment outcome of 18-month，day hospital mentalization-based treatment（MBT）in patients with severe borderline personality disorder in the Netherlands. J Pers Disord 26(4)：568－582，2012 22867507.

［7］Bales DL，Timman R，Andrea H，et al：Effectiveness of day hospital mentalization-based treatment for patients with severe borderline personality disorder：a matched control study. Clin Psychol Psychother 22(5)：409 - 417，2015 25060747.

[8] Bateman A，Fonagy P：Comorbid antisocial and borderline personality disorders： mentalization-based treatment. J Clin Psychol 64(2)：181 - 194，2008 18186112.

[9] Bateman A，Fonagy P：Randomized controlled trial of outpatient mentalizationbased treatment versus structured clinical management for borderline personality disorder. Am J Psychiatry 166(12)：1355 - 1364，2009 19833787.

[10] Bateman A，Fonagy P：Handbook of Mentalizing in Mental Health Practice. Washington，DC，American Psychiatric Publishing，2012.

[11] Bateman A，Fonagy P：Impact of clinical severity on outcomes of mentalisation-based treatment for borderline personality disorder. Br J Psychiatry 203(3)：221 - 227，2013 23887998.

[12] Bateman A，Fonagy P：Mentalization-Based Treatment for Personality Disorders：A Practical Guide. Oxford，UK，Oxford University Press，2016.

[13] Bateman A，Fonagy P，Bolton R：Antisocial personality disorder：a mentalizing framework. Focus 11：178 - 186，2013.

[14] Bateman A，O'Connell J，Lorenzini N，et al：A randomised controlled trial of mentalization-based treatment versus structured clinical management for patients with comorbid borderline personality disorder and antisocial personality disorder. BMC Psychiatry 16：304，2016 27577562.

[15] Brettschneider C，Riedel-Heller S，König HH：A systematic review of economic evaluations of treatments for borderline personality disorder. PLoS One 9（9）： e107748，2014 25265185.

[16] Budge SL，Moore JT，Del Re AC，et al：The effectiveness of evidence-based treatments for personality disorders when comparing treatment-as-usual and bona fide treatments. Clin Psychol Rev 33(8)：1057 - 1066，2013 24060812.

[17] Falkenström F，Granström F，Holmqvist R：Therapeutic alliance predicts symptomatic improvement session by session. J Couns Psychol 60(3)：317 - 328， 2013 23506511.

[18] Fonagy P，Bateman A：Attachment，mentalization and borderline personality disorder. European Psychotherapy 8：35 - 47，2008.

［19］Fonagy P, Gergely G, Jurist EL, Target M: Affect Regulation, Mentalization, and the Development of the Self. New York, Other Press, 2002.

［20］Fonagy P, Luyten P, Allison E: Epistemic petrification and the restoration of epistemic trust: a new conceptualization of borderline personality disorder and its psychosocial treatment. J Pers Disord 29: 575 – 609, 2015 26393477.

［21］Jørgensen CR, Bøye R, Andersen D, et al: Eighteen months post-treatment naturalistic follow-up study of mentalization-based therapy and supportive group treatment of borderline personality disorder: clinical outcomes and functioning. Nordic Psychology 66: 254 – 273, 2014.

［22］Katsakou C, Marougka S, Barnicot K, et al: Recovery in borderline personality disorder (BPD): a qualitative study of service users' perspectives. PLoS One 7(5): e36517, 2012 22615776.

［23］Krupnick JL, Sotsky SM, Simmens S, et al: The role of the therapeutic alliance in psychotherapy and pharmacotherapy outcome: findings in the National Institute of Mental Health Treatment of Depression Collaborative Research Program. J Consult Clin Psychol 64(3): 532 – 539, 1996 8698947.

［24］Kvarstein EH, Pedersen G, Urnes Ø, et al: Changing from a traditional psychodynamic treatment programme to mentalization-based treatment for patients with borderline personality disorder—does it make a difference? Psychol Psychother 88 (1): 71 – 86, 2015 25045028.

［25］McMain SF, Links PS, Gnam WH, et al: A randomized trial of dialectical behavior therapy versus general psychiatric management for borderline personality disorder. Am J Psychiatry 166(12): 1365 – 1374, 2009 19755574.

［26］McMain SF, Guimond T, Streiner DL, et al: Dialectical behavior therapy compared with general psychiatric management for borderline personality disorder: clinical outcomes and functioning over a 2-year follow-up. Am J Psychiatry 169(6): 650 – 661, 2012 22581157.

［27］Neacsiu AD, Rizvi SL, Linehan MM: Dialectical behavior therapy skills use as a mediator and outcome of treatment for borderline personality disorder. Behav Res Ther 48(9): 832 – 839, 2010 20579633.

[28] Nelson KJ, Zagoloff A, Quinn S, et al: Borderline personality disorder: treatment approaches and perspectives. Clin Pract 11: 341 – 349, 2014.

[29] Robinson P, Barrett B, Bateman A, et al: Study protocol for a randomized controlled trial of mentalization based therapy against specialist supportive clinical management in patients with both eating disorders and symptoms of borderline personality disorder. BMC Psychiatry 14: 51, 2014 24555511.

[30] Rossouw TI, Fonagy P: Mentalization-based treatment for self-harm in adolescents: a randomized controlled trial. J Am Acad Child Adolesc Psychiatry 51(12): 1304 – 1313 e3, 2012 23200287.

[31] Stoffers JM, Völlm BA, Rücker G, et al: Psychological therapies for people with borderline personality disorder. Cochrane Database of Sysematic Reviews 2012, Issue 8, Art. No. : CD005652. DOI: 10. 1002/14651858. CD005652. pub2.

第四章　整合文化和心理治疗：DSM - 5 文化定式临床访谈

Neil Krishan Aggarwal，M.D.，M.B.A.，M.A.

Roberto Lewis-Fernández，M.D.，M.T.S.

在本章中，我们将讨论临床医生如何在进行心理治疗中整合"文化"视角。首先，定义文化的含义是很重要的。鉴于社会和行为科学界对它存在多种定义，由文化精神病学家和医学人类学家组成的 DSM - 5（American Psychiatric Association，2013）跨文化议题小组（cross-cultural issues subgroup，DCCIS）提出了一个临床实践下达成共识的文化定义（这也预示着以往 DSM 修订工作中取得了重大进展）：

文化是指世代相传和学习的知识、概念、规则和实践的系统。文化包括语言、宗教、灵性、家庭结构、生命周期阶段、仪式、习俗、道德和法律制度。文化是开放的、动态的系统，随着时间的推移不断变化。在当代世界中，大多数个体和群体都处于多元文化中，他们用多元文化来塑造自己的身份和体验感（American Psychiatric Association，2013，pp 749）。

让我们回到这个贯穿整章中的定义，以展示文化视角如何影响心理治疗。本章分为三个部分：① 心理治疗的文化基础；② 通过 DSM - 5 文化定式临床访谈（cultural formulation interview，CFI）展现心理治疗的文化能力；③ 心理治疗中的文化适应。所有临床心理治疗师可以跨不同的理论流派使用这些内容。

一、 心理治疗的文化基础

文化基础提醒我们：文化是一个动态的、不断变化的使人产生体验感的过程，是一个受个体与他（她）所属的所有社群多重介入的过程，无论是基于性别、灵性、年龄、语言、种族、民族、职业、地理位置、休闲活动、民族起源，还是人的背景和集体生活的任何其他要素（Lewis-Fernández and Aggarwal，2013）。文化的日常影响体现在认知、行为、情感倾向、常识上，影响着一个人的价值观、思想、知觉、直觉、身体体验和实践，总之，影响生活的每一个方面（Lewis-Fernández et al.，2016）。因此，文化影响着所有人的心理健康，包括对什么造成临床问题、人的疾病可能是什么、如何应对、寻求什么帮助、是否寻求心理卫生服务，以及期待什么样治疗（Kleinman et al.，1978）。

文化也影响着基本的交流过程，在这种交流过程中，个体学习到的社会潜规则影响着患者决定分享其烦恼之事的具体环境［何时（when）、何地（where）、如何（how），以及对谁（who）］（Aggarwal et al.，2016b）。文化影响患者对接受治疗的看法，如判断哪些治疗方式有帮助，以及希望治疗多久。这种影响是通过健康和疾病模型来传递的（该模型可向家人和朋友传递，也可能来自家人和朋友的传递）（Lewis-Fernández et al.，2014），如一些患者可能会很重视每周的心理治疗，因为从这种紧密的联盟中能够学习到好的经验。

文化还塑造了临床医生用来解释患者诊断和治疗计划的理论和实践系统（Kleinman，1988），如决定使用心理动力学或认知行为模型来概念化患者的疾病。文化会塑造患者和医生，年轻受训者会观摩更有经验的专业人员的临床行为和实践，以获得临床经验（Davies，2008）。事实上，临床医生-患者接触可以被看作是：双方通过探索患者有关精神疾病的知识、概念、规则和实践的系统来理解患者经历的一种关系（Aggarwal，2011）。从我们的立场来看，不管心理治疗师是否意识到这一点，但他天然地介入到了制造意义这一文化行为中，这一行为是通过临床医生-患者关系来获得和传播的。

几乎所有理论流派的心理治疗师都承认患者和临床医生之间的治疗联盟

的重要性。一项 Meta 分析表明,患者对治疗联盟的感知是积极治疗反应的最一致的预测因素,积极治疗反应与所实施的心理治疗类型或治疗持续时间无关(Horvath and Symonds,1991)。不了解其患者文化背景的临床医生有可能影响这一联盟。例如,临床医生-患者之间的文化差异可能导致无意的偏见,从而干扰治疗联盟,导致治疗中断(Vasquez,2007)。

一些研究人员提出,少数民族患者应按族裔与临床医生匹配,以促进沟通,避免潜在的偏见(Ziguras et al.,2003)。然而,这一建议却因政策和科学的原因而备受争议,被认为不现实。由于目前缺乏来自少数族裔背景的临床医生,按族裔进行临床医生-患者匹配根本不可行(Johnson et al.,2004)。此外,尽管患者可能表达一种偏好或认为与其族裔相匹配的临床医生可以改善治疗联盟,但研究显示,匹配的临床医生相比不匹配的临床医生,治疗结果几乎没有差异(Cabral and Smith,2011)。相比之下,语言匹配对患者的预后有更明确的积极影响(Griner and Smith,2006)。这可能是由于心理治疗中不受阻碍的语言交流很重要。这些观点表明,所有心理治疗师都需要发展其文化能力。

二、 通过 CFI 进行心理治疗的文化能力

心理治疗师可以利用 CFI,将文化评估融入所有患者的治疗工作中,而不仅仅针对那些属于少数族裔的患者。CFI 由 3 种半结构化访谈组成,并提供了操作性方法完成文化评估:通过直接访谈或与亲密的人访谈(如家人或朋友)。这 3 种半结构化访谈包括:1 份 16 项 CFI 核心问卷、1 份从照顾者获取额外信息的 CFI 问卷、12 个对核心 CFI 所收集信息进行扩展的补充模块。DCCIS 在从 DSM - IV - TR(American Psychiatric Association 2000)文化结构大纲中制订 CFI 时遵循严格的方法学,包括:① 对 7 种语言 140 篇的文献进行全面的文献综述;② 对 6 个国家的 321 名患者和 75 名临床医生进行核心 CFI 初始版本的现场测试;③ 根据上述患者和临床医生的反馈意见将初始版本修订为 DSM - 5 的最终版本(Lewis-Fernández et al.,2016)。

从 2011—2012 年，CFI 的初始版本被发布在美国精神病学协会（American Psychological Association，APA）的 DSM－5 开发网站上征求公众的意见，尽可能广泛吸引相关人士的关注。DSM－5 的现场实验中，针对临床医生与患者使用 CFI 的医学沟通研究表明，患者认为 CFI 通过开放性、以人为中心和非评价性可以促进临床关系；临床医生也很欣赏 CFI 可以引出患者对当前问题的看法（Aggarwal et al.，2015）。参与现场实验的患者亲属也在临床实用性、服务可用性和总体满意度方面对 CFI 给予了好评（Hinton et al.，2015）。这些研究表明，不管心理治疗师属于哪个理论流派，CFI 从初始阶段就促进治疗联盟。从摄入性访谈开始算，CFI 平均需要 15～20 分钟来完成，其余的访谈在 45 分钟内完成（Lewis-Fernández et al.，2016）。因此，临床医生可以使用 CFI 的方法设定治疗框架，而无须延长治疗时间。文化定式访谈如表 4－1 所示。

表 4－1　文化定式访谈
（括号中注明了用于扩展每个 CFI 子主题的补充模块）

访 谈 者 指 导	给访谈者的说明以斜体显示
以下问题旨在从个人和个人社交网络的其他成员（即家庭、朋友或当前问题中涉及的其他人）的角度阐明当前临床问题的关键方面。这包括问题的含义、潜在的帮助来源以及对服务的期望。	*对受访者的引导：* 我想了解把你带到这里的问题，这样我才能更有效地帮助你。我想知道你的经历和想法。我会问一些问题，关于发生了什么，你是如何处理的。请记住答案没有对错。

问题的文化定义
（解释模型，功能级别）

引出个人对核心问题和关键问题的看法 *关注个人理解问题的方式* *使用问题 1 中引出的术语、表达或简短描述来确定后续问题中的问题（如"你和你儿子的冲突"）*	1. 是什么让你今天来这里的？ 　如果个人提供的细节很少或只提到症状或医疗诊断，请调查： 　人们往往以自己的方式理解自己的问题，这可能与医生描述问题的方式相似，也可能不同。 　你会如何描述你的问题？
询问个人如何形成与社交网络成员的问题	2. 有时候，人们用不同的方式向家人、朋友或社区中的其他人描述自己的问题。你会如何向他们描述你的问题？

访 谈 者 指 导	给访谈者的说明以斜体显示
关注问题中对个人最重要的方面	3. 你最担心的问题是什么？

对原因、压力源和支持的文化认知
原因
（解释模型、社交网络、老年人）

这个问题表明了这种情况对个人的意义，可能与临床治疗有关	4. 你认为为什么这个状况会发生在你身上？你认为你的"问题"产生的原因是什么？
请注意，根据他们所考虑的问题的方面，个人可能会确定多种原因	*如果需要，进一步探索：*有些人可能会把他们的问题解释为生活中发生的坏事、与他人关系的问题、身体疾病、精神原因或许多其他原因产生的结果
关注个人社交网络成员的观点。这些可能是多样的，因人而异的	5. 你的家人、朋友或社区中的其他人认为是什么导致了你的"问题"？

压力源和支持
（社会网络、照顾者、心理压力、宗教和精神信仰、移民和难民、
文化认同、老年人、应对和寻求帮助）

获取关于个人生活背景的信息，重点关注资源、社会支持和复原力。也可以探索其他支持（如来自同事、宗教信仰或精神信仰的参与）	6. 有没有什么支持能让你的"问题"变得更好，比如家人、朋友或其他人的支持？
关注个人环境中有压力的方面。也可以探索，如关系问题、工作或学校的困难或歧视	7. 有没有什么压力会让你的"问题"变得更糟，比如钱的问题，或者家庭问题？

文化认同的作用
（文化认同、心理压力、宗教和精神信仰、移民和难民、老年人、儿童和青少年）

请个人思考他（她）的文化特征中最显著的元素。根据需要，使用这些信息设定问题9和问题10	8. 有时候，人们背景或身份的某些方面会让他们的"问题"变得更好或更坏。背景或身份在这里的意思是，例如，你所属的社区，你说的语言，你或你的家人来自哪里，你的种族或民族背景，你的性别或性取向，你的信仰或宗教。对你来说，你的背景或身份最重要的方面是什么？

访谈者指导	给访谈者的说明以斜体显示
引出使问题变得更好或更坏的身份方面 根据需要进行探索（如由于移民身份、种族/民族或性取向的歧视而导致的临床恶化）	9. 你的背景或身份有没有对你的"问题"产生影响？
根据需要进行探索（如与移民相关的问题，跨性别或因性别角色而产生的冲突）	10. 你的背景或身份是否给你带来了其他问题或困难？

影响自我应对和过去寻求帮助的文化因素
自我应对
（应对和寻求帮助、宗教和精神信仰、老年人、照顾者、心理压力）

澄清对问题的自我应对方法	11. 有时候人们有各种各样的处理类似"问题"的方法。你自己做了什么来应付你的"问题"？

过去寻求帮助
（应对和寻求帮助、宗教和精神信仰、老年人、护理人员、心理压力、
移民和难民、社会网络、临床医生-患者关系）

寻求各种帮助来源（如医疗保健、心理健康治疗，支持团体、基于工作的咨询、民间治疗、宗教或精神咨询、其他形式的传统或替代治疗）。 根据需要进行探索（如"您还使用过哪些其他帮助资源？"） 阐明个人的经历和对以前帮助的考虑	12. 通常，人们从许多不同的来源寻求帮助，包括不同类型的医生、帮助者或治疗师。在过去，你寻求过什么样的治疗、帮助、建议或疗愈"问题"？ *探索如果没有描述已受到帮助的有用性：* 哪些类型的帮助或治疗最有用？最没用？

障碍
（应对和寻求帮助、宗教和精神信仰、老年人、心理压力、移民和难民、
社会网络、临床医生-患者关系）

澄清社会障碍对寻求帮助、获得照料和先前治疗中出现的问题的作用 根据需要查看细节（如"什么妨碍了？"）	13. 有什么阻碍了你得到你需要的帮助吗？ *根据需要探索：* 如金钱、工作或家庭承诺、耻辱或歧视，抑或缺乏理解你的语言或背景的服务？

访谈者指导	给访谈者的说明以斜体显示
影响当前寻求帮助的文化因素 偏好 （社交网络、照顾者、宗教和精神、老年人、应对和寻求帮助）	
广义上明确个人当前感知到的需求和对帮助的期望 *探究个人是否只列出了一个帮助来源（如"此时还有哪些其他类型的帮助对您有用？"）*	14. 现在让我们再来谈谈你需要的帮助。您认为此时对您的"问题"最有用的帮助是什么？
关注社交网络关于寻求帮助的观点	15. 你的家人、朋友或其他人建议的其他帮助现在对你有帮助吗？
临床医生与患者的关系 （临床医生与患者的关系、老年人）	
引发对诊所或临床医生-患者关系的可能担忧，包括可能破坏善意、沟通或照料提供的感知、种族主义、语言障碍或文化差异 *根据需要探查细节（如"以何种方式？"）* *解决之前提出的可能的治疗障碍或对诊所和临床医生-患者关系的担忧*	16. 有时候临床医生和患者会因为来自不同的背景或者有不同的期待而产生误解。 您是否对此感到担忧，我们能做些什么来为您提供您需要的治疗？

转载自美国精神病学协会：精神障碍诊断和统计手册，第五版，弗吉尼亚州，阿灵顿，美国精神病学协会，2013 年。
版权归 2013 美国精神病学协会所有。经允许使用。

　　DCCIS 在整个 CFI 开发过程中一直关注服务的落地，以促进其广泛使用。例如，APA 已经同意免费发布所有 CFI，以促进临床医生的文化能力。这些访谈可以在网址：www. psychiatry. org/psychiatrists/practice/dsm/educational-resources/assessment-measures 的"Early Development and Home Background"部分找到。

　　DCCIS 还明确提供了对临床医生完成文化评估过程的指导，指出核心 CFI 可用于任何患者的任何心理健康状况，在 60 分钟的初始访谈中占了 15～20 分钟（Lewis-Fernández et al. , 2016）。此外，DSM - 5 指出 CFI 可能会对如下情况有所帮助：当难以评估临床医生和患者的文化、宗教或社会经济背景是否存在显著差异时；当文化独特的症状和诊断标准不确定时；难以判断疾病严重程度或损害时；患者和临床医生对治疗疗程存在分歧时；或在治疗参与度和坚持度不好的情况下（American Psychiatric Association，2013）。为了使访谈对用户友好，官方可下载的模板包括左侧的临床医生说明和右侧的 CFI 问题，以便临床医生能够理解每个问题的要点。

当患者不能积极参与治疗时，CFI 的信息提供者版本可以补充患者的病史，甚至成为临床医生信息的主要来源，如因痴呆、物质中毒或复杂精神病导致的儿童或成人认知障碍患者；此外，还有补充模块：① 扩展核心内容的关键部分；② 针对特定人群的文化评估。在 CFI 上扩展的补充模块探索了解释模型、功能水平、社交网络、心理压力、精神、宗教、道德传统、文化认同、应对和寻求帮助，以及临床医生-患者关系。针对特定人群的 CFI 补充模块解决了学龄儿童和青少年、老年人、移民和难民，以及照顾者的关注之处。临床医生可以根据他们在给定时间需要多少信息来选择要使用的访谈。CFI 的几个组成部分可以在最初的访谈中或在不同的治疗时间点使用。

在本章中，我们将重点放在核心 CFI 上，因为其他 CFI 组件是基于核心 CFI 结构的。核心 CFI 分为四个领域。第一个领域被称为问题的文化定义，包含三个问题。问题 1 关于患者提出的问题的开放式调查。其中的提示邀请患者描述他们的问题，以便根据他们的观点构建一个"叙事"（Kleinman，1988），即使这些描述"类似于或不同于医生描述问题的方式"。这个问题的目的是允许患者根据自己的概念去呈现问题，而不需要患者使用生物医学概念或词汇那么专业。问题 2 阐明了患者对该问题的描述，因为该问题会与家人或朋友等亲密伙伴讨论。这个问题将 DSM－5 对文化的定义具体化为：在社会群体中学习和传播的知识和概念系统，目标是鼓励患者报告问题的一系列描述，即使描述不像生物医学或临床医学那么专业。问题 3 关注患者最担心的问题，有助于临床医生识别患者问题对其生活质量和功能水平的影响，也有助于将治疗最初导向到个人最重要的问题上。

问题 4～问题 10 属于第二个领域，即对病因、背景和支持的文化认知。问题 4、问题 6 和问题 7 引出了患者关于病因、社会压力和社会支持的疾病解释模型（Kleinman et al.，1978）。问题 4 包括一个空白的"问题"，以征求患者对该问题的首选术语和短语。一旦医生采集到，患者的词汇可以在整个访谈过程中代替这个"空白"。这样做的目的是建立融洽的关系，弥合患者和临床医生对问题理解的语言差异。DSM-5 对文化的定义认为，语言是一个跨代学习和传递的知识系统，CFI 可以明确患者和临床医生之间的语言差异，积极弥合治疗中的这些差异——例如，通过采纳患者对问题的描述——与提高治疗效果相关（Williams and Ogden，2004）。问题 5 要求患者考虑如何用亲密关系去理解问题产生的原因，目的是将文化的定义操作化为在社会群体中传播的知识和概念系统。

问题 8~问题 10 也属于第二个领域，将访谈从呈现问题转向患者的文化认同。这三个问题来自一个简短的介绍，临床医生可以用它来澄清文化背景或身份的含义，因为人们以无数种方式使用这些术语，甚至以矛盾的方式。这个介绍提供了一些很重要的文化背景或身份的信息，如语言、种族、宗教和性取向。问题 8 直接询问患者背景或身份最重要的方面。这种允许患者自我选择文化身份的立场，远离了临床医生文化能力的"旧模式"。医生这种"旧模式"往往基于种族或族裔等群体从属关系对患者身份做出假设，而没有实际询问患者这些亲属关系的个人重要性（Aggarwal，2011）。问题 9 要求患者思考这种身份与患者寻求当前临床关注问题之间的关系。问题 10 要求患者考虑这种身份可能会在一生中引发的其他问题，这些问题可能不会在临床环境中出现，但对于理解其问题很重要，如移民、性别角色或代际冲突等。同样，CFI 允许临床医生根据本章开头的文化定义将患者置于社会环境中，包括家庭结构和生命周期阶段。

问题 11~问题 13 形成了第三个领域，被称为影响自我应对和过去寻求帮助的文化因素。这个领域鼓励患者讲述过去的自我应对和寻求帮助的经历，因为大多数人在生物医学系统之外会获得某种形式的"治疗"（Rogler and Cortes，1993）。问题 11 涉及患者的个人应对实践。问题 12 考虑在生物医学系统内/外寻求帮助的经历（如牧师咨询或支持小组）。问题 12 的附加提示阐明了最有帮助和最没有帮助的类型。这些信息可能有助于临床医生为当前的问题构建一个治疗计划。该计划考虑到患者认为有帮助的以前的治疗形式，并避免了那些被认为没有帮助的治疗形式。问题 13 询问过去治疗的障碍，目的是阐明可为当前问题调动的资源。

最后三个问题构成了最后一个领域，即影响当前寻求帮助的文化因素。问题 14 询问患者当前的治疗偏好。问题 15 探究由亲密亲属表达的治疗偏好。如同之前对当前问题及其可能原因的耐心提问一样，这个问题考察了文化在个人和社会层面的传播。问题 16 以一个开放式的陈述开始，让患者预测：与临床医生的文化差异会如何干扰治疗联盟，并对治疗产生影响。患者通过与临床医生的文化相关的移情反应，围绕信任、矛盾心理、愤怒和对自我或他人的不接受来构建临床问题（Comas-Díaz and Jacobsen，1991）。通过询问患者这种潜在的障碍，临床医生可以验证患者的担忧，并努力解决这种文化差异。即使这个问题在初次就诊时没有得到回答，但临床医生的坦诚也可能会让患者以后提出问题。

最近医学教育学的研究表明，视频可以帮助受训者模拟专家的行为（Aggarwal et al.，2016a）。根据这一发现，DSM－5® 文化定式访谈手册（Lewis-Fernández et al.，2016）包括各种临床环境中核心 CFI 的视频和功能水平的补充模块，精神、宗教和道德传统等。

三、 心理治疗中的文化适应

在这一节，我们讨论了临床医生如何调整心理疗法来满足患者的文化需求。当代欧美心理疗法基于这样的假设：尽管个人可以明确地谈论自己，临床医生可以努力促进个人主义和自主性的价值观，但这些价值观和取向可能不会被那些认同集体主义的患者所认同（Markowitz et al.，2009）或不被那些认为谈论自我是不谦虚的人所认同（Kirmayer，2007）。因此，为这类患者工作的临床医生可能需要对心理疗法进行文化上的调整。以下案例改编自 Markowitz 等（2009）。

案例

Altagracia 是一名 54 岁的妇女，22 年前从多米尼加共和国移民到美国东海岸的一个城市，她因严重的抑郁症到精神病诊所来访。CFI 的精神病学评估显示，她将自己的抑郁归因于与 28 岁的儿子 Efrén 的矛盾，后者与她住在一间一居室的公寓里。Efrén 被诊断为双相 I 型障碍和物质使用障碍，过着相当混乱的生活。失业后，他偶尔去一家日间治疗诊所，但晚上很晚才回家，经常喝醉并发出很大的噪声，吵醒了 Altagracia。他过去甚至殴打过她。后来，Altagracia 被转介到人际心理治疗，在她与儿子的人际冲突被诊断为"角色混乱"后，她开始了为期 12 周的短程人际心理治疗。

然而，治疗从一开始就遇到了麻烦，因为 Altagracia 发现她的治疗师的建议很难遵循。如治疗师建议 Altagracia 通过为 Efrén 设定行为界限来重新调整角色混乱：如果他继续捣乱和好斗，她应该禁止他重新进入公寓，因为公寓只登记在她的名下。但 Altagracia 反驳说，这可能会导致 Efrén 无家可归，因为他没有其他地方住。考虑到他冲动、暴力的行为，这可能会导致他在街头斗殴、受伤，甚至可能死亡。所以，阻止 Efrén 进入公寓是她不愿意划的一条边界。

Altagracia 认为上述做法会使 Efrén 处于危险之中，这与她对母亲做的事情的理解背道而驰。强迫 Efrén 离开公寓也会被她的许多邻居和朋友认为是自私的，因为这些人也和自己的孩子面临着类似的困境。与她的治疗师对治疗目标的看法相反，Altagracia 寻求治疗目的是增强她接受她觉得无法改变的事实的能力的信心。

一个周期的短程人际心理治疗变成了三个周期，Altagracia 的抑郁症状没有得到太大改善。此时，外部环境改变了：Efrén 在他的日间治疗诊所变得暴力，然后被一家长期治疗机构收治入院。Altagracia 的情绪很快开始好转，她也更经常地去教堂，因为她不再害怕如果 Efrén 一个人待在她的公寓里会发生什么。她能够利用治疗师的支持来增强她面对儿子非自愿住院这件事的能力，而儿子的非自愿住院也是她感到无法控制的另一种情况。

这个案例说明了心理治疗目标的选择需要适应患者的文化。Altagracia认为,母亲应该做些什么来影响儿子的行为,这在个人和人际环境上都是可以接受的,但这与她的治疗师的信念以及心理治疗本身的一些核心价值观发生了冲突。人际心理治疗基于这样一种理念,即人际冲突中的两个人——即使是母亲和成年儿子——都是自主的成年人,他们可以口头上沟通感情和协商角色,但最终他们都需要对自己行为的后果承担责任。Altagracia并不认同这一假设,她将某些行为定义为母亲与儿子的关系不好。如果她的行为导致了对儿子的伤害,这是不可接受的,不管她儿子的行为对她自己的伤害有多大。这种差异体现在文化价值观的层面上,并反映在 Altagracia 和治疗师建立的治疗关系的目标中：当她被问题所困时,她需要支持,而治疗师想为她提供一种不同的方式来调整她与儿子的关系,这种方式的核心是她和儿子都要具备个人自主性。

使用 CFI 可以帮助治疗师重新考虑治疗的目标,在澄清 Altagracia 寻求治疗的基础上重新考虑治疗的目标。CFI 也可能明确她对一个与她的价值观相同的社交网络的依赖程度。像 Altagracia 这种在集体中的深度融入,使得治疗师试图通过将 Altagracia 融入更具个人主义的信念(来自治疗师的),从而使改变 Altagracia 的观点这一过程变得非常复杂。心理治疗师很少将他们所做的事情定义为教导患者新的文化价值观,但有时情况确实如此。如果Altagracia 被说服,认为她的儿子是一个完全自主独立的存在,她的关系观点就会变得更加个人主义。但考虑到她根深蒂固的价值观,以及可能来自儿子和社交网络的指责,目前还不清楚这种文化价值观转变是否会导致她的抑郁症有所改善。像 Altagracia 这样的情况说明了 CFI 在协商心理治疗目标时,澄清患者和社会网络的文化观点是非常有必要的。

心理治疗的文化适应是在 CFI 等访谈提供的信息的基础上发展起来的。Meta 分析表明,与非适应性心理治疗相比,针对患者人群进行文化适应的循证心理治疗,对心理功能的主要衡量指标产生了中等程度的影响。这种效应的大小从 $d = 0.32$(Benish et al., 2011)到 $d = 0.48$ (Smith et al., 2011)。

在所有检验心理治疗的文化适应性的 Meta 分析中(Benish et al., 2011;

Chowdhary et al. , 2014；Griner and Smith，2006；Smith et al. , 2011），研究人员已经确定了文化适应的常见方法。利用 Resnicow 和同事（1999）的方案，可以分为表层和深层结构适应方法。表面结构适应包括将干预材料与目标人群相匹配。例如，以患者的首选语言进行干预，在描述临床问题时用患者的口语替换技术术语，以及以患者健康素养水平易于理解的方式使用会话材料。另一方面，深层结构适应需要理解那些影响目标人群目标健康行为的文化、社会、历史、环境和心理力量（Resnicow et al. , 1999，pp 12），正是这些深层结构匹配对干预效果的影响最大。深层结构匹配的例子包括研究患者的疾病模型；在治疗中强调患者的文化价值观；如果患者提出要求，将治疗扩大到家庭成员；将文化治疗实践纳入治疗；阐明社会、环境和历史因素如何影响目标行为。

然而，系统的文化适应只适用于少数心理治疗。此外，每个患者的文化都是与他（她）的文化背景所代表的各种社会群体相关的多重影响的独特组合（Aggarwal，2012）。考虑到这种文化多样性，核心 CFI 可以帮助临床医生在患者的治疗中，对心理疗法进行文化适应（"个案文化适应"；Castro et al. , 2010）。例如，问题 2 故意引出患者苦恼的成语，以便用口语代替生物医学技术术语。问题 4、问题 6 和问题 7 寻求获得患者对问题的解释模型，这可以帮助临床医生设计心理治疗的工作。事实上，问题 6 和问题 7 特别询问了患者，诸如家人或朋友之类的亲密伙伴在当前问题中的角色，如果患者同意他们的参与，还存在针对报告人和护理人员的补充 CFI 模块。最后，问题 14 和问题 15 询问患者当前对治疗的偏好，可以纳入治疗计划。事实上，研究人员已经对患者使用了文化处方，以在文化上适应抑郁症的心理疗法和药物疗法（Aggarwal et al. , 2014；Balán et al. , 2013）。这些研究表明，CFI 可以使临床医生发现患者的疾病模型，建立共同的目标，并在共同构建的问题叙事中开展工作。

四、总 结

总之，文化影响着个人对导致他们需要接受治疗的困境的理解、他们对这些问题的反应以及他们对治疗的期望的各个方面，包括心理治疗的选择、治疗的目标以及他们参与治疗的程度。心理疗法也基于文化假设，包括个人主义和自主性等特定价值观。心理治疗要求治疗的价值、目标和方法需要适应患者的文化期望和理解。一些基于证据的心理疗法已经进行了正式的文化适应，通过文化多样化的临床样本提高了疗效。然而，从某种意义上说，所有的患者都是文化独特的，需要"剪裁"合适的心理治疗的具体方法来开展工作。DSM－5 文化定式访谈是一个系统的工具，用于启发患者及其社会支持网络的观点，临床医生可以使用它来进行常规临床实践中心理治疗的文化适应。

参考文献

［1］Aggarwal NK：Intersubjectivity, transference, and the cultural third. Contemp Psychoanal 47(2)：204－223，2011.

［2］Aggarwal NK：Hybridity and intersubjectivity in the clinical encounter：impact on the cultural formulation. Transcult Psychiatry 49(1)：121－139，2012 22218399.

［3］Aggarwal NK, Balaji M, Kumar S, et al：Using consumer perspectives to inform the cultural adaptation of psychological treatments for depression：a mixed methods study from South Asia. J Affect Disord 163：88－101，2014 24836093.

［4］Aggarwal NK，Desilva R，Nicasio AV，et al：Does the Cultural Formulation Interview for the fifth revision of the Diagnostic and Statistical Manual of Mental Disorders（DSM-5）affect medical communication? A qualitative exploratory study from the New York site. Ethn Health 20(1)：1－28，2015 25372242.

［5］Aggarwal NK, Lam P, Castillo EG, et al：How do clinicians prefer cultural competence training? Findings from the DSM-5 Cultural Formulation Interview field trial. Acad Psychiatry 40(4)：584－591，2016a 26449983.

［6］Aggarwal NK, Pieh MC, Dixon L, et al：Clinician descriptions of communication strategies to improve treatment engagement by racial/ethnic minorities in mental health services：a systematic review. Patient Educ Couns 99（2）：198－209，2016b 26365436.

［7］American Psychiatric Association: Diagnostic and Statistical Manual of Mental Disorders, 4th Edition, Text Revision. Washington, DC, American Psychiatric Association, 2000.

［8］American Psychiatric Association: Diagnostic and Statistical Manual of Mental Disorders, 5th Edition. Arlington, VA, American Psychiatric Association, 2013.

［9］Balán IC, Moyers TB, Lewis-Fernández R: Motivational pharmacotherapy: combining motivational interviewing and antidepressant therapy to improve treatment adherence. Psychiatry 76(3): 203 – 209, 2013 23965260.

［10］Benish SG, Quintana S, Wampold BE: Culturally adapted psychotherapy and the legitimacy of myth: a direct-comparison meta-analysis. J Couns Psychol 58(3): 279 – 289, 2011 21604860.

［11］Cabral RR, Smith TB: Racial/ethnic matching of clients and therapists in mental health services: a meta-analytic review of preferences, perceptions, and outcomes. J Couns Psychol 58(4): 537 – 554, 2011 21875181.

［12］Castro FG, Barrera M Jr, Holleran Steiker LK: Issues and challenges in the design of culturally adapted evidence-based interventions. Annu Rev Clin Psychol 6: 213 – 239, 2010 20192800.

［13］Chowdhary N, Jotheeswaran AT, Nadkarni A, et al: The methods and outcomes of cultural adaptations of psychological treatments for depressive disorders: a systematic review. Psychol Med 44(6): 1131 – 1146, 2014 23866176.

［14］Comas-Díaz L, Jacobsen FM: Ethnocultural transference and countertransference in the therapeutic dyad. Am J Orthopsychiatry 61(3): 392 – 402, 1991 1951646.

［15］Davies J: The transformative conditions of psychotherapeutic training: an anthropological perspective. Br J Psychother 24: 50 – 64, 2008.

［16］Griner D, Smith TB: Culturally adapted mental health intervention: a meta-analytic review. Psychotherapy (Chic) 43(4): 531 – 548, 2006 22122142.

［17］Hinton L, Aggarwal N, Iosif AM, et al: Perspectives of family members participating in cultural assessment of psychiatric disorders: findings from the DSM-5 International Field Trial. Int Rev Psychiatry 27(1): 3 – 10, 2015 25738941.

［18］Horvath AO, Symonds BD: Relation between working alliance and outcome in psychotherapy: a meta-analysis. J Couns Psychol 38(2): 139 – 149, 1991.

[19] Johnson RL, Saha S, Arbelaez JJ, et al: Racial and ethnic differences in patient perceptions of bias and cultural competence in health care. J Gen Intern Med 19(2): 101 – 110, 2004 15009789.

[20] Kirmayer LJ: Psychotherapy and the cultural concept of the person. Transcult Psychiatry 44(2): 232 – 257, 2007 17576727.

[21] Kleinman A: Rethinking Psychiatry: From Cultural Category to Personal Experience. New York, Free Press, 1988.

第五章　短程心理治疗联合药物治疗

Mantosh J. Dewan, M. D.

短程心理治疗已被证明对多种精神心理障碍有效,包括最常见的:抑郁障碍、焦虑障碍、强迫障碍(obsessive compulsive disorder, OCD)和创伤后应激障碍(posttraumatic stress disorder, PTSD)。对于许多患者和疾病来说(如 OCD、PTSD、轻到中度的抑郁障碍),短程是治疗选择(Dewan and Pies, 2001; Gabbard, 2014; Hales et al. , 2014)。然而,我们可否在此基础上加用药物治疗,以帮助更多患者呢?

显然,对于一些患者来说,在短程心理治疗之外加用药物是明智的,是考虑到了——或进一步促进了——改变。有高质量的文献综述将单纯心理治疗、单纯药物治疗、心理治疗联合药物治疗做了比较,并报告了一些重要发现:① 联合治疗的效果优于单纯治疗,特别是在短期内,以及对症状为中度/重度的患者;② 生物学症状(如睡眠障碍、激越不安)一般对药物治疗反应更好,而心理治疗对心理学的和人际的缺陷更有效;③ 对某些疾病,联合治疗有助于患者保持治疗应答,并防止复发;④ 加用药物让长期治疗成本-效益比更佳(Dewan and Pies, 2001; Gabbard, 2014; Hales et al. , 2014; Kay, 2009)。因此,治疗师需要从生物-心理-社会角度,不断更新对患者的理解,并反复评估心理治疗,或药物治疗,抑或联合治疗,哪种最有益于患者。

本章中,我提出在短程心理治疗中加用药物治疗的指南,并阐明其对治疗师和患者的心理影响。心理治疗本身是一个复杂的过程,它需要拥有高超的技能才能胜任,同时也有潜在的益处和害处。增加另一种治疗形式(药物)及另一个搭档（执业医生或护士）加大了这种复杂性，这要求临床工作者们紧密合作，并有更强的敏感性和技能。尽管很大一部分接受治疗的患者在服用药物（例如，在一项对心理学家的调查中，这个比例达到了 43%；American Psychological Association，2011），但临床的合作不尽如人意，这导致了患者满意度、依从性和治疗效果降低（Baruch et al.，2015）。因此，我们强调有必要，而且必须要采取措施促进"治疗三角"（患者、治疗师和处方医生）的合作，这样才能有效且有力地推动改变。当合作缺乏时，此治疗被称为"割裂的治疗"可能更恰当。

一、 评估是否需要药物治疗

在初始评估中，短程心理治疗师即可判断出药物治疗是否有帮助。严重的症状（如惊恐发作），可能会阻碍有心理治疗意愿的患者积极投入到短程行为治疗中。药物治疗可以快速缓解这些有害的惊恐症状，使心理治疗得以开始。类似地，在积极参与到延迟暴露疗法之前，可能由于几天没睡好、没吃好，或没能在与急性创伤反应的斗争中得到休息，患者感到抑郁、疲惫和精疲力竭，此时，抗抑郁药也许会使其受益。对于慢性和重性患者，通常从一开始就需要联合治疗（Dewan and Pies，2001；Hales et al.，2014；Keller et al.，2000）。

在短程心理治疗过程中，直接处理创伤或恐惧可能会加剧患者的症状，使他们无法在治疗和/或生活中正常发挥功能。短程的、针对性的药物治疗可缓解影响功能的焦虑症状（如苯二氮䓬类药物），甚至也可以治疗边缘性人格障碍患者短时发作的精神病性症状（如低剂量的抗精神病药），从而使患者受益。药物治疗只有当患者的症状阻碍其积极参与心理治疗时才会给予，当药物使症状得到了进一步控制，患者通常能转向积极的短程心理治疗。

在短程心理治疗结束时，治疗无效的患者和有明显残留症状的患者也可从药物治疗中受益。一项小规模研究证实了这点，对认知治疗无效的抑郁症患者，用抗抑郁药治疗后有效。反之亦然：在抗抑郁药治疗无效后，短程心理治疗却有助于治疗残留症状和治疗无应答者。在药物治疗有效后，加用某种短程心理治疗还可以预防复发，如对抑郁症患者给予认知-行为治疗，对强迫症患者给予暴露和反应预防治疗（Dewan and Pies，2001）。

越来越多的患者要求和治疗师讨论转诊，以获得药物治疗，他们带来宣称药物能快速缓解症状的文献或广告，并强烈表示希望尝试一下。此时，恰当的做法是对患者的选择进行一些心理教育，并指出（如果这适用）：在许多情况下，单纯的短程心理治疗和药物治疗同样有效，而且通常不良反应还更少，疗程更短（如针对抑郁的 10 次人际心理治疗与为期 1 年的抗抑郁药物治疗相对比）。对于某些障碍，短程心理治疗在预防复发方面，比药物治疗更为有效。例如，对强迫症结束后，与使用选择性 5-羟色胺再摄取抑制剂相比，短程心理治疗的复发明显较少。

二、 药物治疗的心理意义

有一句古谚语"雪茄并不仅仅是雪茄"可以改为"药片并不仅仅是药片"。每个患者和治疗师对于药物都有其独特的个人态度。因此，治疗师必须仔细评估自己考虑药物治疗的理由，并探寻患者对治疗的反应，以及这些药物对每个特定患者的心理意义。

一些患者从药物治疗中得到心理获益，因为他们将此看作是一种关爱的、滋养的行为，这满足了他们对依赖的需求，或验证了他们痛苦的真实。另外一些患者则可能将药物处方视为外部强加的控制，或是治疗师的一种态度，即患者还没有强大到能够靠自己去解决问题。这些感觉可能使患者对单独的药物治疗和短程心理治疗都不依从。还有些患者拼命否认他们疾病和失能的严重性，他们认为接受药物治疗和去看精神科医生意味着必须面对他们最糟糕的噩梦，承认"病得很重"，甚至可能被贴上精神病的标签（Dewan，1992），即他们"疯了"，而不"仅仅是来心理咨询"。

不给予药物治疗也会有不同的解读。一些患者对此持积极态度，因为他们相信治疗师"一定是对我作为一个人感兴趣，而不仅仅是对我的症状感兴趣",或者是相信治疗师"有足够的能力自己去完成这件事"。然而,愤怒和依赖的患者可能会消极看待这件事,他们认为治疗师是在阻滞缓解,抑或拖延痛苦。这种执拗源于我们的文化错误地推崇"药丸可以解决一切问题"。患者经常要求使用特定的药物(有时与疾病并不相关),只是因为"我的朋友服用了这个药物,她现在很好"。另有一些患者可能会觉得没被认真对待,或被认为病得不重,甚至觉得治疗师是认为他们在装病。一些患者如此高估药物,以致会随身携带一张空白处方,作为安慰性的护身符或过渡性客体,通常还非常有效!

特别是精神病患者,还会对药名有怪异的联想。我的一个患者强烈反对服用三氟拉嗪,说:"我讨厌它! 它让我想起我的姐姐。"但又欣然同意服用另一个等效的药物硫利达嗪,说:"这很好,它会让我变得温和,对吗,医生?"(Dewan,1992)。非精神病患者对药物选择也有不同反应。我曾经向一位年轻的抑郁女性推荐使用氟西汀,因为她妈妈用这个药物的效果很好,因此这可能也是她的最佳选择,我们知道药物具有"家族性有效"的特性。然而,她心生恐惧:"医生,除了这个药,其他任何药我都吃! 我发誓无论如何都不要像我妈妈一样。"

治疗师和患者一样,对药物使用也有强烈的偏好或抗拒。一些治疗师完全反对特定种类的药物,最常见的是苯二氮䓬类,因为他们认为这是有依赖性的,即便对患者的帮助可能非常大,并且是安全处方,他们也会阻止患者使用。治疗师未被意识到的感受(反移情)。比如,对某个患者的恐惧、憎恨,或性的吸引,可能会使其不公正地额外使用药物,作为疏远、控制,甚至惩罚患者的一种方式(Haldipur et al.,1982)。另外,遗憾的是,一些治疗师为了保险起见,常规性转诊所有患者进行药物治疗:他们对自己作为治疗师的能力没有信心,希望即便自己的治疗没能帮助患者,药物也能起效。

尽管在短程心理治疗中不会公开讨论以上这些曲解,但治疗师必须要意识到这都是可能会发生的,因为它们会使治疗焦点从聚焦变得分散。

三、 促进临床三角的协作： 患者、非医生的治疗师和执业医生

1. 设置治疗阶段

尽管精神科医生本身就可以有效地提供心理治疗和药物治疗（Dewan，1999），但大多数短程心理治疗都是由非医生身份的治疗师完成。因为药物治疗通常与心理治疗相联合，所以协同治疗很常见。学科协作对患者和协作者都很有利。患者能获得更多的治疗时间和专业指导，可促使其更好地坚持用药和更积极地参与短程心理治疗。协作者相互间有宝贵机会持续提供专业的和情感的支持，尤其是当患者处于危机之时。

治疗师和精神科医生之间建立相互信任和尊重的关系非常重要，这确切意味着每一方在协作中都要带入特定的、不同的技术（Balon，2001）。而且，治疗师和精神科医生必须澄清他们临床实践中的重点：临床定位，即谁将提供治疗的哪一部分。下班后以及假期里，相互间怎样联系[治疗师和精神科医生不应彼此重叠；每一方都应该从他（她）自己的学科中提供支持]，如何处理紧急情况以及如何保密（Kay，2009）。

患者需要知道三方协作会共享所有的信息，并且在开始时签订合适的协议，三方相互之间没有"秘密"。例如，患者不应该对治疗师说"不要告诉医生我已经停止服用可怕的药物，虽然我说我仍正在服用他开的药"，或对精神科医生说"我不觉得我的治疗师在倾听我说什么，所以我不告诉她我割伤了自己"。如果患者"秘密地"分享某些事，警钟应该响起来（Meyer and Simon，1999）。对于以上提及的情况，治疗师和精神科医生有必要了解其背景和做法，彼此尊重，相互指导。但遗憾的是，这在实践中很少发生（Baruch et al.，2015）。

2. 转诊

治疗师恰当地确定将患者转诊去药物咨询的合理时机很重要。治疗师应该综述药物治疗的必要性，通过向患者描述要解决的临床靶症状、证实药物有益的研究数据，以及药物能额外改善治疗结果的事实（American Psychological

Association，2011）。除非患者有精神病性症状（药物必不可少），药物咨询可以作为进行中的、更为重要和基础的"短程心理治疗"的有效补充（即药物辅助治疗）。需要清晰地告知患者：咨询的结果可能是要开药物处方，也可能是不开。

转诊是为了导向一个开放式的咨询，而不是一个特定的药物，这很重要。"如果你同意，我们会请 D 医生与我们一起讨论药物当前是否对您有帮助"的说法比"我认为你应该服用百优解，我会把你转诊给 D 医生"更合适。实际上，治疗师可能是正确的，即患者确实需要服用抗抑郁药，治疗师也可能特别偏好某种特定药物，但与患者分享这些是不合适的，这样做几乎总是与开处方的医生不一致。

治疗师最好主动向开处方的医生咨询，而不是等到在治疗僵局中感到"被卡住"，或发现患者有自杀或杀人的高风险，要"转嫁风险"时才去咨询。有时，如果健康管理公司判定患者好转不够快时，会对治疗师施压，让其进行药物咨询。当精神科医生与治疗师意见一致，并决定推荐药物时，他们需要多向患者解释用药原因，并讨论可获得的药物选择权。鉴于患者对药物的反应非常个体化，帮助患者选择特定的药物治疗以促进协作，可提高患者的依从性。除非有压倒性理由选用某一药物，否则执业医生可提供三种相对均等的选择（如三种抗抑郁药或抗精神病药），并简要描述其主要区别，然后由患者选择他（她）想要的药物。执业医生需要清楚地交代如何服药、预期的改善和潜在的副作用，甚至可以写下来，让患者和治疗师都了解这些内容（Shivale and Dewan，2015），还要清晰地说明有关随访的诊疗安排（Himle，2001）。

在第一次或第二次随访后，精神科医生和治疗师需要直接沟通，交流他们的临床印象，并形成一致的治疗计划。精神科医生应支持心理-社会相关的治疗计划，避免直接建议患者调整治疗方案。例如，"我认为焦点解决治疗会比你正在接受的行为治疗更有效"。如果精神科医生认为需要调整，他（她）只能向治疗师提出建议。此外，提供药物治疗的精神科医生不可以与患者讨论心理治疗的问题。同样地，治疗师也被期望完全支持药物治疗方案，同时也是提高患者依从性的重要方式。如果治疗师不同意或想更换用药方案，应该直接与精神科医生进行讨论,而不是通过患者来说。相似地,患者关于用药的特定问题应该转回到处方医生那里去处理(Himle,2001;Kay,2009)。

让上述临床三角保持步调一致需要付出很大的努力。学科间的张力、临床方法的明显差异、缺少时间进行定期沟通,都给治疗师—精神科医生的关系带来潜在压力。一些有分裂倾向的患者可能会很快破坏这种合作。功能良好的三角常常会削弱为平行的二元关系。除了显而易见的情况外(即治疗师和精神科医生必须致力于持续推进良好的三角关系),作者强烈建议尽可能临床三角一起进行初始药物评估,如由治疗师提议。这样可以让三方共同评估症状,就治疗计划达成一致,并以开放的方式分配各自承担的角色,从而最大限度地减少误解,促进协作,有利于治疗目标的聚焦。

四、总 结

提供长程心理治疗的治疗师不可避免地会进行一些联合治疗,即使主要做短程心理治疗的治疗师也会有大量正在服药的患者。许多患者从一开始就接受这两种治疗(例如,有精神病性症状的抑郁患者服用抗精神病药和/或抗抑制药,并接受短程心理认知或人际关系治疗)。一些患者在开始时只接受短程心理治疗,但在治疗过程中需要加用药物(例如,在短程行为治疗上,加用选择性5-羟色胺再摄取抑制剂来控制惊恐发作)。在治疗结束时使用药物也有很多益处(如处理残留症状和预防复发)。另一方面,在药物治疗后,患者也能从短程心理治疗中获益。例如,一些强迫症患者最初无法耐受暴露和反应预防这种行为治疗,若在开始之前先给予药物缓解症状,这样患者通常能更好地承受。

令人振奋的是,越来越多短程心理治疗和药物治疗方法能有效减轻患者痛苦。关键是治疗师和精神科医生要非常了解患者的生物-心理-社会信息,并知道可用的、有效的治疗方案,根据已有临床资料和研究证据,个性化地为患者定制治疗计划(单纯或联合治疗,同时或先后进行),而不是拘泥于自己思想体系中的老观念。

当短程心理治疗联合药物治疗时,治疗师必须知道心理治疗中简单的二元关系,即治疗师-患者已转变为两个复杂的、交叉的三角关系——治疗师-患者-药物治疗,以及治疗师-患者-精神科医生,每个关系中都有着强大的张力。各方需要一个完善的协议,并使患者获益。

未来是令人激动的,联合治疗将变得更具挑战性,通过电视和互联网远程提供的短程心理治疗和药物治疗越来越多(见第十三章和第十四章),治疗中的三方将处于不同地点。当前,这种新模式是否安全、有效的相关研究正在进行(Andersson et al.,2015)。

参考文献

［1］American Psychological Association Division 55（American Society for the Advancement of Pharmacotherapy）Task Force on Practice Guidelines：Practice guidelines regarding psychologists' involvement in pharmacological issues. Am Psychol 66(9)：835－849, 2011 22004178.

［2］Andersson E, Hedman E, Enander J, et al：D-Cycloserine vs placebo as adjunct to cognitive behavioral therapy for obsessive-compulsive disorder and interaction with antidepressants：a randomized clinical trial. JAMA Psychiatry 72(7)：659－667, 2015 25970252.

［3］Balon R：Positive and negative aspects of split treatment. Psychiatr Ann 31：598－603, 2001.

［4］Baruch RL, Vishnevsky B, Kalman T：Split-care patients and their caregivers：how collaborative is collaborative care？ J Nerv Ment Dis 203（6）：412－417, 2015 25938507.

［5］Dewan MJ：Adding medications to ongoing psychotherapy：indications and pitfalls. Am J Psychother 46(1)：102－110, 1992 1543248.

［6］Dewan M：Are psychiatrists cost-effective？ An analysis of integrated versus split treatment. Am J Psychiatry 156(2)：324－326, 1999 9989575.

［7］Dewan MJ, Pies RW（eds）：The Difficult-to-Treat Psychiatric Patient. Washington,

DC, American Psychiatric Publishing, 2001.

[8] Gabbard G (ed): Gabbard's Treatments of Psychiatric Disorders, 5th Edition. Washington, DC, American Psychiatric Publishing, 2014.

[9] Haldipur CV, Dewan M, Beal M: On fear in the countertransference. Am J Psychother 36(2): 240–247, 1982 7102844.

[10] Hales R, Yudofsky S, Roberts L (eds): The American Psychiatric Publishing Textbook of Psychiatry, 6th Edition. Washington, DC, American Psychiatric Publishing, 2014.

[11] Himle J: Medication consultation: the nonphysician clinician's perspective. Psychiatr Ann 31: 623–628, 2001.

[12] Kay J: Combining psychodynamic psychotherapy with medication, in Textbook of Psychotherapeutic Treatments. Edited by Gabbard GO. Washington, DC, American Psychiatric Publishing, 2009, pp 133–164.

[13] Keller MB, McCullough JP, Klein DN, et al: A comparison of nefazodone, the cognitive behavioral-analysis system of psychotherapy, and their combination for the treatment of chronic depression. N Engl J Med 342(20): 1462 – 1470, 2000 10816183.

[14] Meyer D, Simon R: Split treatment: clarity between psychiatrists and psychotherapists, part 2. Psychiatr Ann 29: 327–332, 1999.

[15] Shivale S, Dewan M: The art & science of prescribing. J Fam Pract 64(7): 400 – 406, 406A, 2015 26324956.

第二部分

7 个关键的短程心理治疗

第六章　动机式访谈

Manuel Paris Jr. , Psy. D.

Steve Martino，Ph. D.

动机式访谈是一种对物质使用障碍患者较为有效的短程心理治疗技术。正如创立者 William Miller 和 Stephen Rollnick 所阐述的,动机式访谈的具体要素包括:

(1) 认识"改变的潜力"存在于患者的个人经历之中。

(2) 发展和加强患者改变的动机,可增强他们参与治疗和体验症状改善的可能性。

(3) 治疗师必须创造一种协作、接受和共情的氛围。在这种氛围中,患者改变的内在动机被提出来并得到增强(Miller and Rollnick, 2013)。

在本章中,我们将描述动机式访谈背后的理论基础、临床应用、具体实践过程、实证支持、与其他短程心理疗法的整合及未来的发展方向。

一、　理论基础

在描述动机式访谈理论时,Miller 和 Rose(2009)阐述了该方法的两个基础理论的组成(技术部分和关系部分)。技术部分的组成包括"诱导、支持改变的谈话(改变的谈话)""减少反对改变的谈话(维持谈话)"。治疗师有选择地引导、回应并强化患者的言语,这些言语聚焦于做出积极改变的愿望、能力、原因和需要,以及患者可能调动这些动机来加强他们的承诺和实施改变计划的方式(Glynn and Moyers，2010；Magill et al.，2014；Miller and Rollnick，2013；Schumacher and Madson，2014)。最后，Miller 和 Rose(2009)建议，熟练使用"开放式问题、肯定、反思和总结陈述(OARS)"——其功能是增加改变的谈话，减少维持谈话，并解决对改变的矛盾心理，从而提高患者治疗效果的可能性。

关系部分是建立一个强有力的治疗联盟和保持以患者为中心的基础。Rogers(1959，1980)描述了准确的同理心和无条件积极关注概念的重要性，这是与患者形成牢固联系和促进可变安全空间的关键因素。动机式访谈的风格起源于这些罗杰斯式的心理治疗传统。动机式访谈治疗师与他们的患者是以一种非评判和协作的方式互动的，以此传达尊重和接受，并保持一种富有同情心和动机唤起的立场(Miller and Rollnick，2013)。这种立场通常被称为动机式访谈精神。为了引导访谈向增加承诺的方向发展，并启动有助于改变的步骤，治疗师必须熟练地在整个会谈中整合技术和关系部分。

二、 临床应用

动机式访谈的内在动机是利用核心访谈技巧激发行为改变，领会其精神对临床应用至关重要(见图 6 - 1)。治疗师应努力使他们与患者的访谈真正具有协作性。双方都应拿出一些有价值的东西。治疗师表达对患者现状和经历的接纳，保持共情。也就是说，他们把患者的最大利益放在心上。最后，动机式访谈治疗师相信所有患者都有改变的动机。他们将患者本身视为改变的催化剂，从而引导患者识别改变的过程，拿出他们的优势和资源来促进行为改变(如唤起)。因此，Miller 和 Rollnick(2013)将动机式访谈描述为一种协作的、目标导向的沟通风格，特别注意语言的变化。它旨在通过在

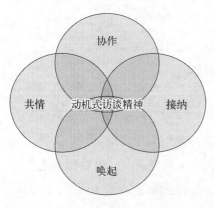

图 6 - 1　动机式访谈精神的组成部分

接受和共情的氛围中激发和探索个人改变的理因来加强个人对特定目标的动机和承诺。治疗师通过营造一个非批判的、支持的氛围，通过以患者为中心的互动，让患者感到舒适地探索，并表达他们的观点。

利用动机式访谈精神，治疗师开始与他们的患者交谈，并使用四个主要过程来引导讨论。首先，治疗师致力于让患者**"参与"**合作谈话，以建立融洽关系，并准确理解患者的观点。在此期间，治疗师根据患者改变的相对程度和维持谈话来衡量他们的积极性。随着谈话过渡到**"聚焦"**，治疗师们继续关注参与的过程。当他们缩小了讨论范围，便决定做出一个关于增强动机目标的合作。一旦焦点被确立，治疗师就会开始**"唤起"**患者改变的原因，努力引导和增强患者改变的动机，并让他们做好改变承诺的准备。最后，当患者承诺改变时，治疗师开始**"计划"**患者将如何做出改变，与他们一起阐明实现改变的必要步骤。值得注意的是，尽管这些过程是相互促进的，但在谈话过程中，患者改变的动机可能会起起落落。因此，治疗师可能有必要重新审视"参与、聚焦或唤起"的过程，以努力、敏锐地关注在治疗过程中发生的动机问题。

三、 实践中的四个过程

如表6-1所示，治疗师及其患者沿着四个重叠的过程前进。治疗师使用访谈的核心技能，包括适时"侦察技术"。这些核心技能的运用，伴随着动机式访谈精神，有助于建立信任、融洽的关系，传达同理心，并发展现实的前进道路。以下小节概述了四个过程的具体操作。

表6-1　动机式访谈的四个过程

过　程	具　体　描　述
参与	与患者联系并建立治疗联盟
聚焦	选择增强动机的方向
唤起	激发患者自己改变的动机并承诺
计划	制订具体的改变计划

1. 参与

参与过程旨在治疗师与其患者之间建立强大的治疗联盟。正如 Miller 和 Rollnick(2013)所讨论的那样,治疗师应避免掉入陷阱,如评估陷阱、专家陷阱、过早聚焦陷阱、标签陷阱、责备陷阱和聊天陷阱等等,这些陷阱会破坏与患者发展建立关系(见表 6 - 2)。在动机式访谈中,治疗师有多种方式可以让患者参与,让患者感到被倾听、被关心和被支持。治疗师提出开放性问题,这些问题需要的不仅仅是一个简单的"是"/"否"或仅提供非常具体的信息,而是鼓励患者谈论"什么对他们来说是重要的"。如"今天是什么原因让你过来咨询的?""你对她说的话有什么想法?"或"我能帮你什么?"在动机式访谈中,治疗师也可能使用开放式问题来寻求改变,如"减少饮酒有什么好处?""如果你决定做出改变,一年后你认为自己在哪里?"或"过去什么对你有用?"

表 6 - 2　导致脱落的陷阱

陷　阱	脱　落　说　明
评估	询问问题过多可能导致患者处于被动状态
专家	以教育的姿态传达自己所有的观点可能会导致患者处于被动状态或防御性增强
过早聚焦	试图在建立牢固的治疗关系之前解决问题,并在患者做好准备之前过早关注问题,可能会导致关系破裂及争吵
标签	强调诊断或其他标签(如酗酒)可能会给患者留下污名化的印象,从而造成关系破裂
责备	对患者吹毛求疵导致患者防御性增强
聊天	把闲聊作为谈话的重点可能会导致关系破裂及患者对治疗效果不满

"反馈式倾听"对参与过程至关重要。"反馈"是治疗师表达患者意思的陈述,因此,"反馈"是展示同理心、发展融洽关系和增强参与度的绝佳工具。"反馈"意味着,治疗师正在倾听并努力准确理解患者。它有两种不同的形式,通常称为"简单反馈"和"复杂反馈"。

当治疗师重复所说内容的一个或多个方面或重新陈述而没有添加任何新

的含义时,就会出现"简单反馈"。例如,如果患者说:"我喜欢饮酒,但认为我真的应该慢下来。"治疗师可以用以下简单的反馈作出回答:"你正在考虑慢下来"或"你正在考虑做出改变。"需要注意的是,在这些例子中,治疗师有选择地回应患者言语中关注的潜在变化。因此,通过"反馈"陈述中的"但我认为我真的应该慢下来"部分,治疗师战略性地试图引导患者改变谈话,以进一步增强动机。

"复杂反馈"是对患者更为深入地理解。治疗师将采取释义的形式对患者所说的内容进行推断或情感陈述。例如,如果一个患者说:"我只是厌倦了别人总是告诉我该做什么,这是我的生活,他们应该管好自己的事。"治疗师可能会回答说:"你被他人的建议激怒了"或"你是一个独立的人,你希望别人尊重你的感受。"又比如,"我已经尝试了所有的事情,但似乎没有任何效果,所以我不知道该怎么办。"治疗师可能会说:"虽然你在挣扎,但你会努力做出改变。"这些复杂的反馈引导了更多的讨论,而且非常重要的是,试图引发更多的患者改变的谈话。

事实上,Rollnick(2012)写道,在治疗开始时,深思熟虑地使用反馈式倾听可以加快参与的过程。开放式问题和反馈式倾听旨在引起患者的改变。虽然开放性问题往往侧重于探索的方向,但反馈(尤其是复杂反馈)让患者在如何回应方面有更多的自由。因此,与开放式问题相比,利用更多的反馈是一种良好的做法。

"肯定"也是一种反馈,有助于突出患者的积极品质或改变过程中的重要特征。"肯定"不仅仅是赞美,它包括对努力的认可(如"你正在努力锻炼自己")、对优势的欣赏(如"你似乎很清楚你的物质使用障碍在你的生活中付出了什么代价"),以及积极的反馈(如"你愿意让我确切地知道你在这个问题上的立场,不含糊其词,这有助于我理解你的处境")。"肯定"有助于营造一种不那么紧张的气氛,培养患者相信自己可以改变的信念,从而创造一种希望或乐观的感觉。患者直接从访谈中获得的"肯定"增加了治疗师和患者的联结,也增加了患者体验到治疗师真诚的可能性。

最后,"总结陈述"是一种特殊的反馈形式,它将患者在不同时间点所说的话汇集在一起。治疗师使用不同类型的总结陈述：收集、过渡和转移。在总结中，治疗师可能会说："到目前为止，你已经表达了物质使用障碍如何对你的家庭、工作和健康产生负面影响的担忧。"在过渡语句中，治疗师通常通过将刚说的话与前面讨论的话联系起来捕捉患者各种矛盾心理的因素。例如，"这听起来有点像你在上一次会谈中告诉我的，当没有人拜访时，你会感到孤独，这会让你更加孤立。另一方面，你也说过，你想在拜访他人或邀请他人时更主动。你想掌控自己的生活，而不是等待生活降临到你身边。"在过渡总结中，治疗师将患者陈述汇总在一起，以总结一个主题，从而转移到其他方面。治疗师可能会说："让我总结一下你到目前为止与我交谈的内容包括：你来到这里是因为酒精影响了你的生活，影响了与他人的互动方式，尤其是，你很担忧你的孩子现在如何看待你，你的健康可能会因为饮酒而恶化，工作表现会因此下降，所以你想了解如何停止饮酒。另外，你还提到了一些大麻的使用。可以和我多说说吗？"

下面是治疗师让患者参与访谈的示例。

Mark，56 岁，应妻子的要求接受治疗。本章将使用 Mark 的案例来说明各种动机式访谈的过程。在这段交流中，请注意，治疗师一直在寻找支持和引导患者改变的谈话的方法。

治疗师：今天是什么原因让你过来咨询的？［开放性问题］

Mark：嗯，我不是很确定。我妻子安排了这次咨询。我一直跟她说可能要找个人谈谈，但我一直拖拖拉拉。

治疗师：你不太确定你是否想进行这次咨询。［反馈］

Mark：这不是针对你。这个问题很长时间了，但我从来没有真正认为这是一个问题。我妻子关注这个问题有一段时间了，我爱她，所以我想这就是我来这里的原因。我们也在处理很多财务问题，银行可能最终取消我们房子的赎回权，所以过去几个月我们一直争论不休。我真的压力很大。

治疗师：你和你妻子的关系显然对你很重要。［肯定］

Mark：当然，不仅仅是我的妻子，还有我的孩子。他们对我来说意味着整个世界。我可以为他们做一切。

治疗师：你想让他们幸福，并已经认为你的行为可能会让他们感到不安。[确认]

Mark：我一直认为我的饮酒情况得到了控制，但我仍然存在一些饮酒表现。我总是喜欢下班回家后喝一杯，然后一起吃晚饭，尤其是在一天辛苦工作之后。我喜欢回家后问候完家人，倒一杯红酒或喝一杯冰啤酒，喝酒会让我感觉很好。现在我们正努力还债，所以我真的需要酒精来帮助我冷静下来。

治疗师：你从饮酒中获得了一些真正的益处，但似乎还有一些顾虑。[反馈]

Mark：嗯，事情逐渐发展成这样了。首先，我妻子担心我喝得太多。前几天她告诉我，好像没有酒精我就活不下去了。当然，我最近做了一次体检，医生告诉我，我的转氨酶升高了，这对我没有任何好处。我不理解，因为我经常读到红酒或黑啤酒对健康有好处。

治疗师：还有什么？[开放式问题]

Mark：我的老板开始对我的工作效率提出质疑。前几天，他对我说："Mark，你怎么了，那个总是带来新业务的 Mark 呢？"我一点也不喜欢他的讽刺，但这确实值得让我思考。事实上，我们可能会失去这座房子。如果我现在丢了工作，那么会毁了我们的家庭，这都是我的错。

治疗师：你开始意识到改变是必要的。[反馈]

2. 聚焦

患者可能会出现多个需要关注的问题，包括物质使用、精神疾病、医疗问题、就业问题、住房问题和药物依从性等。所有这些问题都需要深思熟虑的关注和激励。在许多情况下，患者和治疗师都会被其问题的数量和复杂性所淹没。试图同时无结构地讨论这些问题可能会导致绝望或无助。"聚焦"是通过优先考虑行为改变目标来确定访谈方向的过程（Miller and Rollnick，2013）。

通常有三种聚焦场景：① 有明确方向；② 有数个讨论主题；③ 无明确方向。如果方向明确（如当患者寻求针对特定物质使用问题的治疗时），治疗师可很快进行唤起。当有几个议题需要讨论时,治疗师可以使用议题图景技术来确定讨论的优先顺序(Stott et al.,1995)。这时,治疗师和患者需合作布置所有出现的各种议题,并通过将其

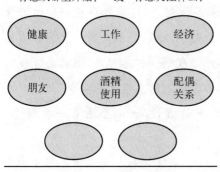

"你想从哪里开始?"或"你想关注什么?"

图 6-2 讨论议题图景

画在一张纸上直观地表示出来(见图 6-2)。该过程会使讨论的问题更清晰、更易管理。图景完成后,治疗师问:"你想从哪里开始?"或"你想关注什么?"最后一种情况是无明确方向的,患者提出的担忧可能是分散的,如"我甚至不知道从哪里开始"或"我不知道我是如何达到这一点的"。这时,治疗师需使用动机式访谈核心技能来寻求方向,以了解患者复杂不清的议题,并逐步找出主要议题。然后,治疗师继续使用议题图景技术,以确定行为改变目标的优先顺序,并确定访谈的方向。

Mark:我想得越多,就越不知所措。我妻子对我很生气,我的老板对我很生气。我的医生告诉我,我需要做进一步的肝脏检查。银行紧盯着我,威胁要夺走我们的房子。事情是怎么发展到这个地步的?

治疗师:虽然你不太确定问题是从什么时候开始的,但你知道需要去做出一些改变了。[反馈]

Mark:我开始觉得我的饮酒已经从简单的放松变成了更严重的事情,甚至工作中与我交往的人也都是酒鬼,所以我觉得他们也不能给我提供服务。

治疗师:你显然有很多事情要做。你认为我们应该先做什么?[开放性问题]

Mark:我真的不知道。

治疗师:为了给我们一些方向感,让我们把你提到的各种事情写在纸上,并把你关心的每一个问题放在一个圆圈里。你提到了你与妻子的关系、工作中的困难、饮酒问题、健康问题、财务问题和饮酒伙伴。我列全了吗?[议题图

景技术]

Mark：是的，听起来不错。想一想这一切真是太让人受不了了，但在纸上看到它们还是很有帮助的。

治疗师：你想从哪里开始？[开放性问题]

Mark：嗯，我的很多问题似乎都与饮酒有关，所以我认为我应该先解决这个问题，看看它会导致什么。

治疗师：太好了，让我们看看它会把我们带到哪里。[反馈]

3. 唤起

一旦患者参与并聚焦问题，唤起改变的谈话就成为行为改变过程的重要组成部分。这个部分会使用各种策略来引出患者改变的原因，包括意识到改变的谈话、引发思考的问题和反馈、使用重要性和自信心标尺、使用决策平衡方法、信息交流、探索目标和价值观、回顾和展望，以及探查极端情况。这些策略的描述和示例在以下小节中进行了说明。有关更多详细信息，请参阅 Miller 和 Rollnick(2013)。

1）识别改变的谈话

改变的谈话有利于改变患者长篇大论的演讲。精通动机式访谈的治疗师能够快速识别患者在治疗过程中使用这种表达，并将患者的动机表达作为引导访谈的手段。

DARN‐CAT 是理解不同改变谈话类型的有效方法。DARN（欲望、能力、理由和需求）被描述为预备语言，因为它代表了患者为改变做准备的论点。具体来说，欲望陈述暗示一个愿望或改变的愿望（"如果可以的话，我想戒酒"或"我希望我能让我的生活变得更好"）；能力代表，如果具备必要的技能和内部资源，改变是可能的（"我认为我可以停止饮酒"或"我的酒精使用可能得到控制"）；理由（关注改变）的陈述通常集中在行为改变的利弊（"我必须戒酒，因为如果我不戒酒，我可能会失去我的家庭、工作和房子"或"我认为如果我停止饮酒，我的生活会更好"）；最后，需求陈述强调当前行为与重要目标、价值观和自我认知之间的差异，以及做出改变可以使患者能够过上其按照其优先预想的生活("我必须停止饮酒,否则我会失去工作"或"如果我停止使用酒精,我将有机会重新获得孩子的监护权")。

患者还可以谈论他们调动动机以促进改变的方式。这种动员性的变革谈话称为 CAT(承诺、激活和采取行动)。具体来说,承诺传达做出改变的决定,如"我会停止饮酒""我承诺做出改变"或"我保证我会采取行动";激活表明患者处于行动准备状态,如"我准备好做必要的工作来改善我的生活"或"我准备告诉我的妻子我要戒酒",因为他们正在确定作为改变计划一部分的步骤;采取行动是改变动机的最强指标,表明患者正在做什么来开始改变,如"我不再和我的酒友闲逛"或"我一周没有喝过酒"。

治疗师不必为改变的谈话的每一个细节而烦恼,关键是要熟练地倾听和识别患者改变的谈话,并使用这项技能来帮助解决患者的矛盾心理。认识到改变的谈话还可以让治疗师识别支持患者动机的因素,并将访谈引导到可能需要动机增强的关键领域。例如,患者可能承认改变的重要性,但感到自己改变的能力有限,治疗师将专注于建立患者对其改变能力的信心(如通过回顾过去的成功经验或个人优势)。

2) 引发思考的问题和反馈

当谈话不是自发出现时或当治疗师希望鼓励患者进一步阐述赞成改变的谈话时,动机式访谈的治疗师经常需要提出问题,以唤起患者改变,希望类问题通常会挖掘患者做出改变的潜在愿望("你希望该计划能以什么方式帮助你?"或"一旦你不再饮酒,你希望你的生活是什么样子?")。通过能力类问题,治疗师询问患者可以做些什么来启动行为改变("你已经做好了什么可以帮助你实现这一点?""你真正擅长什么?"或"如果你决定停止饮酒,你认为你会怎么做?")。理性问题衡量行为改变的"为什么"方面("做出改变有什么好处?""如果你决定继续饮酒,会有什么负面后果?"或"你认为改变重要的原因是什么?")。最后,从需求的角度来看,问题集中在做出改变的必要性("现在停止饮酒对你来说有多重要?"或"如你所见,有什么需要改变?")。

当治疗师注意到会谈从准备阶段到动员改变阶段的转变时,可能是时候提出更关注 CAT 的开放性问题了。在仔细评估患者的准备情况后,这种转变可能意味着规划过程的开始。承诺问题需要询问患者："你认为接下来需要做什么?"或"你打算做什么?";关注激活类问题包括"为了实现目标,你要做的第一件事是什么?"或"在下一次会议之前,您愿意采取什么措施?"。在回答采取行动类问题时,患者现在正积极努力实现他(她)的既定目标,因此,问题可能包括"到目前为止,什么对你有效?"或"为了继续取得进展,你还需要什么其他支持?"

治疗师还利用反馈从战略上唤起改变的谈话。以下互动演示了治疗师仅使用反馈来引发改变的谈话。

治疗师:上周我们花了一些时间讨论了你觉得你的饮酒对生活中的几个方面产生了不利影响,包括你的家庭、工作和健康。你提到是时候做出改变了。[总结]

Mark:上周,我花了很多时间思考我是如何进入这个"黑洞"的。我越想越生气。可具有讽刺意味的是,我真的很想喝一杯来帮助我冷静下来。

治疗师:尽管这对你来说很难,但你正试图在不饮酒的情况下忍受这些感觉。[反馈]

Mark:我认识到是饮酒把我弄得一团糟,我认识到这一点。尽管如此,我只想倒一大杯葡萄酒。

治疗师:但你没有这么做。[反馈]

Mark:是的,我没有。我需要正面面对我的问题。我的朋友们总是嫉妒我有多棒,我有完美的家庭,高薪的工作,还有郊区漂亮的房子。这一切即将崩塌。

治疗师:你真的很努力地营造美好的生活,如果你继续饮酒,你觉得自己可能会失去这种生活。[反馈]

Mark:我不愿意承认这一点,但我害怕有一天醒来后发现自己无家可归。

治疗师:这是一个你无法忍受的想法,你不希望这种情况发生。

Mark:是的,这很可怕。我很努力地营造了我和我的家人都可以自豪的生活,绝不允许像酒精这种荒谬的东西阻碍它。责任完全在我身上。

治疗师:你后悔让饮酒伤害了你的生活,真的想做点什么来扭转局面,再

次为自己感到骄傲。[反馈]

Mark：我真的想相信现在还不算晚。我真的很努力地营造美好的生活，我需要付出同样的努力来挽救它。

3）重要性和自信心标尺

重要性和自信心标尺用于评估个人在既定时间点的动机水平，并引发改变的谈话。重要性问题反映了变化对患者的重要程度及意义，而自信心问题则评估了患者感知到做出改变的能力。提问有多种方式，重要性问题的答案"在 0 到 10 的范围内，其中 0 表示'一点都不重要'，10 表示'极其重要'，这个对你来说有多重要？"；自信心问题是"在 0 到 10 的范围内，0 是'完全没有信心'，10 是'非常有信心'，你对自己能够做出改变有多大信心？"。引发潜在改变的谈话关键在于治疗师如何提出后续问题。例如，在回答重要性问题时，患者说："我在 5 分左右。"治疗师回答说："为什么你觉得是 5 分而不是 7 分？"患者可能会为现状辩护，并向治疗师说明做出改变不那么重要的所有理由。在这种情况下，治疗师无意中引发了维持谈话。另一方面，如果治疗师接着说"我想知道为什么你说的是 5 而不是 0"，或者问"你认为从 5 到 7 需要什么"，这些问题可能会从患者身上引出患者改变的重要原因或支持其改变的重要性/自信心的因素，从而引出改变的谈话。

治疗师：Mark，你提到过，在你所有的担忧中，饮酒是你想首先解决的问题。在 0 到 10 的范围内，0 是"一点都不重要"，10 是"极其重要"，那么减少甚至戒酒对你来说有多重要？

Mark：嗯，我想在 8 分左右。我认为我真的应该努力戒酒。

治疗师：是什么让它成为 8 而不是 0？[开放性问题]

Mark：我们谈论得越多，我就越意识到我的饮酒一直在逐步地影响着我的生活，而且是以一种不好的方式。但我似乎无法控制自己的行为来伤害对我来说很重要的一切。我不能再这样下去了。

治疗师：你意识到酒精对你的生活有负面影响，你不想冒险失去生活中

对你来说很重要的人和事。[反馈]

4）决策平衡

探索患者矛盾心理的有效方法是检查任何既定行为的利弊,采用的典型格式是 2×2 矩阵。例如,将物质使用障碍作为行为的重点,并询问患者继续使用的利弊以及戒除或减少使用的利弊。一种更简单的方式是询问患者保持不变的原因和改变的原因(见图 6-3)。当在动机式访谈中进行决策平衡时,治疗师更强调改变的原因,努力使平衡朝着有利于改变的方向倾斜。

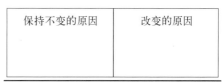

保持不变的原因	改变的原因

图 6-3　决策平衡

治疗师：Mark,你饮酒的原因是什么?[保持不变的理由]

Mark：这是为数不多可以给我带来快乐的事情之一。就像我提到的,我有一群工作上的同事,他们喜欢在下班后喝一两杯,出去玩一会儿,笑一会儿,这很有趣。然后,当我回到家时,再喝一两杯,这能帮助我放松,我喜欢它的味道。我努力工作,但需要一个出口。

治疗师：所以,饮酒是一种与同事在工作中建立联系和享受乐趣的方式,它可以帮助你在工作了一整天后放松,为你提供一种逃避方式,而且味道很好。[反馈;保持不变的理由]

现在,让我们花几分钟时间谈谈你认为不饮酒的好处。[做出改变的原因]

Mark：嗯,有很多原因。首先,我妻子真的很担心我,这给我们的婚姻带来了巨大的压力。我的老板很关注,他一直认为我是一名优秀的员工,他几乎让我注意到了这一点。此外,我们可能最终失去我们的家,如果我失去了工作,那么房子就会失去。最近的一次打击是在我体检时,医生说我的转氨酶太高了,我可能需要进一步检查,看看我是否有肝损伤。

治疗师：还有什么?[改变的原因]

Mark：我最大的遗憾是我的饮酒对我女儿的影响。我的儿子们年龄大了,已经上过大学了,但我女儿在家看到事情变得更糟了。

治疗师:你的饮酒对你女儿有什么影响?[开放性问题,改变原因]

Mark:她变得不尊重我。她过去对我很坦诚,但现在我觉得她已经不和我交流了。她对我说得不多,只是在我对她某些行为不满意的时候她才会和我顶嘴。我知道她对我饮酒很生气。我担心她会以此为借口自己也去饮酒。

治疗师:所以你觉得饮酒会危及你的工作、你的房子、你的婚姻以及你和你女儿的关系,这真的让你很困扰。[思考改变的原因]

Mark:是的,现在我担心我的妻子和我不能资助女儿上大学。我觉得很可怕。我得戒酒了。

治疗师:所以,尽管饮酒可以让人感到愉悦和放松,但随着时间的推移,它已经严重伤害了你生活中真正关心的人和事。你认为你能做的最好的事情之一就是不要饮酒。[以改变的原因作为矛盾情绪反馈的结束]

5) 信息交流

治疗师通常在与患者合作的过程中提供建议、教育和其他形式的信息。"唤起-提供-再唤起"是一种可以增加患者接受治疗师建议的技术。治疗师首先从患者那里唤起他(她)对主题的理解。在获得许可的情况下,治疗师提供必要的信息,然后确保患者理解该信息,或者询问患者对该信息的解释或反馈。采取这种合作立场的目的是尽量减少治疗师被认为是在说教或落入专家陷阱的机会,从而引发"是的,但是"反对改变的论点。相反,"唤起-提供-再唤起"方法促进了对患者知识的尊重,并支持患者自主处理共享信息。

治疗师:你已经表达了一些担心,酒精可能会升高你的转氨酶,并可能对你的肝脏产生负面影响。你对此有何理解?

Mark:医生的话真的把我吓坏了,她似乎太忙了,没时间回答我的问题。我回到家,上网查询,被大量的信息淹没了。人们总是说红酒、黑啤酒对身体有好处,但也许不是。

治疗师:我可以和你分享一些信息吗?[请求允许提供信息]

Mark：当然，我需要澄清一下，我想知道这有多糟糕。

治疗师：嗯，你的医生是对的，饮酒会导致转氨酶升高，这可能是肝脏受损的一个迹象。随着酒精使用的持续增加，可能会发生肝脏损伤，以炎症的形式发展为肝硬化。这就是为什么你的医生提到需要进行额外的检查，以获得更多的信息。你对我刚才说的话有什么看法？

Mark：哇，我这么多年饮酒是为了感觉好些。我不知我喝的每一杯酒都有可能损害我的健康。我需要停下来。

6) 探索目标和价值观

重点讨论患者的目标和价值观可以揭示它们与患者当前行为之间的差异。这种认识通常会让患者感到不舒服，并可能促使他们改变。改变的行为会影响患者的个人目标和价值观，可以带来希望和乐观。

治疗师：你提到你女儿对你的饮酒感到不安。

Mark：是的。我知道她很难过，但除了说过一次之外，她并没有对我说太多。

治疗师：她说了什么？［开放性问题］

Mark：她说："爸爸，我希望你不要喝那么多。"

治疗师：你对此很烦恼。［反馈］

Mark：我觉得我让她失望了。我是她一直尊敬的人，总是照顾她的人。

治疗师：你担心她不能再依靠你了，担心她可能不得不照顾你。［反馈］

Mark：没错，我不希望她上大学时担心我。她应该为自己担心。

治疗师：如果你停止饮酒或减少饮酒，这会对你和你女儿的关系产生什么影响？［开放式问题］

Mark：这将给我一个机会，让她知道我听了她的，她可以再次依靠我。

7) 回顾与展望

当患者开始观察问题发生时，并与现在进行比较，可以形成一种激励性的访谈。它可以帮助患者记住不做问题行为的好处,并给予事情可以再次改善的希望。此外,如果当前行为是过去的问题,那么借鉴患者过去在处理该行为方面取得的成功,可能会有所帮助。

展望未来,治疗师应该询问患者,比较他(她)的未来生活在不同情况下的状态。关于 Mark 的情况,治疗师可以问以下问题:

"在你开始饮酒之前,情况是怎样的?""在饮酒之前,你参加了哪些让你感到快乐的活动?""当你在工作中表现出色时,你是什么样的人?""如果你现在决定戒酒,你希望三年后的生活会是什么样子?""如果你决定继续走同一条路,那么三年后你会看到自己怎么样?"

8) 探查极端情况

在患者努力将改变视为必要的情况下,探查极端情况可能会有所帮助。询问患者如果继续饮酒或吸毒可能会发生的最糟糕的事情,可能有助于激励他们做出改变。同样,询问患者如果停止饮酒或药物可能会发生的最好的事情,可以揭示改变的原因。

4. 计划

随着访谈的进行,治疗师应该对患者"准备就绪"的迹象提高敏感性,这些迹象可能表示从唤起到计划的过渡是适当的。这些"准备就绪"的迹象可能包括减少分歧和维持谈话,减少对问题的讨论,决心,增加改变的谈话,关于改变的问题,设想和实验(见表 6 - 3)。Miller 和 Rollnick(2013)将"计划"描述为"一个利用患者'知识'和治疗师专业知识进行协商合作的过程"。一旦对特定的行为改变做出承诺,就可以开始讨论改变计划。

表 6 - 3 "准备就绪"的迹象

迹　象	具　体　描　述
减少分歧和维持谈话	患者和治疗师的治疗联盟强而有力;患者的矛盾心理正在转变为改变的话题。
减少对问题的讨论	患者较少谈论问题,因为平衡更倾向于改变。
决心	患者理解改变是必要的,且动员性的语言是前提。

迹　象	具　体　描　述
增加改变的谈话	患者开始准备 DARN - CAT。
关于改变的问题	患者会询问如何改变或可能改变成什么样子的问题。
设想和实验	患者正在想象做出改变的利弊,并可能朝着改变迈出一小步。

本访谈中的要素包括:① 明确的行为改变;② 患者希望做出改变的原因;③ 需要采取的具体步骤;④ 谁可以支持患者做出和维持改变;⑤ 患者如何知道自己的计划正在起作用;⑥ 什么会阻碍患者的计划以及如何解决它;⑦ 如果计划不奏效,患者会做什么。

治疗师:Mark,到目前为止,我们已经讨论了各种原因,为什么你觉得在过去 3 年中停止饮酒很重要。你提到了你在工作中遇到的困难和相关的财务问题,你的家人越来越关注问题,你提到了转氨酶升高可能是肝损伤的迹象。[总结反馈]

Mark:是的,我从来没有想过我的饮酒是个问题。我真的很喜欢饮酒,而且总是觉得自己能控制住。我从没想过会有这样的负面影响。

治疗师:你知道你不能再这样下去了。[反馈]

Mark:当然。

治疗师:关于饮酒的问题,你想解决到什么程度?[关键问题;开放式问题]

Mark:从现在开始,我需要戒酒了。

治疗师:做出这种改变的原因是什么?[开放式问题]

Mark:我爱我的妻子和孩子,一想到我的行为伤害了他们,我真的很难过。

治疗师:还有什么?[开放性问题]

Mark:我不能失去我的工作。我的老板已经暗示我的工作效率大幅下降了,如果这种情况继续下去,他可能不得不开除我。然而,真正让我震惊的是,我的医生告诉我,我的转氨酶真的很高,我可能需要超声和肝活检来检查肝是否损伤。

治疗师:尽管你确实喜欢饮酒,但你已经找到了一些真正重要的原因来做出改变,这些改变可以显著改善你生活的多个方面。[复合性反馈]

Mark:我别无选择。我努力构建的一切都将崩溃,而且感觉好像已经开始了。

治疗师:你可以采取哪些具体步骤?[开放性反馈]

Mark:嗯,我想我需要做几件事。首先,我意识到我自己做不到,所以我需要继续和你见面。此外,虽然我喜欢和同事们在一起,但他们喜欢饮酒,我必须停止把自己置身于那些危险的境地。我想我也需要扔掉家里所有的酒。我真的养成了下班回家直接去橱柜或冰箱拿酒的习惯。

治疗师:很明显,你已经对此进行了很多思考,并致力于为自己和家人改变生活。[肯定]

Mark:我想做的事情太多了。家人依赖我,我也不能让他们失望,我也不能让自己失望。

治疗师:你的家人或其他人如何帮助你实现目标?[开放式问题]

Mark:我知道我的妻子会支持我。她仍然和我在一起,我知道她一直都在帮助我渡过难关。我喜欢和你谈话,感觉你会尽你所能帮助我。我最好的朋友已经戒酒15年了。他知道这项训练,一直鼓励我。

治疗师:所以你的生活中有人愿意支持并帮助你达到不饮酒的目标。[反馈]

Mark:当然。我很幸运,我爱的人和我信任的人都没有抛弃我。

治疗师:你怎么保证这个计划可以按预期进行?[开放式问题]

Mark:嗯,我想最重要的是,我不再饮酒了。如果我能阻止这种情况,那么我希望我与妻子和孩子的关系会改善;我的老板会注意到我的生产力和工作效率和质量有所提高;下次我做血液检查时,我的转氨酶水平会降低。

治疗师:你对自己的成功有一个清晰的认识。[反馈]

Mark：我必须戒酒，这太重要了。我真的不能失败。

治疗师：考虑到这一点，你认为哪些事情会阻碍你的计划？［开放式问题］

Mark：我不想去想这个，首先，如果我不停止和我的同事出去玩，那可能会阻碍我戒酒。此外，如果我决定我可以靠自己戒酒，或者我仍然把酒留在家里，那也可能会戒酒失败。我喜欢认为自己是一个真正坚强的人，但这一次我不能自以为是。

治疗师：你对潜在障碍的洞察力和认识是你真正的优势。［肯定］

Mark：我不能再假装我的饮酒不是问题了。这已经持续太久了。我只是希望现在挽回损失还不算太晚。

治疗师：如果你遇到挫折，你会怎么做？［开放式问题］

Mark：首先，我会跟你谈谈，还有我最好的朋友，他也经历过类似的问题，他表现得很好。我信任他，认为他是一个榜样。

治疗师：你制订了一个非常周到的计划。你认识到你的饮酒问题对你生活的多个领域都有负面影响。你关心你周围的人，不希望你的饮酒继续伤害他们或你自己。你的计划列出了具体的戒酒措施，包括不要和你的一些同事出去玩，把家里所有的酒都扔掉。你还承诺每周见我一次，并寻求其他人的支持，包括你最好的朋友。你认识到有些事情可能会阻碍成功，但你也准备好应对这些潜在的障碍。［总结反馈］

四、 维持访谈和分歧

以前的动机式访谈反复使用"阻抗"来描述保持现状不愿做出改变的患者（Miller and Rollnick，2004）。为了使平衡朝着改变的方向倾斜，治疗师们必须"随波逐流"，以免触发或刺激阻抗的进一步增强。在第三版书中，Miller 和 Rollnick（2013）阐述了术语"阻抗"的指责性，以及部分治疗师使用它来对矛盾的患者进行病理学分析。随着对该术语进行细化，Miller 和 Rollnick（2013），将维持访谈和分歧与阻抗分开。一方面，对于改变行为有矛盾情绪的患者可以用维持访谈表达矛盾的一面,将改变的谈话隐藏在其中;另一方面,治疗师可以使用复杂性反馈来承认拒绝改变的论点,并提示硬币面向改变的另一面。

> Mark:我觉得我妻子夸大了这个问题的严重性。我饮酒怎么会是我们所有问题的根源?
>
> 治疗师:你真的很难弄清楚你的饮酒是如何影响你的健康、工作和家庭生活的。[反馈]
>
> Mark:我真的希望事情能像5年前那样。那时候是如此不同。
>
> 治疗师:你还记得有一段时间你很开心,生活似乎不那么复杂。[反馈]
>
> Mark:是的,那时候我没有喝那么多酒。

当患者拒绝改变时,放大反馈可能有助于揭示矛盾心理。此时,治疗师反馈患者所说的话,放大了维持谈话的强度,希望患者远离拒绝改变的说法。

> Mark:我的医生说酒精导致转氨酶升高,但这可能还有100万个其他原因。
>
> 治疗师:酒精不可能是原因之一。[放大反馈]
>
> Mark:好吧,我不是医生,所以一切皆有可能。

双面反馈利用了患者在访谈中早些时候所说的赞成改变的说法。治疗师反馈维持谈话,然后在最后将其与之前的支持改变的说法联系起来。

> 治疗师:尽管你不确定对酒精对生活的影响程度犹豫不决,但你认识到它正在产生一些负面后果。
>
> 治疗师:当你的妻子继续唠叨你的饮酒问题时,你会感到愤怒,但你承认她这么做是出于对你和家人的关心,有时她说你喝得太多是对的。

治疗师还可以通过其他几种方式回应维持谈话,包括强调自主性、重构、同意扭转、抢先一步,以及与他人并肩作战。Miller 和 Rollnick(2013)对此进行了详细描述。

与维持谈话不同,分歧代表了一种人际关系问题,表现为治疗关系的破裂。因此,治疗师必须始终注意患者发出分歧信号的语言,如争论、驳回、忽视、打断和否定等。当治疗师回应这种分歧时,反馈是可以修复治疗关系的有效方式。

Mark:你看起来好像全世界都对你很好。我们交谈的时候,我的世界正在崩溃。我认为你没有必要帮助我。

治疗师:你不确定,我是否是一个合适的谈话对象。[反馈]

治疗师:你觉得我帮不了你。[放大反馈]

治疗师:虽然你觉得我可能无法胜任这项任务,但你在这里,清楚地表明你需要一些帮助来解决问题。[双面反馈]

此外,当关系紧张时,还有其他建设性的应对方式。例如,如果患者对治疗师说的话感到不安,那么简单的道歉可以帮助缓解紧张。将焦点从问题的源头转移出去,是避免分歧的另一种有效方式。因此,与其继续讨论让患者不舒服的事情,不如更换议题,这样可以缓解这种情况,最后,肯定可以减少患者可能经历的挫折感。再次强调,因为这是一种人际互动,治疗师必须小心,不要火上浇油,适时的方法肯定可以帮助灭火。最重要的是,治疗师应该尽量贴着患者,而不是踩着患者的痛处。

五、 实证支持

动机式访谈积累了大量证据支持其在广泛问题上的应用,包括精神疾病、物质滥用、赌博、药物依赖性、运动、共病、进食障碍和强制治疗等。

关于物质滥用治疗,Madson 等(2016)全面回顾了研究基础和未来研究方向。此外,几项荟萃分析研究(Burke et al.,2003;Heckman et al.,2010;

Hettema and Hendricks，2010；Hettema et al.，2005；Lundahl et al.，2010；Vasilaki et al.，2006）表明，与阅读疗法、等待控制组或其他非特异性治疗相比，动机式访谈在中小范围内具有统计学意义和临床意义。此外，动机式访谈在更短的时间内产生了与其他短程心理治疗相当的结果，并且在长达1年的治疗中具有显著的持久效果。鉴于动机式访谈的普及，其实施和传播也备受关注（Drapkin et al.，2016）。值得注意的是，临床的直接观察、基于表现的反馈和培训后再辅导已被证明是动机式访谈培训工作的重要组成部分（de Roten et al.，2013；Schwalbe et al.，2014）。

六、 与其他短程心理治疗的整合

众所周知，动机式访谈在一系列行为改变方法中可以增强干预的效力（Arkowitz and Westra，2004；Flynn，2011；Pietrabissa et al.，2015）。动机式访谈已被广泛用于促进和增强治疗的参与度，在进行另一种干预之前激发动机，并在另一项治疗过程中，当改变的矛盾情绪再次出现时，根据需要维持动机。将动机式访谈与CBT相结合已成为一种常见做法。例如，Naar King等（2013）和 Naar and Safren（2017）提供了一个框架，用于展示动机式访谈和CBT维持策略的技术和关系要素的整合，因为它们与参与、保持和依从治疗有关。在研究这些整合式方法中受益的特定心理健康问题时，Westra 等（2016）进行了一项随机临床实验。在该实验中，他们证明了整合式的动机式访谈和认知行为治疗的方法相对于单纯认知行为治疗，在重度广泛型焦虑障碍患者中的临床优势显著。

关注患者自主性，避免专家陷阱，有效使用 OARS 和动机式访谈精神来加强治疗联盟，增强改变动机，似乎是成功整合的关键。

七、 未来的发展方向

鉴于动机式访谈在国际上的影响力，进一步发现可以受益的一个明显领域是其跨文化的适用性。Miller 等(2008)发现,在非裔美国人、美洲印第安人和西班牙语地区的成瘾治疗的治疗师中,动机式访谈培训具有"跨文化适用性"。一些研究表明,动机式访谈可能对少数民族人群尤其有效(Hettema et al.,2005)。有证据表明,动机式访谈可以有效治疗拉丁美洲社区内的精神健康障碍和物质滥用(Añez et al.,2008;Interian et al.,2010、2013;Lee et al.,2011)。Dickerson 等(2016)还发现,在与美国印第安纳州及阿拉斯加州土著青年合作时,动机式访谈与传统做法的融合得到了初步支持,但需要额外关注其他人群、年龄组、治疗方式和问题行为,以评估动机式访谈的广泛可接受性、可行性、疗效和有效性。另一个需要进一步探索的领域是确立和督导有效的培训策略。传统的研讨会几乎没有后续反馈或指导,一直被证明在心理治疗方面缺乏可持续的熟练程度(Hall et al.,2016),动机式访谈也不例外(Madson et al.,2009)。它缺乏明确定义的训练方法、对训练有效性的评估以及训练如何与患者效果相联系(Barwick et al.,2012;Söderlund et al.,2011)是需要进一步探索的领域。最近,网络技术的激增创造了以经济高效的方式培训大量治疗师的可能性。这项技术的形式是公司通过与患者的交互式模拟互动(如 www. simmersion. com),提供基于网络的动机式访谈培训。在这种互动中,从业者能够练习自己的技能并获得个性化反馈。物质使用障碍和心理健康服务管理局、国家药物滥用研究所(如动机式访谈之旅)和其他组织(如加利福尼亚大学戴维斯分校、BMJ[①] 和 PESI HealthCare[②])的联合倡议,还提供了基于网络的培训和视频示范。最后,现在可以使用几种基于网络的应用程序(如 www. miskilset. com 和美国儿科学会关于儿童肥胖的应用程序),这些应用程序可以按需访问,以提高动机式访谈依从性。随着所有这些不同技术的出现,如何有效衡量这些技术是否提高治疗师的熟练程度和治疗效果便成为一个紧迫的问题。

---

① 英国医学会下属专业医学出版机构。
② 美国一个组织。

八、总 结

动机式访谈是一种通过临床经验验证,针对"物质使用障碍、心理障碍及其他问题行为"的短程心理治疗。它有良好的理论基础,并有研究支持其工作原理。动机式访谈因其结构良好、治疗过程表达清晰,已在全世界临床上得到了应用,并对治疗师和患者都具有直观和实用的意义。但在动机式访谈发展的道路上,仍需要其在不同工作环境和人群中高效地传播和实施,以便对世界行为健康领域产生更为积极的影响。

参考文献

[1] Añez LM, Silva MA, Paris M, Bedregal LE: Engaging Latinos through the integration of cultural values and motivational interviewing principles. Prof Psychol Res Pr 39(2): 153 - 159, 2008.

[2] Arkowitz H, Westra HA: Integrating motivational interviewing and cognitive behavioral therapy in the treatment of depression and anxiety. J Cogn Psychother 18(4): 337 - 350, 2004.

[3] Barwick MA, Bennett LM, Johnson SN, et al: Training health and mental health professionals in motivational interviewing: a systematic review. Child Youth Serv Rev 34(9): 1786 - 1795, 2012 21815959.

[4] Burke BL, Arkowitz H, Menchola M: The efficacy of motivational interviewing: a meta-analysis of controlled clinical trials. J Consult Clin Psychol 71(5): 843 - 861, 2003 14516234.

[5] de Roten Y, Zimmermann G, Ortega D, Despland JN: Meta-analysis of the effects of MI training on clinicians'behavior. J Subst Abuse Treat 45 (2): 155 - 162, 2013 23537923.

[6] Dickerson DL, Brown RA, Johnson CL, et al: Integrating motivational interviewing and traditional practices to address alcohol and drug use among urban American

Indian/Alaska Native youth. J Subst Abuse Treat 65: 26 – 35, 2016 26306776.

[7] Drapkin ML, Wilbourne P, Manuel JK, et al: National dissemination of motivational enhancement therapy in the Veterans Health Administration: training program design and initial outcomes. J Subst Abuse Treat 65: 83 – 87, 2016 26951921.

[8] Flynn HA: Setting the stage for the integration of motivational interviewing with cognitive behavioral therapy in the treatment of depression. Cogn Behav Pract 18(1): 46 – 54, 2011.

[9] Glynn LH, Moyers TB: Chasing change talk: the clinician's role in evoking client language about change. J Subst Abuse Treat 39(1): 65 – 70, 2010 20418049.

[10] Hall K, Staiger PK, Simpson A, et al: After 30 years of dissemination, have we achieved sustained practice change in motivational interviewing? Addiction 111(7): 1144 – 1150, 2016 26216706.

[11] Heckman CJ, Egleston BL, Hofmann MT: Efficacy of motivational interviewing for smoking cessation: a systematic review and meta-analysis. Tob Control 19(5): 410 – 416, 2010 20675688.

[12] Hettema JE, Hendricks PS: Motivational interviewing for smoking cessation: a meta-analytic review. J Consult Clin Psychol 78(6): 868 – 884, 2010 21114344.

[13] Hettema J, Steele J, Miller WR: Motivational interviewing. Annu Rev Clin Psychol 1: 91 – 111, 2005 17716083.

[14] Interian A, Martinez I, Rios LI, et al: Adaptation of a motivational interviewing intervention to improve antidepressant adherence among Latinos. Cultur Divers Ethnic Minor Psychol 16(2): 215 – 225, 2010 20438160.

[15] Interian A, Lewis-Fernández R, Gara MA, Escobar JI: A randomized-controlled trial of an intervention to improve antidepressant adherence among Latinos with depression. Depress Anxiety 30(7): 688 – 696, 2013 23300127.

[16] Lee CS, López SR, Hernández L, et al: A cultural adaptation of motivational interviewing to address heavy drinking among Hispanics. Cultur Divers Ethnic Minor Psychol 17(3): 317 – 324, 2011 21787064.

[17] Lundahl BW, Kunz C, Brownell C, et al: A meta-analysis of motivational interviewing: twenty-five years of empirical studies. Res Soc Work Pract 20(2): 137 –

160, 2010.

[18] Madson MB, Loignon AC, Lane C: Training in motivational interviewing: a systematic review. J Subst Abuse Treat 36(1): 101-109, 2009 18657936.

[19] Madson MB, Schumacher JA, Baer JS, Martino S: Motivational interviewing for substance use: mapping out the next generation of research. J Subst Abuse Treat 65: 1-5, 2016 26971078.

[20] Magill M, Gaume J, Apodaca TR, et al: The technical hypothesis of motivational interviewing: a meta-analysis of MI's key causal model. J Consult Clin Psychol 82(6): 973-983, 2014 24841862.

[21] Miller WR, Rollnick S: Talking oneself into change: motivational interviewing, stages of change, and therapeutic process. J Cogn Psychother 18(4): 299-308, 2004.

[22] Miller WR, Rollnick S: Motivational Interviewing: Helping People Change, 3rd Edition. New York, Guilford, 2013.

[23] Miller WR, Rose GS: Toward a theory of motivational interviewing. Am Psychol 64 (6): 527-537, 2009 19739882.

[24] Miller WR, Hendrickson SML, Venner K, et al: Cross-cultural training in motivational interviewing. Journal of Teaching in the Addictions 7(1): 4-15, 2008.

[25] Moyers TB: The relationship in motivational interviewing. Psychotherapy (Chic) 51 (3): 358-363, 2014 25068193.

[26] Naar S, Safren SA: Motivational Interviewing and CBT: Combining Strategies for Maximum Effectiveness. New York, Guilford, 2017.

[27] Naar-King S, Earnshaw P, Breckon J: Toward a universal maintenance intervention: integrating cognitive-behavioral treatment with motivational interviewing for maintenance of behavior change. J Cogn Psychother 27(2): 126-137, 2013.

[28] Pietrabissa G, Sorgente A, Castelnuovo G: Integrating motivational interviewing with brief strategic therapy for heart patients. Procedia Soc Behav Sci 165: 136-143, 2015.

[29] Rogers CR: A theory of therapy, personality, and interpersonal relationships, as developed in the client-centered framework, in Psychology: A Study of a Science, Vol 3: Formulations of the Person and the Social Context. Edited by Koch S. New York,

McGraw-Hill, 1959, pp 184 - 256.

[30] Rogers CR: A Way of Being. New York, Houghton Mifflin, 1980.

[31] Rollnick S: The Method: Motivational Interviewing [DVD]. Eau Claire, WI, PESI, 2012. Available at http://www.pesi.com/ECommerce/ItemDetails.aspx? Resource Code = RNV045010.

[32] Schumacher JA, Madson MB: Fundamentals of Motivational Interviewing: Tips and Strategies for Addressing Common Clinical Challenges. New York, Oxford University Press, 2014.

[33] Schwalbe CS, Oh HY, Zweben A: Sustaining motivational interviewing: a metaanalysis of training studies. Addiction 109(8): 1287 - 1294, 2014 24661345.

[34] Söderlund LL, Madson MB, Rubak S, Nilsen P: A systematic review of motivational interviewing training for general health care practitioners. Patient Educ Couns 84(1): 16 - 26, 2011 20667432.

[35] Stott NC, Rollnick S, Rees MR, Pill RM: Innovation in clinical method: diabetes care and negotiating skills. Fam Pract 12(4): 413 - 418, 1995 8826057.

[36] Vasilaki EI, Hosier SG, Cox WM: The efficacy of motivational interviewing as a brief intervention for excessive drinking: a meta-analytic review. Alcohol Alcohol 41(3): 328 - 335, 2006 16547122.

[37] Westra HA, Constantino MJ, Antony MM: Integrating motivational interviewing with cognitive-behavioral therapy for severe generalized anxiety disorder: an allegiance-controlled randomized clinical trial. J Consult Clin Psychol 84(9): 768 - 782, 2016 26985729.

第七章　认知治疗

Judith S. Beck，Ph. D.

Robert Hindman，Ph. D.

认知治疗，也被称为认知行为治疗，是一种被广泛研究的短程心理疗法，在各种精神疾病和医学疾病（Hofmann et al.，2012）以及针对不同患者群体（如性别、年龄、性取向、种族或民族背景、社会经济地位）的治疗中均展现出有效性。Meta 分析的结果表明，认知治疗可以有效地适用于不同的治疗环境（如住院部门、门诊部门、学校、法院），是一种具有现实意义的、有疗效的治疗方法（Chambless and Ollendick，2001）。随着新兴技术的发展，认知行为治疗师已经开发出通过互联网（如 iCBT）和基于计算机（如 cCBT）的治疗干预手段。研究发现，它们在治疗焦虑症、抑郁症和躯体疾病方面是有效的，其改善程度与线下治疗相当（Andersson，2016；Andrews et al.，2010）。如果线上的患者没有同时接受线下治疗师的治疗，脱落率则会更高（见第十四章）。

当将认知治疗与其他心理干预措施进行比较时，一项 Meta 分析的结果表明，认知治疗对情绪障碍的疗效明显高于心理动力学、人际关系治疗和支持性治疗（Tolin，2010）。同样，Hofmann 及其同事（2012）回顾了比较认知治疗和其他治疗的 Meta 分析研究，发现在 11 个 Meta 分析研究中，有 7 个研究报告了认知治疗的缓解程度更高，而只有 1 个研究报告了其缓解程度更低。这表明，认知治疗比许多治疗方法更具有优势。

一、 认知治疗的起源

认知治疗是一种具有时效性的、结构化的心理治疗形式。认知治疗使用了信息处理模型，并将其作为理解和改善心理病理状况的关键。在 Beck 和 Weishaar（2000）看来，该理论部分源于心理学中的现象学基础。现象学受到 Epictetus 和其他希腊斯多葛派哲学家，以及更多当代理论家，包括 Adler、Alexander、Horney 和 Sullivan 的拥护。现象学强调个人对自己和个人世界的看法，认为这些看法对个人情绪和行为反应起到了核心作用。Kelly 对个人建构和信念的描述、Arnold 和 Lazarus 的情绪认知理论都为认知理论的发展添砖加瓦。

在 20 世纪 60 年代，精神病理学的治疗领域由精神分析理论所主导。因此，将认知确定为精神病理学的关键因素是一个革命性观点。实际上，A. T. Beck 曾接受过精神分析的训练，并从事过精神分析工作。在 20 世纪 50 年代末和 60 年代初，他进行了一系列的实验研究，他预测这些研究将支持精神分析的构想，却发现事实正好相反。例如，他找不到抑郁症理论的实证支持，证明不了"朝内的或转向自身的愤怒是导致抑郁症的原因"。通过进一步的实验和大量的临床观察，他开始逐渐得出结论——抑郁症的一个关键因素是患者对自己的带有偏差的负面判断，特别是对自己、周围世界以及未来的消极想法，即认知三角。

Beck 借鉴了许多理论家的工作，并受到当时另一个流行的心理学流派的影响：行为主义。Bandura、Lewinsohn、Ellis、Mahoney 和 Meichenbaum 等理论家都很有影响力，新兴的行为和认知行为治疗：社会学习、应激接种训练、问题解决训练和自我控制治疗，也都很受欢迎。

二、 精神病理学的认知理论

认知模型指出，从表面上看，人们对情境的感知或自动思维会影响情绪和行为(往往还有生理上的)反应。当个人感到痛苦时,他们的许多感知在某种程度上是不正确和不正常的。通过学习识别和评估他们自发产生的想法,患者可以纠正他们的思维,使其更接近于现实。当患者这样做的时候,他们通常会感觉更好,行为更加具有适应性。尤其是对于焦虑症患者而言,他们的生理唤醒也会减少。

本章将以一位患有抑郁症的妇女 Anne 作为案例。以下片段说明了她的认知模型。

案例

Anne 是一位 52 岁的离异妇女,有三位成年子女。她的子女都居住在其他城市。在过去的 10 年里,她在一家社区诊所担任全职护士助理,最近被要求承担少量需要计算机技能的行政任务。Anne 曾经被诊断为抑郁症,周期性、中度(在 Beck 抑郁症问卷调查中得分为 33 分),而且还表现出强烈的依赖特征。她最严重的一次抑郁发作在近 20 年前,时间持续了 1 年多。当时,Anne 的丈夫声称自己爱上了另一个女人。被抛弃的感觉已经很糟糕了,再加上 Anne 的丈夫曾经为她提供经济保障和情感支持,并帮她维持日常的生活活动(如支付账单和作出大大小小的决定),所以他的离去让她陷入了绝望。在随后的分居和离婚期间,她开始酗酒并多年未改,直到 6 年前她完成了一个治疗药物滥用的住院项目。

Anne 目前的抑郁发作是 5 个月前,与男友结束关系时被引发的。尽管这是一段非正式恋爱关系,而且是在双方同意的情况下结束的,但她开始有这样的想法:"我再也找不到其他人了"以及"如果我单身,我就会迷失自我"。虽然她没有喝酒,但她担心自己可能会再次酗酒。

几乎每天当 Anne 下班后回到公寓,打开门,注意到混乱的公寓[情境]时,她都会想,"我简直是个废物。我永远无法振作起来"[自动思维]。她感到非常难过[情绪],身体沉重[生理反应]。然后她躺在沙发上,甚至没有脱掉外套[行为](图 7-1)。

在 Beck(1963)看来,个体在其思维中表现出具有特征性的模式或主题。

```
情境 → 自动思维 → 情绪 → 生理反应 → 行为

看到杂乱的公寓 → 我简直是个废物。我永远无法振作起来 → 难过 → 身体沉重 → 和衣躺下
```

图 7-1　认知模型

来源：Adapted from JS Beck：Cognitive Behavior Therapy：Basics and Beyond, 2nd Edition. New York, Guilford, 2011.

自觉无助和无能的想法在 Anne 的认知中很突出。当她某天上班迟到时（这种情况不常发生），她想，"我什么都做不好"；当她发现自己忘记支付的账单时，她想，"我太蠢了，我怎么会忘记"；当她的厨房水槽漏水时，她想，"我不知道该怎么做"。显而易见，Anne 有一个基本或核心的信念："我是无助的、无能的"。这个信念塑造了她对自己经历的看法。她根据这一信念处理信息，扭曲了现实，甚至对中性情况进行负面解释，忽略或者不考虑积极的证据。

在精神病理状态下，个人通常对自己持有负面的核心信念，这些信念可分为三大类：无助、不接受或无价值（Beck，2005；见表 7-1）。无助的信念有多种表达方式，每一种都有一些不同的细微差别。患者可能认为他们是无计可

表 7-1　核心信念的类别

无　助　的	不　被　爱　的	没　有　价　值　的
我是无能的。	我不讨人喜欢。	我很坏。
我无能为力。	我很丑陋。	我没有价值。
我无计可施。	我会被拒绝。	我让人难以容忍。
我很虚弱。	我很怪异。	我很疯狂。
我很脆弱。	我会被抛弃。	我很伤人。
我被困住了。	我不够好，因此，我不会被爱。	我一无是处。
我是受害者。	我有缺陷，因此，我不会被爱。	我很危险。
我失去了控制。	我有问题，因此，我不会被爱。	我不配活着。
我不符合要求。		
我低人一等。		
我是个失败者。		

来源：Adapted from Beck JS：Cognitive Therapy for Challenging Problems. New York，Guilford，2005. Used with permission.

施的、脆弱的、不受控制的、无能的、软弱的,或成就低下的;认为自己不被爱的患者可能会说自己是没有吸引力的、不讨人喜欢的、有缺陷的,或者可能被拒绝和抛弃的;认为自己没有价值的患者认为自己是坏的、不值得的,或者有害的。甚至有些患者持有不止一个类别的信念。

单纯的抑郁症和焦虑症患者在发病前的心理是健康的,他们在一生中可能对自己有相对积极或良性的信念(如"我是相当能干的""我是相当可爱的""我是相当有价值的")。他们的负面信念可能只在他们的障碍过程中被激活。与此相反,人格障碍患者在他们的一生中可能或多或少地持续激活了消极信念。这些患者的消极信念通常与他们的成长经历有关,在这些经历中,孩子对与自己有关的事件作出了消极的解释(Beck,2005)。

在 Anne 的成长过程中,她表现出明显的依赖特征。她经常被要求完成超出她发展能力的任务,她开始认为自己是无能的。她经常被告知必须去完成一些不合理的困难任务,尽管她只是个孩子。在家里的一系列经历,以及阻碍她在学校取得佳绩的轻微学习障碍,导致了她消极信念的形成。很快,她就对感知到的无能迹象变得高度警惕,并开始有时把自己视作是无能的人,即使她显然不是。由于 Anne 如此强烈地相信自己无能,以至于她开始有时表现得无能。

考虑到患者如何看待自己、他人和自己的世界,他们对情境的功能失调的反应是合理的。每当 Anne 的无能信念被激活时,她就会有一系列包含这一主题的自动想法。这些想法不仅在情绪和生理上影响她,而且在行为上也影响她。因为 Anne 认为自己没有能力,所以她逃避那些自己所认为的具有挑战性的任务,避免做决定,因为她担心自己会不可避免地犯错,并造成严重的后果。而且,当任务被证明是困难的时候,她也会轻易放弃。

患者的许多功能失调行为有一致的模式。抑郁症患者表现出回避和孤立的症状,焦虑症患者对威胁表现出高度的警惕性(Beck,1967)。如果这些患者具有良好的病前史,那他们可能只有在急性发作期才会表现出功能失调的行为模式。与此相反,人格障碍患者则终生都具有功能紊乱的模式。为了补偿或应对非常僵化的、整体的、消极的自我观点,这些患者常常过度发展一小部分行为模式或补偿性策略，以便他们能够在这个世界上生活。他们还没有发展出一整套在许多情况下都能适应的行为模式（Beck，1998）。

Anne 和许多具有强烈人格障碍特征的患者一样，发展了某些假设来指导她的行为，保护自己的核心信念不被激活，如"如果我避免挑战，我就不会失败""如果我依赖别人，我就会好起来"。她还发展了与每个信念相反的信念，如"如果我接受挑战，我的不足就会显现出来""如果我依靠自己，我就会犯可怕的错误，让生活变得很糟糕"。

在认知模型中，个人的情绪、生理和行为反应都受到了自动思维的调节。个人受到核心信念影响的对于经验的感知，对于个人与世界互动的特有方式发挥着重要的作用。

根据认知理论，核心信念被储存在图式中。认知理论认为，信息处理对于任何生物体的生存都是至关重要的。鉴于环境中外部刺激的数量实际上是无限的，生物体如果要生存和发展，就必须能够过滤出最相关的信息。图式负责处理、储存和重新处理信息，如人们对自己和他人的看法，他们的目标和期望，以及他们的记忆、幻想和以往的学习经验（Beck，1964）。

图式在其密度、广度、渗透性和显著性方面各不相同。它们包含的具体内容以信念、假设和规则的形式呈现。由于图式在某种程度上是灵活的，它们可能被经验所改变，特别是被治疗中精心设计的学习经验所改变（Bennett-Levy et al.，2004；Clark et al.，1999）。

图式分为两种，均在个人的信息处理系统中运作。建设性图式（constructive schemas）在受意识的控制，包括个人目标和社会的指导原则。这些图式指导着具有生产性、以目标为导向的活动。它们是相对灵活的、可接受的、被精心设计的，可以促进问题的解决，理性思维和创造性的形成。与此相反，原始图式（primal schemas）是僵化的、绝对的、不确定的，从进化上来看与生存有关。处理过程往往在自动或前意识水平上发生。由于它们与确保基本的有机体需求（保持、支配、社会性和繁殖）有关，当它们被激活时，它们往往会对信息处理系统起到支配作用（Clark et al.，1999）。

当原始模式被激活时，个体往往会以一种扭曲的方式来处理信息。当

Anne 处于抑郁状态时,她看到那些足以证明自己无能的证据无处不在。她时常感受到,工作中的任务对自己来说愈发困难;她责备自己没有把自己的公寓打理好;她对自己在购买食物和回复电话时的拖延行为进行自我批评。她没有将自己的行为理解为一种精神疾病的结果,而是把自己的行为理解为一种无能的反映。

同时,当原始图式被激活时,个体倾向于以不同的方式处理积极的信息,如忽视或轻视积极的信息。Anne 开始只关注自己在工作中没有完成的任务,或者在她的预期中完成得不够好的任务。她认识不到那些自己做得好的任务。即使有人提醒她注意,她也不承认自己的成功。"这些事情很容易做到。任何人都可以做到。"Anne 夸大了自己的缺陷,同时把自己的成就降到了最低,如"我终于把该交的税给交了,但那又怎么样?我花了这么长的时间。"起初,Anne 并没有意识到,自己逐渐开始以这种不同的方式解释信息。然而,一旦她的治疗师指出了这一点,她就明白了这个概念,并能够学会纠正自己的思维。

图式在本质上具有认知、行为、情绪、动机和生理基础。一起被激活的图式群被称为模式(Beck, 1996; Clark et al., 1999)。心理病理学的认知基础植根于原始阶段,在这个阶段中,信息处理由初级模式主导。例如,在焦虑模式中,个体会对有关威胁的信息作出超常的反应。患者认为自己或他人容易受到伤害,也许将自己或他人视为弱者。他们时常会感到焦虑和恐惧,因为他们的系统在生理上被唤醒,以处理感知到的威胁,而他们的动机是以某种方式来减少威胁。如果威胁被认为足够严重,他们可能会采取跑、逃、僵住或反抗的行为。

在抑郁模式中,个人以非常消极的方式看待自己、周围世界以及未来。他们被丧失或剥夺的想法所支配。他们感到悲伤、空虚、无望和内疚,对生产活动的积极性明显下降。他们感到低落、沉重和缓慢,行为变得明显不合群,开始自我孤立,逐渐从大家的视线中退出(Clark et al., 1999)。

模式是如何被激活的呢?精神病症状的诱因涉及个人对其经历的解释。素质-压力(diathesis-stress)模式认为,即使对于脆弱的个体来说,也并非所有的负面事件都会导致抑郁。但是,当消极应激源的类型与个体的潜在脆弱性相匹配时,抑郁模式就会被激活。一个具有"认为自己不可爱"的潜在模式的个体可能在一段关系破裂后会变得抑郁;一个具有自卑心态的个体可能会在工作中被降职后变得抑郁。一篇全面的综述表明,抑郁症的易感-应激模型得到了相当多的实证支持(Clark et al., 1999)。

以 Anne 为例,她经历了几次严重的失去,她的丈夫为了另一个女人离开了她。她失去了一位共同生活了 20 年的伴侣,一个提供经济、情感和实际支持的人。她体验到这是对她自尊心的严重打击。她开始觉得自己比平时更无能(在较小的程度上,认为自己不可爱),尽管从理性的角度来看,现实情况恰恰相反。她的生气与活力逐渐凋零,并出现了抑郁症的生理症状:难以入睡,感到沉重,觉得自己的能量在流逝。她对自己缺乏动力、行为改变和精力不足作出了负面解释,认为这是她懒惰、不负责任和无能的证据。很快,她开始对日常生活与活动失去兴趣和乐趣。她开始把自己孤立起来,因此被剥夺了社会支持。她的抑郁模式被完全激活,导致抑郁症全面爆发。

三、 认知治疗的原则

认知治疗的总体目标,是通过解决问题和减少症状来帮助患者缓解病情。认知治疗是一种合作性的、有实证支持的治疗,教导患者通过检查他们的扭曲的核心认知,进而更清楚地看待现实。纠正他们错误的思维,可以改善他们的情绪和功能。认知治疗的基本原则概述如下:

在最初的评估中,认知治疗包括对患者的症状进行认知架构分析,并对患者及其症状进行持续的、个体化的认知概念化。准确的概念化有助于治疗师组织患者提供的大量数据,以确定患者最核心的功能失调的认知和行为。它使治疗师能够选择关键的思维、信念和行为,作为改变的目标。前面描述的关于一般认知模型的概念被应用于患者出现的特异性问题。J. S. Beck (2011)描述了这个概念化分析过程中的不同时间框架。第一个是患者在当前时间的思维、情绪反应和问题行为;第二个是诱发因素,即引发当前症状发作的独特压力或事件;第三个是发展框架,用于了解早期生活事件和经历如何导致核心信念、基本假设和代偿行为的发展,这在人格障碍的治疗中特别重要。

图7-2描述了治疗师如何使用患者的资料来完成认知概念化图式(cognitive conceptualization diagram)。以 Anne 的案例为例,图的上半部分显示了 Anne 的早期经历如何影响了她的自我概念,并导致条件性假设和补偿性策略的形成;图的下半部分说明了基本的认知模式:在特定的情况下,患者的自动思维会影响她的情绪、行为和生理反应。

从与患者的第一次接触起,治疗师便开始了收集资料的过程。当他们察觉到患者的思维、信念和反应的一致性模式时,治疗师就会开始填写认知概念化图式,并用问号来记录任何尚未与患者核对的假设。治疗师假定,除特殊情况外,大多数患者能够评估治疗师的假设的有效性。Anne 的治疗师提出一种假设,即 Anne 也许有一种信念,认为自己必须取悦他人以获得他们的帮助。Anne 认同了这个假设。当治疗师提出一个错误的假设,认为她对自己的期望是不合理的完美主义时,Anne 提出了另一种观点以及具体的证据,有效地纠正了治疗师的假设。

认知治疗需要一个稳固的治疗联盟(strong therapeutic alliance)。在任何形式的咨询中,人际关系因素——共情、关心、无条件积极关注都很重要的,这些因素在认知治疗中也必不可少。认知治疗强调为干预措施提供理论支持,并激发治疗师与患者的讨论,这不仅强化了联盟关系,而且使治疗师能够更有效地制订治疗规划。治疗师的目标是建立一种合作关系,在这种关系中,他们作为团队的一员与患者一起工作,共同决定要讨论的问题、家庭作业、治疗频率等等。

当治疗师和患者参与合作经验主义(collaborative empiricism)的过程当中时,这种团队合作也是显而易见的。合作实证主义用于调查患者的思维和信念的有效性。治疗师预先并不知道患者报告的任何特定认知是完全真实的、完全错误的,还是部分真实或部分错误的。因此,他们会一起检验证据,或通过在治疗室外设计"实验"来让患者进行测试。在检验证据之后,Anne 发现自己"什么都做不好"的想法显然是错误的。她还通过询问老板(在与她的治

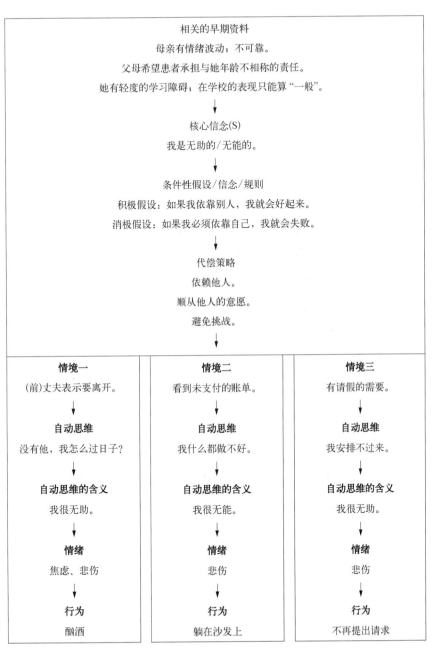

图 7-2 认知概念化图式

来源：Adapted from Beck JS：Cognitive Behavior Therapy：Basics and Beyond，2nd Edition. New York，Guilford，2011.

疗师进行角色扮演后)来测试"我的老板不会给我任何休息时间"的想法,并意识到这个想法也是不真实的。

认知治疗在本质上具有一定的教育性。治疗师的预期目标是教会患者成为自己的治疗师。治疗师教会患者评估自己的自动化思维,还教给患者一些技能,让他们在家庭作业中练习,最终将这些技能整合起来,以达到一种自动化的程度。研究表明,认知治疗可以降低复发的可能性和严重性(Hollon et al.,2006)。复发率的降低有以下几个方面的原因,包括患者的核心信念得到改变(这样负性模式就不容易在压力情境下被激活),以及发展出认知和行为技能以应对压力情景并留意复发的早期预警信号。

由于认知治疗具有教育性质并且强调传授技能,所以这种治疗具有时限性(time limited)。急性疾病,如焦虑症和单相抑郁症,一般在6~12次的认知治疗也会有疗效。除非病情严重疗程通常安排每周一次(除非病情严重),然后随着患者逐渐可以自己运用技能来缓解症状,治疗的间隔时间可以延长到每两周、三周和四周一次。对于有人格障碍、复合性症状、慢性疾病或治疗效果不佳的患者,通常需要较长的治疗过程(6个月至1年或更长时间)。

认知治疗也是以目标为导向的。在最初的治疗中,治疗师会帮助患者明确他们在行为方面的治疗目标,如"你希望在治疗结束时有什么不同?""你想看到自己做什么?"治疗师与患者分享他们的治疗计划和常用策略,以便患者能够更清楚地看到自己如何达到他们所设定的目标。当患者和治疗师讨论当前最困扰自己的问题时,治疗便开始了。

四、 治疗性会谈的结构

标准的45分钟会谈通常遵循一个固定的结构,以最大限度地提高效率、促进学习和治疗性变化。治疗性会谈结构主要内容包括以下几个方面:

(1)情绪评估和工作议程的初步设定。

(2)会谈频率。

(3)回顾行动计划(也称为"家庭作业")。

（4）确定的优先次序。

（5）讨论议程主题和教授技能。

（6）制订新的行动计划。

（7）总结。

（8）反馈。

在每次治疗前，通常会要求患者完成一份客观的症状自陈量表，诸如 Beck 抑郁量表第二版（Beck et al.，1996）、Beck 焦虑量表（Beck and Steer，1990）、Beck 绝望量表（Beck and Steer，1989）和 Beck 青年量表（Beck and Beck，2001）等，这为治疗师提供了重要数据。这些数据在指导治疗计划和帮助治疗师和患者跟踪进展方面是非常宝贵的。在情绪评估过程中，治疗师会审查患者的总分和个别症状，此外还要求患者口头比较本周与其他周的感觉。如果治疗师发现患者有自杀倾向，就会把治疗重点放在减轻患者的绝望感和制订安全计划上面。

情绪评估往往为工作议程提出重要议题。比如，"看起来你的睡眠情况已经恶化。我们可以把它列入议程吗？""如果可以的话，我想谈谈为什么你认为自己的感觉变差了。""那么，你从自己的活动中得到了更多的乐趣。我很高兴看到这一点。也许我们应该花几分钟的时间来谈谈这个议题。"

在进行情绪评估的同时或之后，治疗师会问患者想把什么问题列入议程。通常情况下，一次会谈只有时间深入讨论一两个问题。然后，治疗师通过询问患者发生了哪些重要事件（积极的和消极的），在上一次治疗和这一次治疗之间建立联系，或架起桥梁。治疗师还要求患者回忆自己在上一次治疗中所学到的重要技能，以及曾经得出的重要结论，以便他们能够将这些知识延续到下一次治疗当中。治疗师还会回顾患者的行动计划，或家庭作业，讨论患者学到了什么，并决定是否在下周继续执行任务。

接下来，治疗师和患者都会提出一些重要议题，由双方共同确定议题的优先次序。在讨论议程主题的过程中，治疗师将资料收集、概念化、提出假设，以及诱发关键认知、情绪和行为结合起来。然后，治疗师和患者可以进行问题解决、评估、回应功能失调的想法和信念，以及行为技能的组合训练。行动计划

(action plan)任务是讨论的自然结果,这些任务包括识别和回应令人痛苦的想法,使用实验来测试患者的想法,建构新的观点,练习在会谈中学习的技能,以及分步骤解决问题。

在整个治疗过程中,治疗师都会做内容提要(capsule summary)。例如,治疗师可能会以认知模型的形式总结患者的叙述("我想确保我理解得没错。当时的情境是:你的车坏了。你的想法是:'这是最后一根稻草了。我再也无法处理生活了'。这些想法让你感到无望和悲伤,你坐在车里哭了起来。我说的对吗?")。

另一种内容提要的目的,是帮助治疗师评估患者对他们所讨论的内容的理解和认同程度。

治疗师:你能总结一下我们刚才谈的内容吗?

Anne:好吧,我看到了我怎么又让负面占了上风。我只是相信了自己的想法,认为我没有办法解决这种情况,于是我放弃了。下一次,我应该把这种无望的感觉当作一个信号,弄清楚我在想什么,并提醒自己"我的想法可能并不是完全正确的",特别是在我抑郁的时候。

在治疗时间结束前几分钟,治疗师或患者会对这次治疗进行总结。由于大多数患者会忘记治疗过程中所说的大量内容,所以治疗师要确保以某种方式把重点内容和行动计划中的任务记录下来。在整个治疗过程中,治疗师不断地思考:"我希望'这个患者'这周能记住什么?"这个问题促使治疗师引导患者在治疗笔记本、小卡片或智能手机上写下重点内容、对常见自动想法的反应、应对技巧等等。如果患者愿意,治疗师也可以进行记录。或者他们两个人也可以根据同样的信息分别做一个简短的记录。

治疗师也寻求患者的反馈:"你对今天的治疗有何看法? 有什么地方你认为我弄错了,或者有什么地方让你感到困扰了? 还有什么地方你想让我们下次以不同的方式进行?"许多有人格障碍的患者从评估自己对治疗师的认知开始,逐渐纠正自己的想法,并将他们从治疗关系中学到的东西应用到治疗之外的具体关系中去,这对他们大有裨益。如果治疗师认为患者在治疗过程中感到不适,他们不会等到结束时才寻求反馈。相反,注意到患者的消极语言、非语言反应、身体语言、面部表情和语气之后,治疗师会当场询问患者的自动想法。

五、 具体应用

1. 抑郁症

认知治疗最初是为治疗抑郁症而开发的,它既是被研究得最多的治疗抑郁症的心理疗法,也是拥有最多实证支持的心理疗法。1979 年,A. T. Beck及其同事提出了针对抑郁症治疗的认知治疗。初期的治疗策略强调问题解决和行为激活。这种策略可以提高患者的能量水平,通过直接纠正一些扭曲的想法来提供一种愉快感和掌控感,并减少他们的绝望感。行为激活也可以提供必要的能量和注意力,帮助患者记录和检查自己的想法。在治疗初期,尽管治疗师也会使用认知策略,但严重的抑郁症患者一开始往往难以改变自己极其消极、僵化的观点,反而对行为策略的反应更为积极。当患者有自杀倾向时,治疗师会探讨他们绝望感背后的原因,除了制订安全计划外,还会帮助他们更理性地评估自己的处境。

抑郁症患者的认知集中在对自己、周围世界和未来的负面评价上,被称为抑郁症的认知三角(Beck et al., 1979)。患者的思想内容几乎都是悲观消极的。这些患者过度关注消极的事件和信息,忽视或低估积极的事件和信息。总的来说,认知治疗可以帮助患者改变他们处理信息的消极方式,参与更多的功能性行为。在这些目标实现之后,症状通常会得到改善,治疗师会使用标准技术和正念策略,将重点放在预防复发上面。

2. 焦虑症

Hofmann 及其同事(2012)总结说,作为一种治疗焦虑症的方法,认知治疗得到了强有力的支持,被认为是一种极具效力的一线疗法。例如,有研究(Hofmann and Smits,2008;Mitte,2005)表明,认知治疗是治疗惊恐障碍的有效方法,效果可能优于药物治疗。在治疗社交焦虑障碍方面,认知治疗被发现是一种非常有效的治疗方法(Powers et al., 2008)。研究(Hofmann and

Smits，2008)表明，认知治疗的效果在治疗结束后仍能保持，而且长期效果优于单纯的药物治疗。同样，还有研究(Ruhmland and Margraf，2001；Wolitzky-Taylor et al.，2008)表明，包括暴露治疗在内的认知治疗对特定恐惧症是有效的，其中实地暴露优于其他形式的暴露(例如，想象暴露，虚拟现实)。研究人员分析了16项认知治疗治疗强迫症的随机对照实验，并得出"它对减少症状非常有效"的结论(Fedoroff and Taylor，2001)。在比较认知治疗的组成部分时，研究发现，包括实地暴露和想象暴露相结合的认知治疗优于只进行实地暴露的认知治疗。对于创伤后应激障碍，暴露于创伤相关刺激的认知治疗已被证实是一种有效的治疗方法，并且优于不聚焦非创伤的治疗方法，如非指导性咨询、心理动力学治疗和催眠治疗(Bisson and Andrew，2007)。最后，与对照组相比，认知治疗被发现在治疗广泛性焦虑障碍(generalized anxiety disorder，GAD)当中具有很好的效果。认知治疗能显著减少广泛性焦虑障碍的主要特征：担忧(Hanrahan et al.，2013)。

焦虑的认知模型指出，当个体感知到重大风险并评估自己应对威胁的能力较低时，他们就会感到焦虑。焦虑障碍的特征可以被看作是正常生存机制的过度运作。以进化为基础的应对威胁的策略是一种生理反应，有利于逃跑或自我防卫。在焦虑障碍中，患者也会感知到一般的日常刺激(如人群、飞机、观众)所带来的威胁，从而激发出同样的生理反应。治疗通常包括让患者学习技能，更现实地评估威胁，更现实地判断他们的资源，并增加他们的内部和外部资源，以应对他们所感知到的威胁(Beck and Emery，1985)。治疗中处理的其他重要因素还包括患者的注意力、对焦虑的焦虑，以及回避行为。回避行为包括患者认为可以保护自己免遭危险的安全行为。最后，患者被教导与他们的焦虑想法建立不同的关系，以非评判的方式接受它们，然后采取行动去进行有价值的活动。由于焦虑有多种形式，因此具体方法和策略在不同的障碍中稍有差异。

3. 广泛性焦虑障碍

广泛性焦虑障碍(GAD)是患者在各个方面都抱有消极的预期和过度的担心。此外，他们发现自己的焦虑难以控制，伴随恐惧的身体表现，并体验到社会功能的下降。广泛性焦虑障碍的认知特点是,几乎任何事情都可以成为担忧的来源,从小的细节(如汽车修理、错过牙医预约)到大的问题(如是否接受一份新工作,担心家庭成员的疾病)。

核心的认知歪曲与灾难化有关。患者认为问题不可避免地会导致灾难。广泛性焦虑障碍患者的认知好比一棵忧虑之树,缠绕着蔓延的厄运枝条,变得越来越粗壮(如"如果我不能及时回家等我儿子放学怎么办?如果他自己进不了家门怎么办?如果没有邻居在家让他进来怎么办?如果他在街上闲逛怎么办?如果他被车撞了怎么办?")。除了忧虑的想法,患者脑海中还经常闪现灾难发生时的可怕画面。

自动发芽、快速生长的忧虑枝蔓放大了负面事件发生的概率,也就是说,患者不可能客观地评估所有可能发生的事件,而这些事件的结果可能不那么糟糕,甚至可能是积极的。广泛性焦虑障碍患者还大大低估了他们应对和处理现实问题的能力。即使他们知道应该做什么,但也很容易怀疑自己不能实施正确的解决方案。为了削弱这种不足感,治疗师让患者积极解决问题,在必要时学习新技能并时常练习。因此,患者被教导要更准确地评估风险,并通过丰富自身资源来增强自我效能感。

许多广泛性焦虑障碍患者需要调整功能失调的假设和信念。一些假设涉及对自己能力的负面评估,并且这些假设来源于无助的核心信念,如"如果我尝试自己解决问题,我就会失败""如果我犯错,就会有可怕的事情发生""如果让我来做决定,我就会做出错误的决定"。其他信念涉及有关自己或他人的脆弱性议题,如"如果我所处的环境并非完全安全,那么我就有危险"或"如果某人有不明原因的症状,那么他(她)的健康就有很大的危险"。其他假设是关于忧虑本身的好处,如"如果我担心某事,也许它就不会发生"或"如果我对危险保持警惕,我就能保护自己"。患者也可能对忧虑有消极的信念,如"忧虑是不可控制的"或"忧虑会使我发疯"。

在治疗中,广泛性焦虑障碍患者通过学习认知工具来化解忧虑。然后,他们会从行为实验中获益。在实验中,他们直接测试自己的信念,并且会将自己暴露在不同等级的恐惧情境(包括实体环境和想象环境)中。患者误以为一些行为可以保护他们免受既定负面结果的影响，因此治疗的一个重要部分就是消除这些回避和安全行为。成本效益分析有助于激励患者修订他们根深蒂固的信念和功能失调的应对策略。各种各样的正念练习，如对想法的正念、对感觉和情绪的正念、对事物的正念，都可以帮助患者发展出一种与焦虑症状之间的新型关系。这些练习的关键目标是让患者学会接纳焦虑的体验，不要害怕，也不要试图改变这种体验。

4. 惊恐障碍

惊恐障碍（panic disorder）患者将某种无法解释的症状或感觉（或一小部分相关的感觉）错误地解释为一种潜在的精神或身体灾难的标志。治疗的重点是帮助患者在其灾难性的错误解释之外看到其他（良性）的解释。常见的错误解释包括以下内容："我的心跳加速和胸痛意味着我有心脏病""我脑子里的这种不真实感意味着我要疯了""这种头晕的感觉意味着我要晕倒了"。

在治疗当中，治疗师会帮助惊恐障碍患者了解特定的惊恐周期，即他们首先会注意到身体或心理的变化，随即做出消极的归因，进而感到焦虑，在经历了症状的加剧之后，最终误以为他们的症状具有灾难性。治疗的目的是让患者向自己证明，他们的症状虽然极其不舒适，但并不危险。为此，治疗师会诱发患者的惊恐症状（通常是让他们过度换气），让患者知道是他们自己引发了这些症状，因此也能够通过自己行为和思维的改变来减少这些症状。患者会意识到，这些可怕的感觉可以通过各种方式产生，但并不会导致可怕的后果。医生要求患者监测自己的安全行为或行动，以避免或减少症状（如分散自己的注意力、停止活动、离开现场、向他人寻求保证或服用苯二氮䓬类药物）。只要患者从事这些安全行为，他们就会强化"惊恐发作是危险的，必须避免"的想法。

对于同时有广场恐惧症的患者来说，处理对各种情况的预期恐惧是至关重要的。在某些情况下，在一个地方（如书店）惊恐发作会导致患者对整个类型刺激（所有商店和商场）作出回避行为。治疗师会和患者共同建立一个恐惧等级体系，这个体系根据最不容易到最容易引起恐惧的情境来进行排序。治疗师鼓励患者每天练习进入这些情境；记录自己的想法、感受和感觉，以便在治疗中讨论；并使用自己在治疗中学到的焦虑管理技巧。由此，患者进一步了解到物理环境本身并不可怕，并且对自己管理焦虑的能力更有信心。

5. 特定恐惧症

对于特定恐惧症（specific phobia）患者来说，一个特定的刺激物（如动物、昆虫、高度、封闭空间、血液、伤口）会引起预期的焦虑和生理上的恐惧反应。如同惊恐障碍和广场恐惧症，良性刺激（如蜘蛛）被患者视为具有危险性。有效的治疗包括让患者暴露在恐惧的刺激物面前，这使患者能够纠正他们对伤害的认知。如同治疗惊恐障碍一样，治疗师也可以和患者共同建立一个恐惧等级体系。例如，对于有动物恐惧症的患者来说，治疗可以从观看图片开始，到想象自己与动物接触，再到看到动物在笼子里或另一个房间里，接着再是越来越近的接触。在整个接触过程中，患者的预测被记录下来并进行评估，以帮助他们获得一种对于实际危险的更加真实的感知。

6. 社交恐惧症

在社交恐惧症（social phobia）患者中，关键的认知因素通常涉及对其他人想法的偏见。患者过分关注他人的想法，担心别人不喜欢自己或对自己有负面评价。他们经常使用读心术，并在实际或预期的社会互动中体验到生理上的激活。这些患者中的许多人还认为，他们的焦虑对别人来说是可见的。在他们看来，如果别人发现了自己任何可见的焦虑迹象，都会将其解释为一种软弱的表现。此外，许多社交恐惧症患者不善于接受外部信息；他们认为其他人对自己的行为是消极的。在信念层面上，社交恐惧症患者往往认为自己不讨人喜欢，低人一等，或具有某种社会缺陷。这些患者可能认为别人是苛刻的、挑剔的和不负责任的。因此，他们认为自己一直达不到别人的期望。

社交恐惧症的认知治疗结合了认知和行为策略，以降低焦虑程度，消除对负面评价的担忧。许多社交恐惧症患者回避或害怕一大堆社交场合，而他们可能很难在简单的评估中指出几种具体的场合。初始目标通常是建立一个令患者畏惧和避免的场合清单，类似于特定恐惧症或广场恐惧症的恐惧等级体系，然后患者按照难易程度让自己暴露在每个情境中。在等级体系的顶端，患者会故意尝试社交失误，以挑战他们"社交失误会带来灾难性后果"

的信念。

让患者暴露在引起焦虑的社交场合中,也可能发现患者用来减少焦虑的安全行为。例如,在派对或社交聚会上,他们可能会刻意避免与他人进行眼神交流,饮用酒精或其他饮料,缩在房间的特定位置(通常是角落),或在谈话中只讨论某些安全的话题。显而易见,这些安全行为只是短期的解决方案,而且强化了这样的信念:"如果自己的行为与众不同,就会产生负面的后果。"治疗师会指出社交恐惧症患者的自我挫败循环(避免社交会强化他们对自己和他人的消极信念,从而使他们更不愿意参与社交,并由此循环),还会鼓励患者实践在治疗中所学到的新策略。最终,患者对自己的消极信念会得以改变。

7. 其他障碍

认知治疗对其他各种障碍也有疗效,包括强迫症(Rosa-Alcázar et al.,2008)、创伤后应激障碍(Harvey et al.,2003)、药物滥用障碍(Dutra et al.,2008)、躯体形式障碍(Kroenke,2007)和神经性贪食症(Whittal et al.,1999)。在精神分裂症患者(Grant et al.,2012;Turkington et al.,2004)和双相情感障碍患者(Beynon et al.,2008;Lam et al.,2009)中,认知治疗已被发现是药物治疗的有效辅助手段。另有初步证据支持,认知治疗也可以用于人格障碍(Cottraux et al.,2009;Davidson et al.,2006)、暴食症(Hay et al.,2009;Vocks et al.,2010),以及作为药物治疗注意力缺陷及多动障碍的一个辅助手段(Safren et al.,2005)。此外,新出现的证据表明,认知治疗对改善其他临床问题也有效果,包括失眠(Trauer et al.,2015)、疼痛(Eccleston et al.,2013)、纤维肌痛(Glombiewski et al.,2010)、赌博问题(Gooding and Tarrier,2009)、愤怒(Del Vecchio and O'Leary,2004)、病态完美主义(Riley et al.,2007)、婚姻困扰(Baucom et al.,1998),以及预防自杀倾向(Brown et al.,2005)。

六、认知治疗技术

治疗师以认知概念化为指导来规划每次治疗。他们在选择技术时要考虑许多变量,包括所讨论问题的性质、对治疗的总体计划、治疗的阶段、以前所教的技能、患者和治疗师的目标、患者目前的痛苦程度,以及治疗关系的强度。治疗师不断地问自己:"我怎样才能帮助这个患者在疗程结束时感觉更好?"和"我怎样才能帮助患者在这一周过得更好?"这些问题也指导着治疗师来规划策略。以下小节将简单介绍认知治疗的常见技术。

1. 问题解决

问题解决是认知治疗的核心部分。每个患者都会在治疗中带来现实生活中的问题,其中一些问题因其错误的解释而变得更加严重。有时,治疗师和患者会直接开始解决问题。然而,通常情况下,治疗师需要帮助患者识别和评估他们扭曲的思维,然后患者才开始集思广益,检查自己的选择,并决定一个行动方案。例如,Anne 需要先评估自己"我不应该给别人带来不便"的认知,然后她才能够考虑某些解决方案,如向朋友和同事寻求合理的帮助。治疗师还需要评估,他们在多大程度上可以直接教导患者相关的问题解决技能。

2. 逐步任务分配

逐步任务分配对抑郁症患者尤其重要。医生会帮助患者把看似无法解决的问题分解成他们可以逐步解决的几个部分。例如,Anne 的房间一般比较混乱,文件、盘子和衣服堆积如山,清洁和整理空间是一项巨大的工程。她和治疗师一起讨论,决定一次完成一项任务,选择其中看起来最容易的一项,每次5分钟。Anne 觉得自己不再被任务所压倒,还发现自己可以持续工作更长的时间。

3. 活动监测和日程安排

监测每天的活动对于抑郁症患者来说尤其必要。治疗师首先和患者一起,回顾患者一天的典型日常活动。然后,他们找出患者参与的过多或过少的活动,并帮助患者制订每日时间表,其中包括让他们获得成就感和愉悦感的活动,以及与人交往的机会。当 Anne 和治疗师回顾她的日志时,他们发现她在晚上和周末花了太多时间躺在沙发上看电视,同时还感到非常难过。他们意识到,她几乎没有花时间给朋友打电话、做家务、锻炼身体、阅读杂志或种植花草（她最喜欢的爱好）。

抑郁症患者常常认为，他们应该等到自己感觉好了之后再尝试参与能够给自己带来掌握感或愉悦感的活动。然而，这些患者无一例外地发现，当他们强迫自己从事一些曾经会让自己感到愉悦的活动，并完成可以获得成就感的任务时，他们的情绪会得到改善。

4. 心理教育

心理教育是认知治疗的一个关键因素。治疗师向患者介绍治疗的方方面面，包括他们的疾病症状、认知治疗如何进行、患者和治疗师的双方责任、会谈结构、设置议程的重要性、诚实反馈的必要性，以及认知治疗的模式。治疗师经常会鼓励患者阅读自助材料，以强化他们在治疗中所学到的知识。

5. 给予表扬

许多患者从学习如何自我表扬中受益。特别是当患者处于抑郁状态时，他们会过度关注负面情况，而没有注意到自己正在做的积极的事情。他们倾向于认为，自己的困难是由固有的性格缺陷而不是由疾病所引起的。帮助患者看到更广阔前景的一个方法，是让他们记下（最好是书面的）自己所做的任何事情。即使这对他们来说有点困难，但他们还是需要这么去做。起床、洗漱、按时上班、给朋友打电话、支付账单等都是值得表扬的活动，尤其是这些活动对患者来说难以完成。

6. 引导发现

认知治疗的一个主要部分当然是纠正患者的功能失调性认知。治疗师使用引导发现技术，来帮助患者评估自己的自动思维和信念，识别出失调的想法，以形成更客观和更具适应性的观点。这是一个温和的、苏格拉底式的提问过程。治疗师不仅在治疗过程中帮助患者应对自己功能失调的想法，还教患者如何独立完成这项任务。认知治疗师为患者提供了一个问题清单（见表7-2），这使他们能够在治疗之间练习评估和回应自己的想法。这些问题引导患者评估自己想法的正确性，寻求其他的解释或观点，去灾难化，检查思维的效用，通过反思自己给别人的建议来让自己与自动思维保持距离，以及计划行动方案。

表 7 - 2　针对自动思维的问题

序　号	问　题　清　单
1	支持这种想法的证据是什么？与这个想法相反的证据是什么？
2	有什么其他的解释吗？
3	可能发生的最坏结果是什么？如果发生了，我该如何应对？可能发生的最好结果是什么？最现实的结果是什么？
4	我相信这个自动思维的效果是什么？改变我的思维可能会有什么效果？
5	如果"朋友的名字"在这种情况下出现这种想法，我会告诉他（她）什么？
6	我现在应该怎么做？

来源：Adapted from Beck JS：Cognitive Behavior Therapy：Basics and Beyond，2nd edition. New York，Guilford，2011. Used with permission.

　　由于患者在思维中表现出一些特有的错误（见表 7 - 3），学习给这些认知失调贴上标签也有助于患者评价自己的认知。例如，Anne 出现了很多全或无思维："我必须事事都要做到完美，否则我就不是一个好员工。"她还提出了个人化的错误观点："我的会计师对我如此苛刻，这说明他一定是在生我的气。"她还经常有一些灾难化的想法，或消极地预测未来："玛格丽特（患者的朋友）不会想要和我一起玩的。"

表 7 - 3　认知扭曲

项　目	描　述	例　子
全或无思维	也叫非黑即白、非此即彼或两极化。只看到两个类别中的一种情况，而看不到整体。	如果我不是最好的，我就一无是处。
灾难化	也叫算命。消极地预测未来，不考虑其他可能的结果。	我会一直难过，我再也不会好了。
去正性化或低估正性信息	毫无理由地否认自己的积极经历、行为和品质。	那个项目我做得不错，但这不能证明我有能力，我只是幸运而已。
情绪推理	因为自己强烈地"感觉到"（实际上是相信）某件事情，就认为事实一定如此，忽视或低估反面证据。	我知道工作上许多事情我都做得不错，但我仍然觉得自己是个失败者。

项　目	描　述	例　子
贴标签	给自己或他人贴上一个固定的、概括性的标签,而忽视了不会导致灾难性后果的现有证据。	我是个失败者。他一无是处。
夸大或缩小	在评价自己、他人或情境时,没有理由地夸大负面信息,并且/或者低估消极信息。	中等成绩证明我很无能。得高分也不意味着我很聪明。
选择性注意	也叫选择性概括。把注意力过分地集中在负面细节上面,而忽视了整体。	我测试中得到了一个低分(还有好几个高分),这说明我的工作做得太差劲了。
读心术	相信自己知道别人的所思所想,而认识不到其他的可能性。	他认为我对这个项目一无所知。
以偏概全	远远超出当前的情境,而得出一个全然消极的结论。	因为在会上我感觉不太舒服,所以我不具备交朋友的素质。
个人化	相信他人的消极行为都是因自己而起,不去考虑更加合理的解释。	这个修理工之所以唐突无理是因为我做错了什么。
"应该"和"必须"陈述	也叫命令式陈述。关于自己和他人应该如何行事有一套具体的、固定的想法,高估了预期落空的后果。	出错实在太可怕了。我应该永远做到最好。
管道视野	只看到情境的消极面。	我儿子的老师什么都做不好。他既挑剔又迟钝,教书也不行。

来源:Reprinted from Beck JS:Cognitive Behavior Therapy:Basics and Beyond, 2nd Edition. New York, Guilford, 2011. Used with permission.

七、思考记录

　　思考记录(见表 7 - 4)是一个对许多患者有所帮助的工具(尽管有时是简版)。这个工作表可以让患者有组织地记录和回应自己的想法。许多患者不仅在治疗过程中使用这个工作表,而且即使在治疗结束后的几个月甚至几年里,当他们发现自己对情况过度反应或者出现障碍的早期预警信号时,也会使用这个工作表。

表7-4 思考记录

（使用说明：当你发现自己的情绪越来越差时，问自己："我现在心里在想什么？"并尽快在"自动思维"这一栏中记下这个想法或心理意象。）

日期/时间	情境	自动思维	情绪	替代性回应	结果
	什么现实事件、想象或回忆导致了不愉快的情绪？你有什么（如果有的话）难受的身体感觉？	你的脑海中出现了什么想法和/或意象？你对每个想法的信任程度如何？	你当时感觉到什么情绪（如悲伤、焦虑、愤怒）？这种情绪有多强烈（0%～100%）？	（可选）这属于哪种认知扭曲（如1.全有或全无的思维、读心术、灾难化）？使用底部的问题来回应自动思想。你对每个回应的信任程度如何？	1. 你对每个自动思维的信任程度如何？ 2. 你现在感觉到什么情绪？这种情绪有多强烈（0%～100%）？ 3. 你将做什么（或你已经做了什么）？
6/15	看到公寓这么乱(100%)。	我简直是个废物。	悲伤(85%)	贴标签 1. 我的房子很乱，我的工作进度落后了，我哭得一塌糊涂，但我仍然每天去上班，并完成了一些事情。 2. 我在与抑郁症作斗争，但仍能正常工作和生活，即使我做得不如没有抑郁症时那么好。 3. 最坏的结果：我将一直处于抑郁状态。最好的结果：我今天会开始感觉很好。最现实的结果：也许这种治疗会产生持续的效果。	1. 70% 2. 难过(70%) 3. 我清理了厨房

续　表

日期/ 时间	情　境	自动思维	情　绪	替代性回应	结　果
				4. 这样想让我感觉 更糟。如果我能 改变我的想法，我 就能更好地工作 和生活。 5. 我会告诉 Gretchen， 她的病是由抑郁 症引起的，做点什 么会让她感觉更 好。我 应 该 花 10 分钟去打扫一 下厨房了。	

备注：Gretchen 是患者的朋友。

　　帮助形成替代性回应的问题：① 有什么证据表明自动思维是真的或者不是真的？② 是否有另一种解释？③ 可能发生的最坏结果是什么？如果这种情况真的发生，我如何应对？可能发生的最好结果是什么？最现实的结果是什么？④ 我相信这个自动想法会有什么影响？改变我的想法可能会有什么效果？⑤ 如果［某朋友］在这种情况下产生这种想法，我会告诉他（她）什么？

来源：Adapted from Beck JS：Cognitive Therapy Worksheet Packet，Revised. Bala Cynwyd, PA, Beck Institute for Cognitive Therapy and Research，2006. Used with permission.

　　在思考记录表上，日期之后的前三栏与认知模式并列：患者记录他们在特定情境下的思维和情绪。患者还被要求记录他们对每个想法的相信程度和情绪强度。表 7－2 中列出的问题经过重新表述，被列在记录表的底部，以便患者在制订适应性回应（下一栏）时可以参考这些问题。最后，患者重新评估自己仍然相信自动思维的程度。他们还在结果一栏中重新评价自己的情绪程度，以确定是否需要进一步干预这个令人烦恼的思维。患者被告知，如果他们的苦恼能减少 10％，那么他们的努力就是值得的。不过，如果他们能够适当地填写这个工作表，那么他们往往会获得更大程度的改善。患者需要练习，以正确识别和区分最初的要素（情境、自动思维、情绪）。只有当患者在治疗中熟练掌握了思考记录的填写方法，治疗师才会允许患者在家里独立完成这项任务。

八、　行为实验

行为实验可以帮助患者测试他们以预测形式出现的自动思维,诸如"与朋友共进午餐毫无乐趣可言""如果我尝试整理医疗记录,就会出大错""即使我试图解释为什么我下周不能回家,我的母亲也根本不会听我的",以及"如果我建议我们做其他事情,我的朋友就会生气"等等。这些预测可以通过行为实验来进行实证测试。治疗师帮助患者认真地设置实验情境,以增加成功的概率,并帮助患者构建一套有效的回应方式,以备不时之需。

九、　回应患者的合理想法

有时,患者的想法是合理的。当患者出现合理的想法时,治疗师通常会做以下一项或多项工作:解决问题、评估患者的结论、检查该想法的合理性。例如,Anne"难以将精力集中在工作上面"的想法似乎具备一定的真实性。Anne和治疗师讨论了改善睡眠的方法,在工作的休息时间到户外短暂散步,以及在被惯常的自动思维干扰工作时阅读她的治疗笔记。Anne还从她的合理想法中得出了一个错误的结论。"因为我难以专注于我的工作,所以这意味着我是一个彻底的失败者"。评估和回应这一结论,减少了 Anne 的痛苦。她和她的治疗师还检查了这个想法的合理性。最终,Anne 看到,不断地对自己说"我无法集中精力,我无法集中精力"只是延长了她的痛苦。

1. 权衡利弊

当患者必须做出决定时,另一个常用的技巧是帮助他们识别、记录以及权衡利弊。Anne 的治疗师用这种方法帮助她决定是否与老板谈论她的抑郁症,是否服药,以及是否值得承担社交风险以扩大她的交友网络。她和治疗师还讨论了"我应该不惜一切代价避免冲突"这一信念的优缺点。

2. 应对卡片

应对卡片(见图 7 - 3)是指记录在小卡片上面的治疗笔记,患者可以随身携带,每天阅读几次。通常,它们包含对患者主要自动思维或行为模式的回应,这些自动思维或行为模式往往是反复出现的。如表 7-4 所示,患者需要对这些令人苦恼的自动思维作出强有力的回应。例如,Anne 的治疗师使用了前面讨论的几种认知技术,帮助她改变了"如果我在工作中做得不好,那这就意味着我是个失败者"的自动思维。然后治疗师要求 Anne 将她的回应记录在一张卡片上,并在上班的路上、午餐时间和休息时间阅读。还有一张卡片也让 Anne 获益颇多,这张卡片也是 Anne 和治疗师合作创作的,旨在让她在周末起床后继续工作。

自动思维:如果我在工作中做得不好,那这就意味我是个失败者。

回应:我之所以出问题是因为我有抑郁症。而且尽管我很沮丧,但我仍然每天去工作,处理一些事情,完成一些必要的任务,比如去商店和洗衣服。真正的失败者是那些即使没得抑郁症也不努力去做任何事情的人。而我并非如此。

图 7-3　应对卡片示例

十、 意象工作

对于许多患者来说,意象工作是相当重要的,特别是那些以意象形式出现的自动想法。除了口头上的自动思维外,Anne 还会出现老板对她大喊大叫的意象、遭到熟人拒绝的意象,以及关于曾经工作中困难时期的回忆。Anne 的治疗师教给她一些想象技术,以减少她的痛苦:检验意象的真实性、扩展意象的内容,以及改变意象的关键元素。

1. 逐级暴露

逐级暴露技术经常用于焦虑症患者,他们会建立一个恐惧的等级体系,并逐级将自己暴露在恐惧的环境中。这种干预方法利用患者在治疗中所学到的认知和行为技能来减少他们的焦虑,并帮助他们获得一种掌控感。

2. 反应预防

反应预防技术用于强迫症患者,以减少他们的强迫行为,提高他们的焦虑容忍度,并检验他们的预测。同样地,我们也鼓励其他焦虑症患者避免他们所使用的安全行为(例如,回避一些情境,试图控制自己的情绪),这些行为使他们功能障碍的信念长期存在。

3. 改变基本信念

改变基本信念需要采用本节中列出的许多技巧。针对僵化的、长期存在的信念,通常需要随着时间的推移采用不同的技术进行干预。由于本章篇幅有限,不能涵盖所有的干预技术。这些技术包括:权衡特定信念的利弊;建立认知连续体;发展更现实、更实用的信念;解释错误的信息处理;检测图式的运作;在信念被激活时,提出针对患者经验的替代性解释;学会识别那些否定功能失调信念的证据;使用比喻和类比来帮助患者发展新的观念;使用理性-情绪的角色扮演;检查信念的发展起源。关于这些干预措施的详细介绍,请参考Beck 等(2004)和 Beck(2011)。

4. 其他技术

许多其他技术都涵盖了认知和行为方面的内容,但可能有不同的分类。

情绪技术包括教患者通过行为活动来调节情绪:如正念、呼吸控制、自我舒缓活动、寻求支持和阅读治疗笔记。治疗师还帮助患者接纳负面情绪,并改变关于情绪功能失调的信念,如"如果我开始感到痛苦,我就完全不知所措,感到无能为力"。

人际关系技巧包括纠正对他人的错误信念,解决人际关系问题,以及提高自信、学习沟通和其他社会技能。治疗师可以和患者可以合作决定让重要他人参加一次或多次会谈。

支持性技术包括共情,准确地理解患者的经验,以及提供正强化。

体验性技术包括角色扮演,诱导积极想象,在想象中回应痛苦的意象,以及通过想象重新体验以前的创伤来改变信念。

生物干预措施包括药物治疗(如果需要的话)、减少咖啡因或其他药物的使用、运动,以及学习将注意力朝向外部,而非集中于内部感受。

环境干预措施包括帮助患者改变生活或工作环境。

对于有人格障碍的患者来说,可能需要以认知为主的治疗关系技术。因为治疗师会注意到患者语言和非语言上的痛苦迹象,激发他们对治疗师和治疗的自动思维,帮助患者评估和应对他们的认知,并将他们所学到的东西推广到其他关系当中。

5. 案例演示:治疗总结

在治疗早期,Anne 和她的治疗师将注意力集中在几个问题上面:应对她轻微的自杀念头,处理她的饮酒冲动,以及增加激活她的日常活动。她已经将自己隔绝起来,很少和朋友来往,在非工作的大部分时间里都在看电视。治疗师设计了各种任务让 Anne 更好地适应生活,这些任务包括:安排活动,阅读应对卡片,提醒她积极活动的好处,参与逐级任务,指导她整理公寓,以及将任务作为实验来挑战 Anne 认为自己"什么事情都做不了"的想法。治疗结束后,她的情绪得到了改善,而且她开始愿意向朋友寻求帮助。

在治疗的第一部分当中,Anne 的治疗师教她学会了一些认知技能。这些技能包括:当她感到痛苦或发现自己出现回避行为时,识别自己的自动思维,然后评估和回应这些想法。

在下面的案例演示中,Anne 的治疗师大致遵循了表 7-2 中的问题清单。Anne 报告说,她那天早些时候感觉很糟糕,而且参加了工作单位规定的计算机课程,具体情境是,老师要求全班同学打开一个电子表格,但 Anne 只会打开电子邮件和文档。她产生了一系列不好的想法,导致她感到悲伤(程度为80%)和焦虑(程度为 60%)。Anne 和治疗师最初同意针对"我完全是一个白痴,因为我连电子表格都打不开"这一想法开展工作,Anne 百分百地相信这个想法。治疗刚开始,他们讨论了这个想法的合理性。

治疗师:好的,你确实不知道该怎么打开电子表格。还有什么证据表明你是个白痴吗?

Anne:我在使用电脑方面总是出问题,总是这样。

在 Anne 提出了一些自认为可以证明自己是个"白痴"的事例后,治疗师帮助她把注意力放在她没有考虑到的积极事例上面。

治疗师：那么有什么反面证据吗？也许你不是一个白痴！

Anne：我不知道。

治疗师：你最近在工作中得到了奖金，这一点如何？这难道不能证明你的老板觉得你做得很好吗？

Anne：嗯，也许吧，但那个工作不是用电脑完成的。

治疗师：那么，你的意思是，你最多只能算是一个电脑白痴，而不是一个彻底的白痴？

Anne：我想是的。

在引出更多与 Anne 的想法相矛盾的证据后，治疗师帮助她认识到当前困难情境的另外一种解释。

治疗师［停顿］：对于你为什么不知道如何打开电子表格，你能想到其他的解释吗？老师是否在其他课程中告诉过你应该怎么做？

Anne：没有。

治疗师：有没有人教过你怎么做？

Anne：没有。

治疗师：那么你怎么会知道呢？

Anne：我想我确实不会。

治疗师：那么，你是否真的是一个"白痴"呢？

Anne：现在当你说这句话的时候，我听起来觉得它很极端。

治疗师：是的，我认为这么说是有失公允的［提供心理教育］。但这是一个例子，说明当人们在抑郁和焦虑的时候会发生什么。他们倾向于将注意力全都放在自己的负面信息上面，而不会去认真考虑全面的事实。

接下来，治疗师对这种情况使用了去灾难化（中文文献中常称为可能性区域）的技术。

治疗师：Anne，如果你学不会这些先进的计算机技能，最坏的情况会是什么？

Anne：我想我会被解雇。

治疗师：或者他们可能会把你调到一些不需要使用电子表格的工作岗位上？

Anne：也许吧。

治疗师：如果你真的被解雇了，你会怎么做？

Anne：哇，我已经有好长一段时间没有找过工作了。

治疗师：那么，你上次是怎么做的？

Anne：我在网上申请了很多工作。

治疗师：如果情况变得更糟，你会再这样做吗？你会再找一份工作？

Anne：我想是的。

治疗师：Anne，那么在这种情况下，可能发生的最好的事情是什么？

Anne：应该是我能够学会做电子表格，这样我就能保住我的工作。

治疗师：你认为最可能的结果是什么？你是否从那堂课中学到了一些东西？还有别的课程吗？

Anne：老师讲了很多东西，但很多内容我都不记得了。

治疗师：那其他人觉得这堂课很简单吗？

Anne：没有，大家下课之后都在抱怨。

治疗师：所以，也许与其说自己是个白痴，不如说老师教得并不是那么出色。因为对其他人来说，他的节奏也太快了［停顿，然后进行问题解决］。那么如果你和其他人去找他，要求他放慢讲课速度，你是不是更有可能学会那些计算机技能？

Anne：是的，我想是的。

治疗师：你或者和其他人一起可以直接和他谈谈吗？

Anne：可以。

治疗师：假设你这样做，最可能的结果是：你需要花大量的时间来练习，但你最终可以学会，是这样吗？

Anne：是的，很有可能是这样的。

接下来,他们讨论了 Anne 认为"自己是个白痴"这个想法所产生的效果,并从新的角度去看待这种情况的积极面。然后,治疗师问 Anne,如果她的朋友 Gretchen 遇到这种情况,她会告诉 Gretchen 怎么办。最后,治疗师要求 Anne 重新评价自己在多大程度上仍然相信"自己完全是一个白痴",以及她在多大程度上仍然为此感到悲伤和焦虑。治疗师注意到这两个评分具有明显的变化,于是邀请 Anne 总结她的新结论和她的行动计划(家庭作业)——与老师交谈。

在 Anne 更好地适应生活并学会应对扭曲思维的工具之后,她的治疗师开始关注她自动化的"无能"信念。为了纠正这种信念,治疗师让 Anne 记录下她适应良好或更好的经历。她还学会了把自己的情绪和功能改善看作是自己努力的结果。早期,Anne 表现出依赖治疗师的倾向,她说:"如果你当时在那里,那你一定可以帮助我感觉更好。"治疗师指出所使用的提问和技术并没有什么特别之处,事实上,Anne 正在学习对自己使用这些技术。Anne 做了几个行为实验,结果都与她的预测相反,这让她感到很惊喜:她面对老板时变得更有自信,会按时交税,也会邀请朋友一起参与社交活动。

在治疗接近尾声时,Anne 和治疗师把注意力集中在预防复发上面。Anne 整理了她的治疗笔记,记录下对她帮助最大的工具,并设计了一个系统来回顾她所学到的东西。她和治疗师讨论了抑郁症的早期预警信号,并写下了一个行动计划,以应对这些症状的复发。他们还讨论了明年可能出现的潜在问题,并提前商讨了问题解决方法。Anne 的治疗师还激发了她关于结束治疗的自动思维,Anne 能够使用自己所学到的技能来应对这些想法并减少焦虑。Anne 总共接受了 13 次治疗,最后的 4 次治疗先是隔周进行,再隔月进行。最终,她的抑郁症已经完全缓解了。

十一、总 结

研究已经证明认知治疗是治疗各类精神疾病的一种有效的、高效的形式。认知治疗最初是一种针对成人单相抑郁症的治疗方法,现在已经在测试后应用于一系列的精神疾病,包括(作为药物治疗的辅助手段)双相情感障碍和精神分裂症,以及许多其他的医学问题。该治疗受到广泛的实证支持。治疗从对疾病的认知概念化架构出发,强调修改扭曲的、功能失调的认知,以带来持久的认知、情绪和行为变化。

认知治疗及其研究在持续发展,出现了大量的、新颖的研究结果,而这些新技术的临床应用也在不断涌现。对于治疗师来说,可以关注两个正在持续发展的重要趋势。第一个趋势有关认知策略,特别是针对那些具有挑战性的、长期的或严重的精神病患者的认知策略,与此相关的研究兴趣与日俱增。第二个趋势与第一个创新点有关,即越来越多的认知治疗师开始使用案例概念化或认知架构图(Kuyken et al.,2009)来帮助那些有出现独特和复杂问题的患者。

参考文献

[1] Andersson G:Internet-delivered psychological treatments. Annu Rev Clin Psychol 12:157–179,2016 26652054.

[2] Andrews G, Cuijpers P, Craske MG, et al:Computer therapy for the anxiety and depressive disorders is effective, acceptable and practical health care:a meta analysis. PLoS One 5(10):e13196,2010 20967242.

[3] Baucom DH, Shoham V, Mueser KT, et al:Empirically supported couple and family interventions for marital distress and adult mental health problems. J Consult Clin Psychol 66(1):53–88,1998 9489262.

[4] Beck AT:Thinking and depression, I:idiosyncratic content and cognitive distortions. Arch Gen Psychiatry 9:324–333,1963 14045261.

[5] Beck AT:Thinking and depression, II:theory and therapy. Arch Gen Psychiatry 10:561–571,1964 14159256.

[6] Beck AT:Depression:Clinical, Experimental, and Theoretical Aspects. New York, Harper & Row, 1967.

[7] Beck AT:Beyond belief:a theory of modes, personality, and psychopathology, in

Frontiers of Cognitive Therapy. Edited by Salkovskis P. New York, Guilford, 1996, pp 1 - 25.

[8] Beck AT, Emery G: Anxiety Disorders and Phobias: A Cognitive Perspective. New York, Basic Books, 1985.

[9] Beck AT, Steer RA: Beck Hopelessness Scale Manual. San Antonio, TX, Psychological Corporation, 1989.

[10] Beck AT, Steer RA: Beck Anxiety Inventory Manual. San Antonio, TX, Psychological Corporation, 1990.

[11] Beck AT, Weishaar ME: Cognitive therapy, in Current Psychotherapies, 6th Edition. Edited by Corsini RJ, Wedding D. Itasca, IL, Peacock, 2000, pp 241 - 272 Beck AT, Rush AJ, Shaw BF, et al: Cognitive Therapy of Depression. New York, Guilford, 1979.

[12] Beck AT, Steer RA, Brown GK: Beck Depression Inventory-II Manual. San Antonio, TX, Psychological Corporation, 1996.

[13] Beck AT, Freeman A, Davis D, and associates: Cognitive Therapy of Personality Disorders, 2nd Edition. New York, Guilford, 2004.

[14] Beck JS: Complex cognitive therapy treatment for personality disorder patients. Bull Menninger Clin 62(2): 170 - 194, 1998 9604515.

[15] Beck JS: Cognitive Therapy for Challenging Problems. New York, Guilford, 2005 Beck JS: Cognitive Behavior Therapy: Basics and Beyond, 2nd Edition. New York, Guilford, 2011.

[16] Beck JS, Beck AT: Beck Youth Inventories Manual. San Antonio, TX, Psychological Corporation, 2001.

[17] Bennett-Levy J, Butler G, Fennell M, et al (eds): Oxford Guide to Behavioural Experiments in Cognitive Therapy. Oxford, Oxford University Press, 2004 Beynon S, Soares-Weiser K, Woolacott N, et al: Psychosocial interventions for the prevention of relapse in bipolar disorder: systematic review of controlled trials. Br J Psychiatry 192(1): 5 - 11, 2008 18174500.

[18] Bisson J, Andrew M: Psychological treatment of post-traumatic disorder (PTSD). Cochrane Database of Systematic Reviews 2007, Issue 3, Art. No.: CD003388. DOI:

10. 1002/14651858. CD003388. pub3.

[19] Brown GK, Ten Have T, Henriques GR, et al: Cognitive therapy for the prevention of suicide attempts: a randomized controlled trial. JAMA 294(5): 563 - 570, 2005 16077050.

[20] Chambless DL, Ollendick TH: Empirically supported psychological interventions: controversies and evidence. Annu Rev Psychol 52: 685 - 716, 2001 11148322.

[21] Clark DA, Beck AT, Alford BA: Scientific Foundations of Cognitive Theory and Therapy of Depression. New York, Wiley, 1999.

[22] Cottraux J, Note ID, Boutitie F, et al: Cognitive therapy versus Rogerian supportive therapy in borderline personality disorder: two-year follow-up of a controlled pilot study. Psychother Psychosom 78(5): 307 - 316, 2009 19628959.

[23] Davidson K, Norrie J, Tyrer P, et al: The effectiveness of cognitive behavior therapy for borderline personality disorder: results from the Borderline Personality Disorder Study of Cognitive Therapy (BOSCOT) trial. J Pers Disord 20(5): 450 - 465, 2006 17032158.

[24] Del Vecchio T, O'Leary KD: Effectiveness of anger treatments for specific anger problems: a meta-analytic review. Clin Psychol Rev 24(1): 15 - 34, 2004 14992805.

[25] Dutra L, Stathopoulou G, Basden SL, et al: A meta-analytic review of psychosocial interventions for substance use disorders. Am J Psychiatry 165(2): 179 - 187, 2008 18198270.

[26] Eccleston C, Morley SJ, Williams AC: Psychological approaches to chronic pain management: evidence and challenges. Br J Anaesth 111(1): 59 - 63, 2013 23794646.

[27] Fedoroff IC, Taylor S: Psychological and pharmacological treatments of social phobia: a meta-analysis. J Clin Psychopharmacol 21(3): 311 - 324, 2001 11386495.

[28] Glombiewski JA, Sawyer AT, Gutermann J, et al: Psychological treatments for fibromyalgia: a meta-analysis. Pain 151(2): 280 - 295, 2010 20727679.

[29] Gooding P, Tarrier N: A systematic review and meta-analysis of cognitive-behavioural interventions to reduce problem gambling: hedging our bets? Behav Res Ther 47(7): 592 - 607, 2009 19446287.

[30] Grant PM, Huh GA, Perivoliotis D, et al: Randomized trial to evaluate the efficacy of

cognitive therapy for low-functioning patients with schizophrenia. Arch Gen Psychiatry 69(2): 121 – 127, 2012 21969420.

[31] Hanrahan F, Field AP, Jones FW, Davey GC: A meta-analysis of cognitive therapy for worry in generalized anxiety disorder. Clin Psychol Rev 33 (1): 120 – 132, 2013 23168445.

[32] Harvey AG, Bryant RA, Tarrier N: Cognitive behaviour therapy for posttraumatic stress disorder. Clin Psychol Rev 23(3): 501 – 522, 2003 12729682.

[33] Hay PPJ, Bacaltchuk J, Stefano S, Kashyap P: Psychological treatments for bulimia nervosa and binging. Cochrane Database of Systematic Reviews, 2009, Issue 4, Art. No. CD000562, DOI: 10. 1002/14651858. CD000562. pub3.

[34] Hofmann SG, Smits JAJ: Cognitive-behavioral therapy for adult anxiety disor ders: a meta-analysis of randomized placebo-controlled trials. J Clin Psychiatry 69(4): 621 – 632, 2008 18363421.

[35] Hofmann SG, Asnaani A, Vonk IJ, et al: The efficacy of cognitive behavioral therapy: a review of meta-analyses. Cognit Ther Res 36(5): 427 – 440, 2012 23459093.

[36] Hollon SD, Stewart MO, Strunk D: Enduring effects for cognitive behavior therapy in the treatment of depression and anxiety. Annu Rev Psychol 57: 285 – 315, 2006 16318597.

[37] Kroenke K: Efficacy of treatment for somatoform disorders: A review of randomized controlled trials. Psychosom Med 69(9): 881 – 888, 2007 18040099.

[38] Kuyken W, Padesky CA, Dudley R: Collaborative Case Conceptualization: Working Effectively With Clients in Cognitive-Behavioral Therapy. New York, Guilford, 2009.

[39] Lam DH, Burbeck R, Wright K, Pilling S: Psychological therapies in bipolar disorder: the effect of illness history on relapse prevention—a systematic review. Bipolar Disord 11(5): 474 – 482, 2009 19624386.

[40] Mitte K: A meta-analysis of the efficacy of psycho-and pharmacotherapy in panic disorder with and without agoraphobia. J Affect Disord 88 (1): 27 – 45, 2005 16005982.

[41] Powers MB, Sigmarsson SR, Emmelkamp PMG: A meta-analytic review of psychological treatments for social anxiety disorder. Int J Cogn Ther 1: 94 – 113,

2008.

[42] Riley C, Lee M, Cooper Z, et al: A randomised controlled trial of cognitive-behaviour therapy for clinical perfectionism: a preliminary study. Behav Res Ther 45(9): 2221 – 2231, 2007 17275781.

[43] Rosa-Alcázar AI, Sánchez-Meca J, Gómez-Conesa A, Marín-Martínez F: Psychological treatment of obsessive-compulsive disorder: a meta-analysis. Clin Psychol Rev 28(8): 1310 – 1325, 2008 18701199.

[44] Ruhmland M, Margraf J: Efficacy of psychological treatments for specific phobia and obsessive compulsive disorder [inGerman]. Verhaltenstherapie 11: 14 – 26, 2001.

[45] Safren SA, Otto MW, Sprich S, et al: Cognitive-behavioral therapy for ADHD in medication-treated adults with continued symptoms. Behav Res Ther 43(7): 831 – 842, 2005 15896281.

[46] Tolin DF: Is cognitive-behavioral therapy more effective than other therapies? A meta-analytic review. Clin Psychol Rev 30(6): 710 – 720, 2010 20547435.

[47] Trauer JM, Qian MY, Doyle JS, et al: Cognitive behavioral therapy for chronic in somnia: a systematic review and meta-analysis. Ann Intern Med 163(3): 191 – 204, 2015 26054060.

[48] Turkington D, Dudley R, Warman DM, Beck AT: Cognitive-behavioral therapy for schizophrenia: a review. J Psychiatr Pract 10(1): 5 – 16, 2004 15334983.

[49] Vocks S, Tuschen-Caffier B, Pietrowsky R, et al: Meta-analysis of the effectiveness of psychological and pharmacological treatments for binge eating disorder. Int J Eat Disord 43(3): 205 – 217, 2010 19402028.

[50] Whittal ML, Agras WS, Gould RA: Bulimia nervosa: a meta-analysis of psychosocial and pharmacological treatments. Behav Ther 30: 117 – 135, 1999.

[51] Wolitzky-Taylor KB, Horowitz JD, Powers MB, Telch MJ: Psychological approaches in the treatment of specific phobias: a meta-analysis. Clin Psychol Rev 28(6): 1021 – 1037, 2008 18410984.

第八章　暴露疗法：焦虑症、强迫症
和创伤后应激障碍

Thea Gallagher，Psy. D.

Elizabeth A. Hembree，Ph. D.

Seth J. Gillihan，Ph. D.，LLC

Edna B. Foa，Ph. D.

　　在本章中，我们描述了一种认知行为治疗方法，该方法在过去 30 年里催生了大量关于暴露疗法治疗焦虑症、强迫症和创伤后应激障碍疗效研究的文献。我们将讨论限制在那些最有效力支持其有效性的实证研究上。

　　我们首先回顾一下 CBT 与其他心理疗法的区别，接着简要回顾一下 CBT 的效果。然后，我们提出了对焦虑症、强迫症和创伤后应激障碍的认知-行为概念化的一般描述。为此，我们讨论了 Foa 和 Kozak(1986)的情绪加工理论，该理论解释了病理性焦虑的本质和改善病理性焦虑的认知行为治疗机制。接下来，因为全面评估是基于暴露的干预措施中至关重要的第一步，我们简要回顾了认知行为治疗师常用的一些评估技术，以构建一个解决患者核心困难的计划。最后，我们详细介绍了费城宾夕法尼亚大学焦虑治疗和研究中心(CTSA①)开发和大量研究的两种暴露疗法：暴露和仪式预防治疗(EX/RP②)，旨在改善强迫症症状；延长暴露治疗，旨在降低慢性创伤后应激障碍的

---

　　①　The Center for the Treatment and Study of Anxiety.

　　②　Exposure and response prevention.

严重程度。每种治疗方法都有一个详细的案例。在这一章中,我们给出了描述干预措施的临床案例。

一、 认知行为疗法的概述

CBT 以实践性著称,它发展出各种各样的干预技术,并在针对各种心理问题的治疗实践中评估这些技术的效果。经验主义对 CBT 的基调有着重要影响。心理教育是 CBT 治疗的重要组成部分,在 CBT 中,会把理解和治疗患者问题的方法教给患者。CBT 技术与疾病发生、维持的概念化过程直接相关。心理教育的目标有两点:第一点,如果患者理解自己为什么要做练习,那么他们就更愿意配合治疗;第二点,治疗师的目标是让患者成为治疗他们自己问题的专家。这样一来,患者就可以在治疗结束之后,继续运用他们在治疗中学到的技能。帮助患者成为他们自己的治疗专家可能在维持 CBT 对一系列疾病的长期益处方面发挥着作用(Butler et al., 2006)。

行为治疗的疗程与传统心理治疗不同。传统的精神动力性治疗是典型的长程心理治疗,没有预设的结束时间点。而 CBT 不同,针对一个具体问题,治疗师往往在治疗开始就能确定需要多少次治疗。某些单纯恐惧症可能只需要几个小时,即使是严重的焦虑障碍也可以在 20 次之内得到有效控制。

在 CBT 中,由于治疗聚焦在定义明确的问题上,并且基于已经发现对目标问题有效的治疗,因此通常会很快获得显著的进步。临床医生开始治疗时就知道整个治疗将如何开展,以及每次治疗应该怎样进行。如本章后面列出的一样,CTSA 用于治疗强迫症的治疗方案包括 17 次治疗。最初 2 次治疗是心理教育和资料收集,之后是 15 次的 EX/RP 治疗。每次 EX/RP 治疗都以复习家庭作业开始,然后是实地或想象的暴露训练,最后以布置家庭作业结束。创伤后应激障碍的长期暴露通常包括 8~15 次治疗,并且在引入暴露成分之前,也从 2 次的心理教育和信息收集开始。

CBT 的另一个特点是,很少挖掘患者问题的根源。在心理教育中,可能会花些时间概括地介绍人们为什么会得某种特定的精神疾病,但这样的谈话更多的是针对疾病而不是针对患者个人。接受 CBT 治疗的患者通常很喜欢"以现在为中心"或聚焦于此时此刻的治疗取向。许多患有焦虑症、强迫症或创伤后应激障碍的患者在寻求认知行为治疗之前，都曾接受过心理动力学、洞察力导向的心理治疗。他们已经认识到，试图弄清楚为什么他们出现一个特殊问题可能有助于他们更好地了解自己，但并不足以改变他们的现状，即减轻症状严重程度，提高日常生活能力。

CBT 治疗的焦点是改变当前行为、认知、情绪，以及如何一直保持这种改变，因此是一种很积极的治疗方式。一旦完成了评估、制订治疗计划和心理教育，CBT 治疗的多数时间都用来进行激活技术的训练，包括暴露、认知重建和角色扮演。行为治疗中几乎没有漫无目的的谈话，更多的是积极的行动。

这种积极的方式在治疗间隙（一次治疗和下一次治疗中间的间隔时间）仍然继续着，CBT 治疗不可或缺的一个组成部分是家庭作业。治疗间隙的练习可以提高患者对这些技能的熟练程度，增强患者对解决问题的把握和信心。对于暴露治疗（在本章后面会提到），做家庭作业可能使患者逐渐习惯面对"害怕但安全"情境时的焦虑，或者体验到这种焦虑的下降。家庭作业让患者有更多的机会学习怎样应对他们恐惧的情境（例如，这个礼拜我每天都乘地铁，尽管我还是有些恐惧，但可以控制）。家庭作业还为患者提供了一个重要的机会，让他们学习到，在没有治疗师的情况下用新学到的技能来独立处理问题并将新学到的技能用于治疗室之外的真实生活中。做家庭作业让患者有机会成为自己的治疗师，一个我们希望的、在治疗结束时能让患者感觉舒服的角色。既然家庭作业有这么多好处，那么很自然地，对家庭作业的依从程度就成为预测治疗结局的一个良好指标（Mausbach et al.，2010）。

认知行为治疗师与患者之间是高度合作的关系。尽管治疗师具备帮助患者解决问题的专业知识和技能，但还是竭力使患者全情投入到治疗计划和治疗过程中。像大多数心理治疗方法一样，紧密的治疗联盟非常重要（Horvath et al.，2011）。治疗师在治疗开始时建立治疗联盟，治疗师肯定患者接受治疗的勇气，支持患者学习新的问题解决方法的愿望。在治疗早期，当治疗师向患者提供心理教育，告诉他们关于疾病的知识，并向他们推荐治疗方法时，治疗师用患者自己的经历和症状作例子，以表达对患者特殊处境的理解。随着治疗的进展，很多决定都是双方合作的结果，如治疗频率、治疗目标以及家庭作业的布置等，治疗师给出建议，同时参考患者的意见。

CBT治疗的另一个重要组成部分是对清晰、可信的治疗原则的陈述。为了能让患者在治疗内外都依从治疗计划，必须让患者理解并接受这一基本原则。为了达到这个目的，治疗师通常要尽可能清晰地描述治疗的理论模型，让患者认识到这样的治疗对他（她）有意义，适合他（她）的情况。这样，患者才会相信治疗师所说的特定技巧或治疗程序对自己是有帮助的。

隐喻和类比可以用来阐述治疗模型，为治疗过程提供参考，因此也有助于阐述治疗的基本原则。例如，在创伤后应激障碍的长期暴露疗法中，我们有时会将面对和描述痛苦创伤记忆的过程比作"进食然后消化有毒食物"的过程。食用有毒食物的人会出现恶心、胃痛和发烧等症状，可一旦食物被消化，这些症状就会减轻。长时间暴露有助于患者处理和消化创伤记忆，从而减少创伤后应激障碍症状。随着治疗的进展，讨论有趣的隐喻通常是有用的，目的是提醒患者为什么他（她）可能需要做一些困难的事情，例如通过想象暴露来面对痛苦的记忆。

总而言之，认知行为治疗是一种以实践为基础、有一定时间限制、聚焦于问题、以当下为中心的一种治疗方法，也是一种积极的、合作的、有基本原则支持的、非常有效的心理治疗方法。

二、 认知行为疗法的疗效研究

总的来说，CBT在治疗师和患者中最大的"卖点"之一就是治疗效果好。大量高质量研究已经证实CBT适用于很多心理障碍，包括抑郁症（Ashman et al.，2014；Coffman et al.，2007；Conradi et al.，2008；Lutz et al.，2016；Wiles et al.，2016），强迫症（Foa et al.，2015；Simpson et al.，2008），PTSD（Foa et al.，2013；Nacasch et al.，2011），惊恐发作（Landon and Barlow，2004；Teng et al.，2008），广泛性焦虑障碍（Rosnick et al.，

2016)，特殊恐怖障碍(Choy et al.，2007；Ollendick et al.，2009)，社交恐怖障碍(Clark et al.，2006；Heimberg et al.，1998)，慢性背部疼痛(Castro et al.，2012；Glombiewski et al.，2010；Nakao et al.，2012)，失眠(Espie et al.，2012；Morin et al.，2006；Talbot et al.，2014)，和许多其他疾病。一般来说，CBT治疗的效应量相当大。一项关于延长暴露对PTSD疗效的Meta分析显示，效应量 $Hedges'g=1.07$，表明延长暴露疗法组的疗效高于对照组86%(Powers et al.，2010)。EX/RP在强迫症的治疗中也出现了类似的大效应量。在Rosa-Alcazar等(2008)发表的一项Meta分析中发现EX/RP的效应量 $d=1.13$。这意味着EX/RP治疗组的患者的预后优于87%的对照组患者。

除了随机对照实验(randomized controlled trial，RCT)这种相对严格控制的条件，认知行为疗法在一些非RCT设置中也有很好的效果。一项Meta分析显示，当这些疗法在社区诊所和其他非RCT设置(Stewart and Chambless，2009)中使用时，其疗效只下降了很少一点(仍旧很好)，显示了CBT效果的稳定性。

焦虑症、强迫症和创伤后应激障碍的认知行为治疗的良好效果，可能与这些障碍的共性和共同的治疗技术有关。焦虑症、强迫症和创伤后应激障碍都涉及病理性恐惧，即客观上相对安全的刺激被认为是危险的。例如，一个强迫症患者可能会认为他被细菌污染了，因为他触摸了餐馆的门把手，除非他彻底洗手，否则会导致自己和所有与他直接或间接接触的人生病。同样，5年前被强奸的创伤后应激障碍患者可能会担心，如果天黑后独自去餐馆和朋友见面，她会再次遭到袭击和强奸。针对这两名患者的常见治疗方法是暴露技术(现实和/或想象)去减少患者的病理焦虑。该技术通过向患者提供在面对恐惧的情况或物体时的经验，松动他们不现实的"灾难感"。

在下一节中，我们将提出一个理解和治疗病理性恐惧的疾病特异性模型。

三、 情绪加工理论

Foa和Kozak(1985，1986)整合了条件反射和消退理论、认知治疗和信息处理等方面的概念,他们的目的是提供一个理论框架来理解焦虑症、强迫症和创伤后应激障碍的心理病理,以及这些疾病治疗的机制(特别是暴露治疗)。

根据 Foa 和 Kozak(1986)的情绪加工理论,该理论认为,恐惧在记忆中表现为一种认知结构,包括关于恐惧刺激和恐惧反应及其意义的表征信息。例如,患有 PTSD 的强奸幸存者可能具有的恐惧结构,包括刺激的表征,如晚上黑暗的停车场,以及反应的表征,如心跳加速和肌肉紧张。尤其重要的是,停车场的含义是"危险",她的心跳加速和肌肉紧张的含义是"我害怕"。刺激、反应和它们的意义的表征是相互关联的,使得环境中与恐惧结构中所表征的相匹配的刺激和/或反应将激活整个结构。因此,进入灯光昏暗的停车场这一行为将激活昏暗停车场的表征、与该表征相关联的含义("危险")以及行为和生理恐惧反应。

Foa 和 Kozak(1986)也详细说明了正常和病理性恐惧结构的区别。在前面的例子中,如果恐惧仅限于在实际危险的环境中,强奸幸存者的恐惧结构是正常的。在这些情况下,恐惧结构的激活将导致适应性反应,如与同事一起散步或在天还没亮时离开办公室。相反,如果恐惧结构被安全刺激激活,比如害怕周围有很多人的灯光明亮的停车场,那么它就是病态的。换句话说,当与危险情况有些相似的安全情况被视为危险时,病理性恐惧结构会导致过度反应,如过度警觉。

举个例子,一个男人有一天被流浪狗咬伤,然后对所有的狗产生恐惧。看到一只狗走在街上,他想起了咬他的狗,立刻把这只不熟悉的狗与危险联系在一起。这种联系引发了男人高度的恐惧。他的心率加快、呼吸加速、肌肉紧张、身体颤抖、突然出汗。他立即跑到最近的建筑物里(避免危险、有害刺激),直到他确定狗离开后他才敢离开。尽管一再安慰,这个人还是很难相信这只狗是友好和安全的,而且从来没有咬过任何人。每次遇到狗,即使这只狗在远处,这种情况都会重复出现。对狗的恐惧可能会变得非常严重和普遍,以至于他最终永远不会离开他的家。这种回避行为对他的生活造成了如此多的不便,他最终寻求恐惧症的治疗。

四、 病理恐惧结构的治疗概念化

临床医生如何帮助患者减少病理性恐惧？Foa 和 Kozak(1986)提出，为了成功地减少病理性恐惧，治疗必须做到：① 激活恐惧结构；② 提供与现有病理因素不相容的新信息，以便纠正它们。暴露疗法已被证明是实现这两个目标的非常有效的手段。暴露程序通过帮助患者在现实生活或想象中面对他(她)害怕的情况或物体来激活恐惧结构。这种暴露为纠正性信息(即新的学习)提供整合到该情境的记忆中的机会，从而减轻与之相关的恐惧。例如，如果患有狗恐惧症的人反复接近并抚摸摇尾巴的狗，并且狗不咬他，那么他将了解到大多数狗是安全的。狗的含义从"邪恶、危险"到"安全、友好"的变化是情绪处理的本质，这是病理性恐惧减少的基础。

成功的结果需要针对特定的靶症状定制 CBT 干预方案，这需要理解该症状的潜在恐惧结构。尽管每个焦虑症患者可能都有一些独特的表现，但特定的疾病往往有标志性的恐惧结构。例如，惊恐发作的特点是恐惧反应(如心跳加速)和危险的意义之间有很强的联系。惊恐发作典型患者在特定情况下(如在高速公路上开车(刺激))，会经历诸如心脏怦怦跳(反应)的生理症状，并担心自己将死于心脏病发作(心脏怦怦跳意味着"心脏病发作")。惊恐发作中的恐惧结构包括反应和意义元素之间的强烈联系。因此，有效的治疗将通过故意引起恐惧反应(如原地慢跑；参见小节"内感性暴露")，在没有预期伤害(如心脏病发作)的情况下，恐惧反应的病理意义被改变。

相比之下，特定恐惧症患者一般不会害怕自己的恐惧反应，相反，他们的恐惧与相对安全的刺激有关，如坐飞机。因此，对特定恐惧症的治疗是让患者暴露于令人恐惧但实际安全的刺激，以改变刺激和危险意义之间的病理联系。

在强迫症中，患者的恐惧结构倾向于涉及两组主要关联。首先，患者将相对无害的刺激与严重的危险联系起来。一个典型的强迫症表现包括相信触摸相对安全的东西实际上是危险的。例如，患者可能会担心，徒手触摸公共马桶座圈意味着他(她)会患上性传播疾病。在这种情况下，患者在恐惧结构中的错误联系是在刺激和意义这两个要素之间。第二,患者在对这些意义要素的反应中经历了过度的恐惧,导致避免刺激和/或仪式化行为,以抵消与刺激有关的恐惧后果,恐惧结构的这一方面代表了意义元素和反应之间的结合。强迫症中恐惧结构的刺激、反应和意义要素之间的关联模式解释了为什么对这种疾病的有效治疗需要暴露于恐惧刺激和预防仪式(反应)。

焦虑症、强迫症和创伤后应激障碍的有效治疗需要暴露干预,以消除患者恐惧结构中的错误要素。社交焦虑障碍就是一个很好的例子,现实暴露通常不足以充分减少社交恐惧,因为在现实暴露过程中没有社交排斥,这不会动摇患者的信念(即他(她)在社交上是笨拙的和不适当的)。患有社交恐惧症的人通常会认为,其他人没有公开拒绝或批评是因为一般的社会规范建议在表达直接批评时保持克制,而且其他人实际上仍然对他们持批评态度。因此,社交恐惧症的 CBT 方案通常包含视频反馈。患者对他们在视频社交任务中的表现做出准确的评价,例如与其他人进行一对一的对话。在大多数情况下,看完视频后,患者对自己行为的评价会比他们预期的好得多。因此,这种暴露的改变通过引入视频反馈提高了患者整合纠正信息的能力,该纠正信息中断了他(她)在刺激(他人的行为)和意义("批评")之间的不准确关联,从而改变了病理性恐惧结构。

创伤后应激障碍同样需要暴露的改变,以导致病理恐惧结构的必要变化。正如前面在强奸幸存者的例子中所讨论的,PTSD 患者通常在恐惧结构的刺激、反应和意义要素之间有一系列功能失调的关联。除了对创伤相关刺激的过度恐惧反应,刺激(停车场)和意义(危险)要素之间以及反应("我僵住了")和意义("我无能")要素之间的错误关联之外,创伤记忆在患有 PTSD 的个体中是支离破碎的。此外,PTSD 患者不能充分区分创伤和二次创伤。反复重温创伤记忆(想象暴露)有助于患者组织创伤记忆并获得关于创伤记忆的新观点,促进对创伤的思考和二次创伤之间的区分,强化创伤经历和类似情况之间的区分(消除世界完全危险的感觉),并消除患者对他们无法应对压力(无能)的感觉。

五、 认知行为评估

制订治疗计划的首要步骤是完整的评估和准确的诊断。如果对患者的问题没有清晰的认识就急于开始治疗，对临床医生-患者双方来说都可能面临失败，甚至是有害的。医生最好以临床访谈的形式进行评估和诊断。尽管有些临床医生喜欢用非结构式的访谈形式，结构式的访谈如 DSM-5 的结构式临床访谈工具(First et al.，2016)仍然是一种有用的访谈工具。常用的结构式访谈工具多是针对具体疾病，包括 Yale-Brown 强迫量表(Goodman et al.，1989)、DSM-5 创伤后应激障碍症状访谈量表(Foa et al.，2015)等。这些特定的量表对制订治疗计划、评估随访治疗过程中的症状变化都很有帮助。

自评工具，如生活质量量表、愤怒控制困难量表等，可提供临床访谈之外的有用信息，是随访治疗进程的另一种方法。Harrington 和 Antony(2009)等最近编了一本书，旨在帮助临床医生选择焦虑障碍的评估工具。

不管用什么样的工具，目的都是一样的：找出治疗焦点，并评估可能的相关临床因素。仅凭患者对现在问题的简单描述很难作出诊断。例如，一个患者来看医生，说他怕乘飞机。仅凭这点信息是不能确立诊断或制订治疗计划的。如果患者是害怕飞机失事，提示可能是害怕乘飞机的单纯恐惧症。如果患者真的经历过机械原因的紧急迫降，从此总是出现噩梦和闪回，这样的病史就更倾向于 PTSD 的诊断。或者患者是害怕在飞机上出现惊恐发作，怕万一出现这种情况无法离开机舱，因而很不舒服，这种情况下患者更可能是惊恐障碍。这些区别很重要，尽管行为治疗对不同焦虑障碍的治疗方法有共同之处，但针对不同恐惧原因的治疗措施会很不一样。

对恐惧情境特征的全面而具体的描述也很重要。有代表性的细微的变化也会影响不同患者的临床症状。例如，一个害怕乘飞机的惊恐障碍患者，坐一个小时的飞机可能没有问题，而长时间的飞行就不行。类似地，如果有人陪伴，这个患者可能没有问题，但如果让他单独乘飞机就会感到很恐惧。在制订治疗计划时，充分考虑到患者的显性回避行为，如不长时间坐飞机和不单独坐飞机；和更多的隐蔽回避行为，如上飞机前喝一点酒，这些都非常重要。当医生问到这些细微差别时，患者往往很吃惊医生会问得如此细致。这类问题表达了治疗师对患者疾病及其特异性症状的理解，让患者觉得治疗师是理解自己的，从而加强了治疗联盟。

在评估过程中，还会问及一些其他问题。在很多疾病中，共病都很常见。尽管在一定时间里的治疗往往只能解决一个问题，但患者应该对自己的情况有更全面的了解。其他疾病可能是原发疾病持续存在的维持因素，例如，一个有社交焦虑的患者可能用喝酒的方式来缓解其在社交场合的紧张。其他疾病也会影响到当前疾病的治疗目标和治疗过程（例如，一个 PTSD 患者，有严重抑郁，并有自杀意念，在治疗 PTSD 之前，就可能从抗抑郁治疗中获益）。

行为治疗师还需要评估当前问题对患者一般功能的影响程度，需要评估的重要领域包括职业功能、教育功能和社会功能。这对衡量疾病的严重程度很重要，还有助于将患者作为整体看待，而不是仅仅关注症状。而且，了解患者想从症状改善中得到什么，对在治疗中遇到挑战时会有帮助。例如，一个强迫症患者，当他觉得很难放弃仪式化动作时，可以提醒他们，没有强迫症状的干扰将给他们的生活带来多大的改善。例如，他们可以恢复工作，有更多的时间与家人在一起，会有很好的激励作用。

尽管行为测验不是必需的，但也可用于评估。在临床访谈中，完成自评问卷之后，很多患者难以准确报告面对恐惧物体或情境时的思维、行为和感受。另外一些患者的回避行为非常严重，以致他们可能无法回忆起自己过去面对恐惧刺激物时的反应。在这种情况下，要求患者当场做行为测验，可以为诊断和制订治疗计划提供有价值的信息。

行为测试的通常做法是让患者从事他们害怕的行为，如让一个害怕公开演讲的患者在几个陌生人面前讲演，和患者进行社交方面的角色扮演，这有助于评估者了解患者在社会技能和行为方面的力量和弱点。行为测试还可以用来评估患者对恐惧行为的耐受程度。例如，一个已经不能工作的广场恐惧症患者，可以要求他（她）沿着上班的路线尽可能往前走（如离开家、坐上汽车，开车，到达办公室）。这类行为测验中最主要的变量是，患者究竟能耐受何种等级的恐惧行为,这也是判断预后的一个有效方法。

对隐蔽行为保持高度敏感有助于呈现出更清晰的患者表现。强迫症患者可能因为要在家中完成自己的仪式化动作而迟到很长时间,或者患者的强迫症状正好表现在治疗中。例如,一个患者的基本仪式是把事情"尽快结束",在他的第一次暴露治疗中感到很难过,因为治疗师只为这次治疗安排了一个暴露目标。他的强迫症迫使他坚决要求做完暴露等级中的两个目标。另一个患者自动整理治疗师桌上散落的纸张,这个人有强迫性的担心,如果他不能"完美地"完成治疗计划,治疗就没有任何进展。

六、 暴露治疗干预

在本节中,我们描述认知行为治疗师在治疗病理性焦虑中经常使用的干预措施。

正如"病理恐惧结构的概念化"小节所述,通过激活恐惧结构并提供与恐惧结构的病理要素不相容的信息,可以改变病理性恐惧结构。因此,在焦虑暴露治疗中,治疗师鼓励患者面对恐惧和避免回避情况或对象以两种主要方式激活他们的恐惧结构:① 现实暴露,其需要系统、逐级地面对引发恐惧和回避冲动的物体、情境、场所或活动;② 想象暴露,其要求患者生动地想象恐惧的情况及其后果,并且不回避由此产生的焦虑。

1. 现实暴露

现实暴露需要患者在现实生活中面对恐惧刺激物。进行现实暴露的第一步是制订暴露等级。治疗师和患者一起,把让患者很难承受或彻底回避的场景和活动列出来,然后让患者给每个条目打一个主观痛苦分值(subjective units of distress scale,SUDS),分值从 0 到 100,以便将这些条目进行等级排序。0 的 SUDS 水平表示完全没有痛苦或焦虑(如"去年夏天坐在沙滩上");100 的 SUDS 水平表示一个人有史以来最痛苦的时候(如"当我被攻击并认为我快要死了的时候");50 的 SUDS 水平代表中度痛苦。一个构建良好的层次结构包括一系列条目,从产生中度焦虑的条目到产生患者所能想象的最大焦虑的条目(见表8-1)。一般说来,最好是按从低到高的顺序进行系统地暴露,如从中度焦虑条目开始,逐步过渡到更恐惧的条目。这样可以让患者通过之前的成功经验获得一定的自信和自我效能,相比从最高等级焦虑条目开始暴露,这样的顺序更容易让患者接受。

表 8-1　单纯恐惧狗的暴露等级举例

条　目	SUDS
观看杂志上关于狗的插图	30
观看有关野狗的电影	35
去市场,站在宠物店的玻璃橱窗前观看狗	50
与小狗(拴着绳子)同坐在治疗室里	55
在治疗师牵着绳子的情况下抚摸小狗	60
坐在治疗室的地板上,同时有只狗在自由活动	65
看到有人牵着狗在街上走时,抑制住冲到街对面的冲动	65
去人们牵着宠物走来走去的宠物店	75
到宠物店去抚摸并抱起某只狗	80
去养狗的朋友家,朋友的狗又大又凶,看起来随时会扑上来咬人	85
去狗聚集的公园,在那里狗必须拴着	90
去狗可以自由活动的公园	100

注:主观痛苦分值。

　　第一次暴露应该在治疗过程中进行,这样治疗师可以演示暴露过程,给患者支持和勇气来面对挑战任务。治疗过程中的暴露场所并不局限于治疗室,更应该在焦虑实际发生的地方进行。如果患者害怕乘坐摩天楼的电梯,乘坐治疗师办公大楼的电梯无疑就是一个很好的早期暴露目标。然而,如果之后的治疗能在一幢摩天大楼里进行,让患者直接面对他(她)恐惧的情境,将会获得更好的治疗效果。在第一次暴露之后,应尽快让患者自己在治疗间隙进行暴露练习。有些患者会贬低治疗中通过暴露练习获得的成功经验,对于社交恐惧的患者来说,他们可能会把这种成功归于治疗师或其他参与暴露人员的功劳。对于焦虑症患者(如强迫症、惊恐发作)，会把医生看作"安全"的人。因此，重要的是让患者看到，他们能自己面对恐惧的情境，可以有效地控制焦虑。

对恐惧情境的暴露时间也是一个重要因素。暴露的时间一定要足够长，得以让患者适应焦虑。因此，每次的治疗时间一般不少于一个小时，甚至需要持续几个小时。如果一个暴露行为本身是一个短暂的行为(如问陌生人一个问题)，暴露就要反复进行很多次。例如，一个社交恐惧的患者怕跟别人打招呼(一个只需要几秒钟的行为)，他(她)应该到市场上去和每一个店员打招呼。要了解更多的有关暴露的指导原则，读者可以参考 Antony 和 Swinson 的书籍(2000，pp 199)。

在设置暴露时，临床医生要有灵活性和创造性。害怕公开演讲的患者可以在治疗师和办公室同事面前练习即兴演讲；可以进行角色扮演，让患者练习邀请别人出去约会、闲聊或去参加工作面试；治疗师还可以陪同社交恐惧症患者去商店退一件衣服，或者参加公共活动，比如读书会这类场合，因为他们可以在陌生人面前提问。

1）惊恐障碍的现实暴露治疗

想象暴露很少用于治疗惊恐障碍。惊恐障碍患者害怕的情况通常是容易出现的，如患有惊恐障碍的人经常害怕封闭的地方，所以即使坐在关着门的医生的小办公室里，关着门也是一种有帮助的暴露。其他常见的暴露包括乘坐电梯、排长队、乘坐地铁、高峰时段在单行道上行驶以及去拥挤的超市。

一些有惊恐障碍的患者很难从有治疗师在场的暴露疗程过渡到独自完成家庭作业。在这种情况下，向逐级暴露表格中添加中间步骤会很有帮助。例如，治疗师和患者可以一起去大型商场，并且分开越来越长的时间。类似地，有时患者可以在朋友或家人的陪同下进行暴露练习。这在治疗的早期阶段是有帮助的，但随着治疗的进行，这样的安全陪护会逐渐消失。

2）社交恐怖症的现实暴露治疗

与惊恐障碍一样，社交恐怖症的现实暴露是在治疗师的陪同下进行的，也是作为治疗期间的家庭作业进行的。治疗同盟可能有助于在治疗期间去设计暴露方式，可以是一对一的谈话，也可以是在一小组人面前的演示。社交恐怖症患者通常依赖社交互动中的安全行为,例如问很多问题或试图保持安静,以使他们看起来不"尴尬"。社交恐怖症的患者认为上述做法将阻止他们担心的后果发生(McManus et al., 2010)。

矛盾的是,这些行为经常导致患者试图阻止的结果。例如,患者长时间静止不动会引起别人对这种奇怪行为的注意,而不是产生不引起对患者注意的期望结果。因此,应该鼓励患者在有或没有安全行为的情况下参与社会活动,并报告他们所恐惧的灾难后果真实发生的程度。大多数社交恐惧症患者都报告,当他们放弃安全行为时,出乎意料的是他们实际上表现得更好。正如在"病理恐惧结构的概念化"小节中提到的,视频反馈的使用可以提供特别令人信服的证据去证明患者的不合理预期,并改变了病理性恐惧结构。例如,患者可以自己看到,试图"保持不动"实际上使他们看起来更尴尬,而不是更不尴尬。

一旦患者学会了放弃安全行为,他们就会和治疗师一起制订计划,在治疗期间继续进行暴露练习。具体的暴露练习将根据患者问题的领域进行定制,并将沿着等级逐步暴露。例如,一个害怕在课堂上发言的患者可能会先做排练好的陈述,然后在没有排练的情况下,逐步进行陈述。同样,一个害怕和教授说话的学生可能会在下课时先问一个问题,然后在工作时间去拜访教授。

3) 强迫症的现实暴露治疗

强迫症的现实暴露治疗对于大多数强迫症患者而言,现实暴露治疗是其治疗方案的重要组成部分。比较特殊的是将(EX/RP)仪式性或重复性联合应用。EX/RP 的目的是将患者暴露在他们恐惧的情景中,他们逐步学习到,即使不做强迫性行为,焦虑也可以慢慢习惯。在治疗强迫症时要特别注意,患者可能用隐蔽的仪式化动作来缓解焦虑。当患者在想象中进行仪式化动作或其仪式化行为非常隐蔽时,治疗师要提醒患者在暴露开始前及在暴露过程中完全避免仪式化行为的重要性。

由于症状等级不同,强迫症患者暴露的内容可能差别很大。对于一个怕细菌感染的患者,暴露的内容可包括触摸门把手及他办公室附近的物体,并制止其在吃东西前洗手;对于一个怕因传播污染物致他人生病的患者,更好的暴露练习是要求患者在触摸门把手和电源开关后，与办公室的工作人员握手或亲手递东西给他们吃。

家访通常也是强迫症治疗策略的一个重要组成部分。如果患者因为担心忘记锁门而很难离开家，治疗师可以到患者家里进行一次治疗，帮助患者在不检查门锁的情况下离开家。对于怕脏的患者，他们认为自己的家是"安全的"。在患者家中进行一次治疗，主要聚焦于家中的脏东西，将有益于治疗。

4）创伤后应激障碍的现实暴露治疗

在 PTSD 的现实暴露治疗中，创伤幸存者往往回避可能提醒他们创伤情境的地点、人物和物体。毫无疑问，暴露于现实中确实危险或风险很大的恐惧刺激物是不合适的或无益的，不需要让受害者去面对罪犯或面对创伤发生的地方，如果那个地方在客观上确实是不安全的话（如深夜单独去一个空旷的停车场）。除此之外的其他现实暴露对治疗 PTSD 都很有帮助。例如，一位车祸幸存者可能一直回避开车。合理的治疗目标是让患者重新回到驾驶座上；一个患者在酒店里被袭击过，现在不敢住任何酒店，让其重新住进酒店的治疗目标是可行的。某些特定的物体也可能与恐惧有关。如在一起绑架案中，我们的一个患者想用电话求救，但失败了，绑匪用电话线勒着她的脖子，差点把她勒死。此后，她只能用无绳电话。她的暴露练习包括用有绳电话打电话，这样的电话当然是安全的。

5）内感性暴露

内感性暴露技术最常用于惊恐发作的治疗。在暴露过程中，患者做一些肯定会引起躯体焦虑反应的事。如在某个地方跑步，通过麦秆呼吸或过度换气。内感性暴露的目的是帮助患者意识到，尽管某些躯体感觉可能让人很不舒服，但是不需要害怕，更不必把它当成大难临头的征兆。当患者有了这样一种意识，即惊恐发作只是躯体恐惧的一种表现（Clark，1988），则患者对这种躯体感觉的恐惧很可能就减少了。

症状诱发练习应与患者的具体情况相联系。Roth、Antony 和 Swinson 的书籍中指出（Antony and Swinson，2000，pp 212）指出，在某些特定的症状诱发练习中，患者经历的躯体症状最为强烈。例如，对于害怕头晕眼花或头昏感觉的患者，可以要求他们围着椅子转、不停摇头或过度换气。同样，那些害怕强烈、心动过速，有心脏病发作的信号的患者可以被要求爬楼梯来诱发心脏的剧烈跳动。

2. 想象暴露

如前所述，在想象暴露中，患者想象自己处于恐惧的环境中。想象场景通常是对事件的详细描述，包括相关的思想、心理感觉和身体感觉，以及人们想象中会出现的"灾难"。想象暴露最常用于治疗创伤后应激障碍和强迫症，有时也用于治疗社交恐惧症。

1) 创伤后应激障碍的想象暴露治疗

在 PTSD 的治疗中，用想象暴露或再体验帮助患者在情感上处理和组织他(她)的创伤性记忆。在开始想象暴露之前，治疗师要向患者仔细解释用想象暴露治疗 PTSD 的原理，在想象中对创伤性记忆进行暴露可提高对创伤性经历的情感加工。这样可以增加记忆的整合性和组织性，逐步耐受想到创伤经历的痛苦感受，认识到创伤性记忆本身没有危险性，焦虑不会永远存在，从而增强应对创伤的信心。

在想象暴露中，让患者闭上眼睛，大声描绘出受创伤时发生了什么，尽可能生动地把它描绘出来。让患者用当前的紧张感觉来描述创伤性事件发生时的思维、情感和知觉体验。想象暴露之后是一个延长阶段（通常 30～45 分钟），有必要的话，还要用各种形式来重复创伤性记忆。这样做的目的是让患者接近创伤性记忆，并在情感上处理它。想象暴露结束后，患者和治疗师要立即进行讨论。一旦开始想象暴露，就要在多次治疗中不断重复，直到与创伤性记忆相连的焦虑和痛苦感受消退。作为家庭作业，可以要求患者回去听白天想象暴露的录音带，让患者继续在情感上处理自己的创伤性记忆。

2) 强迫症的想象暴露治疗

在强迫症的治疗中，想象暴露主要对患者所害怕的、强迫观念的结果或未实施强迫行为的结果进行暴露。在开始之前，治疗师和患者一起制订想象暴露情节的具体细节，并当场写下，其中包括大量生动的器官感受和情感体验细节。然后，患者开始进行想象暴露，一边生动地想象事件及其结果，一边大声地描绘出他(她)在想象中看到的情景。整个暴露过程将被录下,要求患者一遍遍地听自己描绘的情节,想象这个事件现在正在发生。想象暴露要在一段较长的时间里持续进行,在成功后依然要持续数日,以耐受和消除恐惧。

下面是一个想象暴露的例子。B先生,一位有伤害他人强迫观念的强迫症患者。注意,想象暴露的目标很明确,是增强强迫症患者处理其恐惧结果的能力。他因为没有仔细处理化学品而害死了无辜的孩子,他将因此被终身监禁。想象暴露在面对恐惧情境及其不现实的或过分夸张了的结果方面通常有良好的效果。

我把杀虫剂装进喷雾器,走到花园里喷洒。因为我已经很长时间没有杀虫了,所以我决定把所有的东西都厚厚的喷一层。我注意到灌木的叶子上、草地上都沾满了液体,一直流到地上。看到有毒的液体从叶子上流下来,突然触发了我一个恐惧的想法:这对别人来说该是多么危险和致命的,也许我应该放个标志来提醒人们。但我并没有这么做,我觉得不值得这么麻烦,也没必要过分担心。

当我结束杀虫工作、把工具放在一边的时候,后面传来孩子的声音,我转过身,看见两个孩子正从我刚刚洒过杀虫剂的花园跑过。他们在玩游戏,不停地在灌木丛中跑进跑出。我感到一阵焦虑的刺痛,因为我想到杀虫剂,又开始担心它可能给孩子们造成危险。我想到叫孩子们走开,但我没有力气大声喊出来,于是我又一次把这件事放在一边,回到屋里去了。

那天深夜,我听到很大的响声,并看到外边有灯在闪烁。当我出去看的时候,看到邻居房前的街上有警车和救护车,那就是孩子们住的房子。我又一次想到孩子们穿过喷有杀虫剂的灌木丛,突然,一阵恐惧袭来,我想,如果他们是中毒,应该让急救队知道。当孩子的父母告诉我,孩子们突然神秘地病倒了,有严重皮疹和胃痛,他们可能会死时,我感到一股恐惧从腹部升起。我现在可以肯定孩子们是杀虫剂中毒,我很担心,但我什么也没说,我不想为此承担责任,我希望医生知道该怎么做。

第二天早晨,我被巨大的敲门声惊醒,当我打开房门时,看到的是孩子们父母涕泪纵横的脸,他们被几个神情严肃的警官搀扶着。警官迅速给我戴上手铐,并通知我说,孩子们在夜间死了,我由于自己的轻率行为而导致过失杀人被捕入狱。当被带走的时候,我感到彻底的绝望和恐惧。我扭头看到我的妻子正吃惊地看着我:"是真的吗? 你真的杀了那些可怜的孩子? 你怎么可以这样?"

我的案件很快就开庭审理了。在法庭上,一项项证据明白无误地证明我是怎样轻率地在自己的整个花园里都洒上致命的杀虫剂,还让孩子们在其间玩耍。从我坐的地方看过去,看到的是陪审团、听众,甚至是我自己家人脸上愤怒、厌恶的表情。我意识到自己在法庭上是完全孤立无援的,没有一个人是站在我这边的,我很快被判有罪并入狱。当我被带走的时候,我看到我的家人带着厌恶的神情看着我,我知道我再也见不到他们了。我想着我将来的生活:被关在黑暗、潮湿、发霉的牢房里,满是尿液和其他肮脏的废物,在一群重刑犯中被迫终身忍受野蛮与暴力,这就是我的余生。

七、暴露治疗的常见问题及注意事项

进行暴露治疗经常会激起新手治疗师的焦虑反应,因为这种治疗要求治疗师和患者共同面对一定程度的危险,这对双方来讲都不会很舒服。然而,治疗师必须对暴露模式和暴露练习有信心,并逐步适应它,以免将自己的犹豫、顾虑传递给患者而让患者对治疗产生怀疑并损害治疗。在随后的几个小段中,我们将讨论这种不舒服的一般来源,以及我们对如何应对这种情境的一些建议。

1. 患者的风险

作为一般原则,我们强烈建议暴露治疗应该在资深暴露治疗师的近距离督导下进行。对不同类型患者,包括单一恐惧症(如怕狗)、强迫症(如怕污染物)、PTSD(如在人多的地方或其他公共场所停车)、惊恐障碍(如怕开车),进行的现实暴露可能会让患者承受某种程度的危险(如被狗咬伤、真的生病、被袭击或发生事故)。治疗师和患者必须面对的事实是,生活中完全没有危险的活动是很少的。对于我们大多数人来说，生活要求我们了解日常生活中经常要面临的危险，并在此基础上作出决定，进而学着去接受这些微小的风险，而不是妄图彻底消除这些危险。我们判断练习是否恰当的一般参考原则是，看提供的行为能否为大多数人接受。例如，在现实暴露中，要求患者白天在一个拥挤繁华的街道上行走，这对大多数人来说是可行的，而在一个危险街区、黑暗偏僻的街道上行走则是危险的、不能接受的。

针对 PTSD 患者的现实暴露治疗，往往是为了帮助患者恢复到事件发生前的行为或活动水平。然而，我们发现，在为强迫症患者设计暴露练习时，暴露经常要超过"大多数人"的常规行为限度，因此我们常常用不同的标准来衡量"可接受"程度，即如果环境需要，正常人会做这样的事吗？例如，尽管正常情况下多数人不会例行公事似的把手伸进厕所里，但是如果掉了某种重要的东西，多数人会这么做。在进行类似治疗时，没有经验的治疗师往往很难判断类似练习的价值，因此强烈建议在督导的帮助下进行治疗。

2. 治疗师的风险

有时，对于某种特定的现实暴露练习治疗师会很踌躇，因为治疗师怕自己会遇到危险或者担心完成这样的练习对他们自己也会造成一些影响。例如，治疗师可能不愿陪着一个有开车恐惧症的患者进行现实暴露，因为害怕出事故，或者害怕对可能造成的伤害负责任；或者对于一个怕污染物的强迫症患者，治疗师不愿陪他（她）进行现实暴露，因为治疗师怕被伤害或让自己生病。打消这些顾虑的最好方法是实践，经过一系列的培训和练习，治疗师会越来越习惯并适应这些技术。某些情况下，在让患者暴露之前，治疗师甚至可以自己先做几次练习。例如，一个治疗师本身不太喜欢蜘蛛，现在准备治疗一个蜘蛛恐惧症的患者，他（她）可能想花一些时间来习惯蜘蛛（如触摸它们，让它们在自己的手上爬行），以便给患者信心，而不是把恐惧和不安传递给患者。在我们的临床工作中，治疗师经常发现，在带领患者进行了几次练习之后，自己也逐渐习惯了，对某种特定行为的焦虑也降低了。

3. 其他人的风险

某些特定形式的强迫症往往能引起专业人士的特别关注——就是那些具

有伤害性的强迫症或带有性色彩的强迫症。在评估伤害性强迫症(如担心一个人可能突然冲动性地伤害另一个人,或许突然抢过一把刀刺伤他(她))或性相关强迫症(尤其是具有恋童色彩的强迫症)时,很多专业人士会担心这些患者是否真的会对他人造成伤害。这个困难境地主要涉及鉴别诊断问题。例如,强迫症与行凶意念或恋童癖的鉴别。

有几个特征有助于鉴别伤害性强迫症与行凶意念。伤害性强迫症被体验为一种非自愿的闯入性的想法,与患者的自我形象不符;而行凶意念往往体现了个体自己的意志并有明确的目标导向。强迫症患者对伤害性闯入意念的基本情感反应是恐惧和难过,而真正的行凶意念更多的是伴有生气、暴怒或满足。尽管行凶意念也可能伴有恐惧,但这种恐惧更多的是害怕现实中或想象中来自他人的威胁,这种行凶意念是被强烈的自我保护愿望驱动的。另外,伤害性强迫症还经常伴有一些行为上的或精神上的仪式性动作以压制这些冲动。最后,伤害性强迫症患者很少有暴力行为史或真的实施他们的闯入性冲动意念。如果这类患者真的做了什么,就是他们做了大量的努力来避免实施这些不自愿的、恐惧的行为,将任何可能诱发这些行为的线索移走(如把家里所有的刀都拿走)。

具有恋童内容的强迫症与真正恋童癖的一个重要鉴别点是,闯入性恋童意念是否伴随性唤起及实施它们的强烈愿望。如果性唤起是临床表现的一部分,那么真正恋童癖的可能性更大(尽管不能完全肯定)。如果暴露练习持续引起性唤起,就应该终止暴露。当然,仔细的评估,包括详细病史的评估,对制订治疗计划总是很有帮助的,近距离的督导对缺少经验的治疗师也很重要。

在暴露治疗中,另一个重要的资源是同盟者的应用,尤其是需要唤起患者伤害性强迫症状时。例如,我们临床上遇到一个病例,当他(她)在治疗师的陪同下给别人提供打开的食物时,他(她)害怕提供给别人的是污染的食物。作为一个乐于助人的同事,不管我们饿不饿都要吃一点。不熟悉患者特定症状的同盟者对治疗伤害性强迫症特别有用,他们更有可能被患者的伤害性行为无意中逮到,对治疗伤害性强迫症特别有用。然而,要把某个特定的人列为同盟者时,治疗师要很确定此人理解 EX/RP 的理念和原则。对于伤害性强迫症患者,当其核心恐惧是伤害自己亲近的人时,在暴露练习中纳入患者所爱的人可能会起到至关重要的作用。被纳入的患者所爱的人要充分了解暴露练习的性质和意图,并有机会处理任何让他(她)不舒服的练习内容。例如,在暴露练习中让患者拿着一把尖刀抵住他(她)深爱的人的脖子,这样做的前提是,这个家庭成员知道这个练习的要点并同意参与。

八、 两种暴露治疗方案

在本节中,我们提供了两种以暴露为基础的行为治疗方案,此方案由CTSA 创立并推广：EX/RP 用于治疗强迫症,PE 用于治疗创伤后应激障碍。

强迫症的 EX/RP 治疗方案

EX/RP 是用于强迫症的一种心理治疗方法。正如本章之前描述的那样,EX/RP 包括一系列自愿的、对诱发焦虑反应刺激物的暴露(例如,拎垃圾以面对害怕被细菌感染的恐惧)。反应预防是另一个关键因素,是让患者自愿抑制通常的仪式化反应或强迫性冲动,如洗手、用消毒剂、戴手套、反复检查等。

研究显示,联合应用暴露和反应预防的整体疗效比单用某一种方法好。尽管很少有研究提示,仪式化行为减少到什么程度对治疗最有利,但一般认为,患者最好能戒除所有的仪式化动作,如果患者在治疗期间和治疗后还留有大量仪式化动作,那么他们复发的危险性就很高,就如下面的 C 先生的例子所示的这样。

C 先生,男性,26 岁,有严重的强迫症,主要是怕污染,特别怕被艾滋病毒或致癌物污染。他的内省力比较差,这就意味着在整个治疗过程中他都不太确信自己的恐惧是非现实的。在整个高强度治疗过程中(每天都治疗),他很勤奋地完成了所有暴露练习,还经常超出治疗师的预期(例如,与一个他认为是同性恋的男同伴共饮一杯酒,接触成人偷窥秀的物品)。然而,在大多数情况下,C 先生都有隐蔽的仪式行为或类似于隐蔽仪式行为的动作,如屏住呼吸重复说"危险性很小"以确保练习不会真的造成伤害。在治疗结束时,由强迫症造成的痛苦改善了，但大约 2 个月以后，C 先生的病情又回到了治疗前的程度。

尽管对于接受 EX/RP 治疗的患者，往往在治疗一开始就要求他们完全消除仪式化行为，但有些时候，这种"硬戒"方式对严重强迫症患者来说是不现实的。对这样的患者来说，仪式化行为可以按照一个等级表来逐步消除，如 D 先生的例子所示的那样。

D 先生是一名 50 岁的男性，患有严重的怕污染的强迫症。他的回避和仪式化行为（包括清洗、沐浴和使用消毒剂）是如此的严重，以致他既不能也不愿依从完全戒除仪式化行为的治疗计划。因此，D 先生和他的治疗师就把对特定情境的逐级仪式化干预方案整合到他的暴露练习中。例如，在一个礼拜里，他戒除小便后的反复洗手行为，代之以简单的冲洗。成功地实现这一改变之后，再戒除小便后冲洗手的仪式行为。类似地，D 先生担心自己无法戒除大便后淋浴，但结果是，他被说服把戒除这种仪式化行为作为每周暴露练习的内容之一。

应用 EX/RP 的一个有趣的问题是，是否一定要在现实暴露中包括与恐惧刺激物的实际躯体接触（在现实暴露中），想象暴露是否足以缓解症状。多数研究显示，尽管开始时的想象暴露有助于提高之后现实暴露的效果，但是现实暴露在减少强迫症状方面更有效。另一个观点是，如果患者害怕现实暴露的后果，那么对这些后果进行想象暴露似乎有助于改善长期预后。之前提到的 B 先生的例子证实了这一论点。

B 先生，男性，67 岁，患有伤害性强迫症，总认为自己无意中用家用或工业化学物质毒害他人，导致别人生病或死亡。现实暴露活动包括在食物附近拿着家用化学物质或在他的院子里用杀虫剂。额外的想象暴露极大地增强了这些暴露练习的效果。例如，治疗中用了这样一个脚本，邻居孩子由于他在自己花园里喷洒杀虫剂而生病死了(见"强迫症的想象暴露治疗强迫症"中想象暴露脚本的例子)。在反复听了这个剧本很多次之后,B先生真正使用杀虫剂时的痛苦显著减轻了。

当然,在有些情况下,现实暴露不可行或有悖伦理。例如,一个担心自己有恋童癖的强迫症患者将其暴露于裸体儿童面前是不现实的。在这种情况下,想象暴露可能足以激起患者的恐惧感,并最终让患者耐受这种恐惧。

Stan是一个15岁的男孩,他的强迫症状是闯入性的关于自己是同性恋的性幻想。治疗中,对Stan因害怕出现这些性幻想而刻意回避的情境进行了现实暴露。例如面对面地与男性讲话,翻看有吸引力的男模特杂志,或观看有性感男演员的电视剧。然而,由于对性刺激进行现实暴露要受伦理和法律的限制,Stan的很多暴露练习是在想象中完成的。例如,Stan的现实暴露练习经常与他的想象暴露相结合,当他看到一个性感的图像时,立即鼓励他在想象中刻意暴露自己。

综上所述,有关治疗结局的研究提示,对强迫症的最佳行为治疗方案应包括暴露和仪式化行为预防两个组成部分,治疗师督导下的暴露练习应该包括想象暴露和现实暴露两种形式,应该在连续多天内持续进行长时间的暴露,并要求患者完全戒除仪式行为。与这些研究结果一致,在我们中心进行的有关强迫症的行为治疗方案共包括17次治疗,结构如下:最初2次治疗用来收集信息和制订治疗计划,之后的15次治疗是在治疗师督导下进行暴露练习,每次2小时,治疗可以在治疗师的办公室里进行,也可以在设定的任何地方进行(如患者家中、行驶中的车里、公共浴室),以最大限度提高暴露练习的效果。每次治疗以回顾家庭作业开始,之后通常是45分钟的想象暴露,再往后是45分钟的现实暴露,最后以布置家庭作业结束。如果治疗中未进行家访,那么在疗程结束时可能会安排1～2天的家访,以保证治疗中取得的成果能应用到患者的现实生活中。

我们中心提供的强化治疗方案是一个连续 3 周的治疗,每天 1 次,每次 2 小时。强化治疗可以让患者在很短的时间里看到自己的行为改变,但是执行起来很困难。它通常用于那些症状非常严重以至于几乎不能工作或学习的患者,或者是那些从外地专程过来治疗的患者。对于那些症状没有严重到需要天天进行治疗的患者,或者不能集中拿出这么多时间的患者,我们中心可提供强度相对低一些的治疗。常用的治疗形式是每周 1 次,每次 2 小时。为了演示 EX/RP 方案,我们提供了一个详细的每周 2 次的强迫症病例。

E 女士,53 岁,用来示范伤害性强迫症的治疗。她怕自己会冲动性地故意伤害或杀死另一个人。她害怕的伤害他人的方式很泛化,包括用刀刺、投毒、纵火以及把某人推下列车站台。她还怕自己会冲动性地毒死自己的宠物或打破贵重物品。在开始治疗的时候,她已经把家里所有刀具都扔了,不敢乘火车或地铁,在饭店里也不敢叫牛排或其他任何可能用到尖锐工具的食物,不敢接触家用化学物品。她还不敢和自己爱的人近距离接触,怕自己会伤害他们,这让她和儿子、父母、姐妹以及她曾经很亲近的人都明显疏远了。为了避免触发自己的强迫行为,E 女士想尽办法回避那些可能的刺激物。此外,她还经常有闯入性的伤害他人的想法和冲动,她为此非常难过,以致终日以泪洗面。

E 女士的强迫冲动基本上是心理层面的,包括用仪式性想象来消除她的恐惧。例如,想象自己站在一束纯白的光中。她经常为了安全而检查各种地方,如炉子、锁;要求别人保证她真的没做伤害别人的事,经常跟别人说爱他们以确保自己不会真的伤害他们。

在带着各种强迫症状生活了很多年之后,大概 1 年前,E 女士的情况急剧恶化,让她最终在临床心理学家的建议下接受住院治疗,因为临床心理学家担心她会危害到他人。她出院之后,还在我们中心接受了几个月的行为治疗。她的入组评估显示她患有中度强迫症。

如本章前面所描述的那样,治疗强迫症首先要进行仔细、详尽的症状评估,包括仔细检查可能触发强迫性恐惧的所有人、地点、物体和情境,特别是那些触发回避行为的刺激物,以制订暴露等级,奠定整个治疗的基础。E女士的部暴露等级列表如表8-2所示。

表 8-2　E女士的部分暴露等级

情　　境	暴露等级
在地铁站台站在某人背后	55
买刀具	65
在治疗室中,在治疗师面前拿着刀	90
把刀放在包里随身携带;把刀放在家里	90
拿着家用化学物品	80~90
点燃火柴和蜡烛	99
拿着刀具,和儿子一起坐地铁	99
选择"黑暗面",成为一个邪恶的人	100

通常在强迫症治疗中,许多现实情境只是代表了潜在恐惧的表象。由于这个原因,必须识别患者暴露于这些情境恐惧后果,因为 EX/RP 治疗的最终目标是帮助患者在不仪式化的情况下对抗他(她)最大的恐惧。这种暴露会帮助患者否认这一观点:如果他们不进行仪式化,他们的恐惧后果就会实现,除非他们执行仪式,否则他们的强迫性痛苦不会减少。例如,E女士担心,如果在儿子面前拿刀可能会杀了他,这会导致一系列的可怕后果:她将被捕,被她所爱的人嫌弃,将在监狱中度过自己的后半生。因此,在现实暴露之前经常要想象各种各样的情景,在那些情景中,患者真的实施了她的闯入性冲动行为。有些恐惧与任何特定环境触发因素都没有关联,需要单独进行想象暴露。在E女上的上述暴露等级中就有这样的例子:想象她可能变坏,永远成为一个邪恶的人。

除了制订现实暴露等级之外,治疗师还建议 E女士每天都仔细监测她的强迫行为,找出初始评估时可能忽略的环境触发因素,并开始戒除仪式化行为。对仪式化行为的监测要非常详尽，要求患者不但要记下执行了的特定仪式化行为（如洗涤、检查、要求别人给予保证），还要记下所花的时间、触发仪式化行为的刺激物、执行仪式化行为之前经历的最强烈的难过感觉等。因为 E 女士的仪式化行为很隐蔽（更多的是在心理层面而不是行为层面），一开始她很难监测和控制这些仪式化行为。患者需要具备一定的自我意识才能监测到心理层面的仪式化行为，并最终戒除它，而这种自我意识是在治疗中通过一系列的成功经验积累起来的。在 E 女士的例子中，自我监测相对容易些。到第二次治疗结束时，E 女士的治疗计划已经完成了，暴露练习从第三次治疗开始。

按照 E 女士的暴露等级，她的第一个现实暴露练习是站在地铁站台上，面对自己会把某人推下有疾驰而来列车的站台的恐惧。因此，治疗师陪着患者来到地铁站，他们站在站台边上，让患者站在治疗师身后。开始时，E 女士非常痛苦，只能勉强站在治疗师旁边，但几分钟之后，已经可以站到治疗师身后了。患者和她的治疗师就这样持续了 35 分钟，之后，她感觉痛苦仅减少了一点点。因此，在下一次治疗中，在晚间交通高峰时间（大约每 90 秒钟就有一列列车开过来）又重复进行了 60 分钟的练习。在这次治疗中，E 女士的痛苦在最高峰时接近 90 个单位，而在治疗结束时降到接近 40 个单位。作为后续，建议 E 女士每天坐地铁，并且在等地铁的时候站在其他乘客旁边，以此隐蔽地唤起她的强迫性恐惧。到下一次治疗时，E 女士报告说，她对地铁的焦虑明显减少了，并且已经准备好进行下一个等级的练习。

在第五次治疗中，治疗师和患者来到一个卖刀具的商店。（如我们前面提到的那样，E 女士家里没有刀）。因为这是在公共场所进行的练习，需要患者用想象暴露来强化该练习。因此，在进入店门之前，先建议患者想象自己可能出现的最坏情景：完全失去控制，冲动地刺伤治疗师或店长。治疗师鼓励患者拿起几把看起来又大又危险的刀具来试试刀刃和刀尖的锋利程度，以增强练习的生动性。这个练习以 E 女士买了一大一小两把刀而结束。但是，在这个阶段把刀放在家里对患者来说太困难了，因此治疗师同意在下次治疗之前代为保管这两把刀。

在下一次治疗中，还是联合运用想象暴露和现实暴露。在这次治疗中，鼓励 E 女士在离治疗师很近的地方拿着刀，用刀指着治疗师，触到治疗师的胸口，在治疗师背后对着空气做出刺的动作。E 女士提到，治疗师知道她的强迫症状，可能会有所准备，即使她真的抓起刀进行攻击，治疗师也会保护自己，了解到这些让她觉得舒服些了。因此，她在治疗师同盟的帮助下重复进行了上述最后一步的练习，而在整个练习中一直背对着她的同盟治疗师并不知道她强迫症状。在此次治疗结束时，患者的痛苦程度从最高时的 98 单位降至最低时的 49 单位。

至此，E 女士觉得已经"准备好"把刀带回家了，治疗师建议她经常用这些刀具，并把刀放在厨房开放的地方，以便能随时看到这些刀具，从而确保持续的暴露，并能重新习惯家里有刀具。之后的几次治疗均聚焦于同一个伤害主题，许多威胁等级递增的人和刺激物均被用于治疗，包括 E 女士的好朋友、姐妹、读大学的儿子，并把几种家用化学物质放在食物周围，然后直接拿食物。如前面描述的那样，E 女士先进行想象暴露，然后再进行现实暴露，通过这样的方式，她完成了包括上述所有情节的暴露练习。在后面的治疗中，治疗师鼓励她在现实暴露中进行以下练习：① 先后分别邀请一个朋友和她的儿子到家里去，并在他们面前用她的新刀具；② 邀请她的姐妹在家中过夜，并在其入睡后点燃蜡烛，以触发她可能会引发火灾的强迫思维。随着治疗按上述等级表逐步深入，让 E 女士邀请她儿子陪她进行了两次治疗，以便让她儿子作为几个暴露练习的治疗同盟。在这些治疗中，E 女士和治疗师先向她的儿子详细解释强迫症是怎么回事，治疗的基本原则是什么，以便他能在知情同意的前提下参与到治疗过程中来。在这几次治疗中进行的练习与和治疗师进行的练习很相似，包括站在地铁站台上、在儿子面前拿刀等。

结束阶段的几次治疗主要是 E 女士制订并具体实施她最恐惧的后果的想象暴露剧情——她"选择了黑暗面"，成为一个邪恶的人。这个练习要求 E 女士尽可能详细地描述，在她的概念里成为邪恶的人意味着什么，如果事情真的发生了，对她以及她的人际关系会造成什么样的后果。因为 E 女士已经根据治疗师制订的情节进行了一系列的练习,这一次治疗师鼓励她自己制订情节,以便她能在治疗结束后继续维持治疗成果。

到治疗结束时,E女士的强迫症状已明显减少,几乎达到正常人的水平。她报告说已经完全放弃了仪式化行为,包括她曾经那么常用的心理仪式化行为也没有了。尽管E女士偶尔还是会有闯入性的冲动想法和图像,还是会引起不快,但她会忽略这些症状,如果这样做不奏效,就设计一些想象或现实暴露练习来战胜这些症状。她还报告说后一种策略成功率很高,甚至信心满满地说,她可以有效控制自己的强迫症状了。

九、 创伤后应激障碍的延长暴露治疗方案

我们现在使用的治疗慢性PTSD的治疗方案包括8～15次个别治疗,每次90分钟。这项治疗的目标是帮助患者学习并掌握一些特殊的技能来改善他们的PTSD症状。PE的核心部分是现实暴露和想象暴露。治疗师还提供大约25分钟的关于创伤后应激障碍症状和常见创伤反应的心理教育,并在第一次治疗中教授患者10分钟的缓慢呼吸训练。与其他CBT项目一样,练习这些技能的家庭作业练习是治疗的重要组成部分。

在第一次治疗中,首先要讨论的是创伤性经历对患者的影响,以及患者的PTSD是怎样发展而来的,治疗师还要向患者解释暴露治疗的原则。需要强调的是,创伤后的困难情境之所以持续存在,主要受两个因素影响:

(1)回避想到创伤以及可能提示创伤情景的事物,尽管这在短期内可以减少或暂时阻止焦虑,但从长远来看,这样做使患者不能从情感上处理和整合创伤事件。

(2)有无助感以及由创伤带来的错误信念和思想(例如,特别突出的错误信念是,认为世界是极度危险的,而作为受害者的自己是完全无能为力的)。

在第一次治疗中还要进行临床访谈,了解更多有关创伤经历的信息以及患者怎样看待自己的PTSD症状。在第一次治疗结束时教会患者缓慢呼吸的技巧,之后布置每周的家庭作业,治疗师强烈建议患者每天都进行练习。治疗

师需解释缓慢呼吸训练的目的是减缓呼吸频率，减少氧气摄入，从而降低患者的焦虑水平。治疗师给出如何缓慢呼吸的具体指示，并将指示与平静放松的线索进行匹配（例如，在非常缓慢地呼气的同时，静静地慢慢地说出"平静"这个词——"平……静……"）。治疗师模拟这种缓慢呼吸模式，然后在患者练习呼吸技巧时提供适当的反馈。在家里患者使用治疗师的指导录音让患者完成10～15个这样的呼吸循环。治疗师鼓励患者每天练习几次缓慢呼吸。重要的是告诉患者，当他们感到焦虑时，他们可以在日常生活中使用呼吸技巧，例如在开会或与朋友交谈时。然而，无论是在想象中还是在现实中，在暴露患者练习中使用呼吸技巧都是不被鼓励的。这是因为患者可能将他（她）成功对抗恐惧情境或记忆的经验归因于呼吸，而不是他（她）自有的耐受应激的能力。这种归因阻碍了患者了解他（她）不需要使用任何技巧来忍受和克服严重的痛苦。

在第二次治疗一开始，治疗师就深入讨论人们对创伤的一般反应，然后向患者介绍现实暴露，再制订出现实暴露的等级。等级暴露中的条目按患者面对该情景时激起的痛苦程度定量并排序。一旦引入现实暴露，患者就可以选择现实暴露作为治疗间隙的家庭作业。治疗师要求患者在每个情境中至少待45～60分钟，或者待到他（她）的焦虑明显减少（至少减少50%）。最后引入的是想象暴露。想象暴露开始于第三次治疗，在之后的每次治疗中都要进行想象暴露。想象暴露的家庭作业是每天听想象暴露的录音带，目的是继续处理创伤性经历。

第4～10次治疗都按一个标准的流程进行。每次治疗都以仔细回顾上周的现实及想象暴露家庭作业开始，讨论患者习惯相关情景的方式，决定下一次暴露的焦点。随后进行30～45分钟的想象暴露，之后是暴露后的"处理"时间，期间治疗师和患者讨论再次体验创伤性情景的反应，以及由此触发的任何想法与感受，最后，治疗师布置下一周的家庭作业。在第十次，也就是最后一次治疗中，治疗师和患者回顾取得的进步，总结患者从治疗中学到了什么。最成功的治疗结局是患者以全新的角度来应对自己的PTSD症状：回避只会让恐惧持续存在；反之，面对创伤记忆和提醒物可促进康复及增加掌控感。

下面是病例,详细介绍怎样用 PE 来治疗一例强奸相关的慢性 PTSD 录音。

F 女士是一位 35 岁的白人女性,由一位婚姻咨询师介绍到我们的 PTSD 治疗组。F 女士 3 年前第二次结婚,目前有一个 6 个月大的女儿。她有一个第二学位,为了照顾初生的女儿而放弃了律师助理的工作。F 女士的创伤经历充满了各种形式的性侵犯。大约 8 岁时,她被一位年长她很多的表兄猥亵,在 13 岁的时候又被一名陌生的成年男子猥亵。16 岁的时候,F 女士经历了最糟糕的事,留下了最痛苦的体验。当时 F 女士到一名 16 岁的男性熟人家中去,在那里,她受到该男孩以及其他两个年近 20 岁的男性的性侵犯。在此过程中,F 女士被威胁、被殴打、被用手捂住嘴巴几乎窒息,并被两个强奸者强迫进行阴道性交。

直到 20 多岁,她没跟任何人提起过这件事,也没接受过任何帮助或治疗。此次强奸后的第三年,也就是 F 女士 19 岁的时候,她又一次被强奸,同样没有声张也没寻求任何帮助。初步评估显示,F 女士患有中度的 PTSD。她的病史中有过一次抑郁发作,出现于 16 岁被强奸之后,持续了至少 1 年。F 女士多年来还一直患有贪食症,也是在 16 岁被强奸后不久起病的。

26 岁,F 女士在接受夫妻治疗时第一次为此寻求治疗。她声称接受了一个"很好的治疗"——无论是个体治疗还是团体治疗都很好——断断续续持续了几年。她的大部分治疗都聚焦于性侵犯对她的影响、她的低自尊问题以及暴食问题。在 30 多岁时,她还接受了一次为期 28 天的住院治疗,是针对进食问题的一个治疗项目。在接受我们的治疗之前 18 个月,她的贪食症问题得到了控制。她没有酒精或物质滥用问题,也没有这方面的病史。

F 女士说,与性侵犯相关的问题在她第一次被强奸后的 20 年里时好时坏,但从没有真正解决。到我们这里寻求治疗的催化剂是她女儿的出生。F 女士报告说,有关性侵犯的各种记忆和情感由于女儿的出生而被搅动起来。她经常会有关于第一次被强奸情境的闯入性思维和画面。每次想起这些都让她深感痛苦,进而回避可能触发相关记忆的思维和场景,每晚都无法安睡,长期处于易激惹的状态。另外，她还感到害怕，担心女儿的安全及未来。她希望"在影响女儿太多之前"解决这些问题。

在治疗早期，很明显，F女士对自己被性侵犯这件事感到极度的羞耻和内疚。她有一个长久而牢固的信念，认为自己是不正常的，已经被毁了，是个"坏"女人。她几次提到"被强奸一次是一回事，但如果一个人被强奸一次以上，那么这个人一定有问题"。F女士强烈的内疚和羞耻感还与她深层次的信念有关。她觉得自己被强奸时没有进行足够的反抗："我什么也没做，我的身体只是一动不动，让他们为所欲为。"从治疗一开始，这些感受和想法就是她暴露练习的主要内容。

开始的时候，想象暴露聚焦于她16岁时被轮奸的事件，因为这是她最痛苦也是她最常再体验的创伤经历。5次治疗之后，F女士开始处理19岁时被第二次强奸的经历，用的同样是想象暴露。她的现实暴露等级目标包括去她被强奸那天遇到那个男孩的地方（一个客观上安全的地方），和与攻击者同一种族的男性交往，在教堂或其他建筑物中与不熟悉的男性接触（例如，向男性问路或是在店里请求帮助），天黑后出门，在丈夫不在家的时候不拉窗帘睡觉。F女士的求治愿望很强烈，在治疗中很努力，在治疗间隙也如数完成布置的家庭作业和练习。

在想象暴露中，F女士能有效地从情感层面处理自己的创伤性记忆。开始时她的痛苦分值很高（主观痛苦分数），但在之后的治疗中，她逐步适应了这种焦虑。她在暴露中的情感体验与她自我报告的痛苦程度是一致的。从其他几个方面也可以看出，她已经成功地从情感层面处理了创伤性经历。在第三次想象暴露结束后，她立即自发说道："我一直听到自己在一遍遍地说，'我没有做任何努力来阻止事情的发生'，然后我突然被一个想法镇住了，我能做什么呢？我都快吓死了。"在下一次治疗中她报告说，想到自己在强奸过程中的行为时，她第一次有了"平静"的感觉。

她又回忆起一些之前从没好好想过的遭受性侵犯的细节，这进一步强化了她对自己的接纳。例如，她回忆起在性侵犯开始的时候，其中一个人在她脸上打了一拳，并威胁说，"有你好受的"，吓得她屈服了。当她想起这些的时候，她关于自己"没做任何努力"来阻止性侵犯行为的痛苦感觉减轻了。在接下来的想象暴露结束之后，她自发说道："你知道，我开始意识到这么多年以来我一直为被强奸的事而责备自己，但那真的不是我的错，而是他们的错。是他们强奸了我。"这是她态度上的一个明显转变，她不再坚信自己在性侵犯中存在过错。

治疗明显减轻了 F 女士的 PTSD 症状及其抑郁、焦虑情绪。在治疗前、治疗结束时以及治疗结束 1 年后分别进行了评估。F 女士的 PTSD 症状在治疗后减少了 70%，而在治疗结束后 12 个月，症状较治疗前减少了 90%，抑郁和焦虑症状也相应减少了。

F 女士一直保持住了她的治疗成果。在治疗结束后 2 年半时，她主动打电话给治疗师，报告说她最近撞见一个当年强奸过她的人。对方要求和她谈一谈，她接受了，在谈话过程中，对方承认年轻时"对她很坏"。F 女士同意他的说法并平静地接受了他的道歉。她跟治疗师说，这次谈话最让她高兴的是"确实不是我的错……我不在乎他的道歉，我不需要他的道歉，他也不会改变我今天关于过去的良好感觉。"她认为，这最终证明治疗师已经帮助她彻底解决了过去的创伤性经历。

十、总　结

CBT 是治疗焦虑症、强迫症和创伤后应激障碍的，广泛适用的、有效的治疗方法。治疗是有时间限制的、合作的、关注当下的。首先进行一个完整的评估，以了解患者的疾病和症状背后的病理恐惧结构。了解患者的恐惧结构可以让治疗师设计一个治疗方案，专门针对维持患者病理性恐惧的思想、感觉和行为。关于问题和治疗原理的心理教育为治疗提供了基础。针对焦虑症、强迫症和创伤后应激障碍的大部分认知行为治疗侧重于积极的认知行为技术，如在疗程中使用现实暴露，并在疗程之间布置家庭作业进行练习。这些技术激活了患者的病理恐惧结构，并允许纳入与恐惧结构的病理元素不相容的信息，然后患者知道他们害怕的结果不会发生。这种新的学习改变了恐惧结构，导致恐惧反应不那么强烈和普遍。因此，完成本章所述治疗的个体通常在功能和享受生活的能力方面都有显著改善。

这里介绍的方法——用于强迫症的 EX/RP 和用于 PTSD 的延长暴露疗法——最初几个案例最好在督导下进行治疗，并让治疗师在短期内有多次成功治疗患者的经验。

提供焦虑症暴露疗法培训和认证的机构：美国心理学协会第十二分部（临床心理学协会）维护着一个在线的中心列表，这些中心提供针对焦虑症、强迫症和创伤后应激障碍的认知行为治疗培训。该名单可在 https：//www. div12. org/psychological-treatments/treatments/查阅。

参考文献

［1］Abramowitz JS：Variants of exposure and response prevention in the treatment of obsessive-compulsive disorder：a meta-analysis. Behav Ther 27(4)：583－600，1996.

［2］Antony MM，Swinson RP：Phobic Disorders and Panic in Adults：A Guide to Assessment and Treatment. Washington，DC，American Psychological Association，2000.

［3］Ashman T，Cantor JB，Tsaousides T，et al：Comparison of cognitive behavioral therapy and supportive psychotherapy for the treatment of depression following traumatic brain injury：a randomized controlled trial. J Head Trauma Rehabil 29(6)：467－478，2014 25370439.

［4］Butler AC，Chapman JE，Forman EM，Beck AT：The empirical status of cognitivebehavioral therapy：a review of meta-analyses. Clin Psychol Rev 26(1)：17－31，2006 16199119.

［5］Castro MMC，Daltro C，Kraychete DC，Lopes J：The cognitive behavioral therapy causes an improvement in quality of life in patients with chronic musculoskeletal pain. Arq Neuropsiquiatr 70(11)：864－868，2012 23175199.

［6］Choy Y，Fyer AJ，Lipsitz JD：Treatment of specific phobia in adults. Clin Psychol Rev 27(3)：266－286，2007 DOI：10. 1016/j. cpr. 2006. 10. 002 17112646.

[7] Clark DM, Ehlers A, Hackmann A, et al: Cognitive therapy versus exposure and applied relaxation in social phobia: a randomized controlled trial. J Consult Clin Psychol 74(3): 568 - 578, 2006 16822113.

[8] Coffman SJ, Martell CR, Dimidjian S, et al: Extreme nonresponse in cognitive therapy: can behavioral activation succeed where cognitive therapy fails? J Consult Clin Psychol 75(4): 531 - 541, 2007 17663608.

[9] Conradi HJ, de Jonge P, Ormel J: Cognitive-behavioural therapy v. usual care in recurrent depression. Br J Psychiatry 193(6): 505 - 506, 2008 19043158.

[10] Espie CA, Kyle SD, Williams C, et al: A randomized, placebo-controlled trial of online cognitive behavioral therapy for chronic insomnia disorder delivered via an automated media-rich web application. Sleep 35(6): 769 - 781, 2012 22654196.

[11] First MB, Williams JBW, Karg RS, Spitzer RL: Structured Clinical Interview for DSM-5 Disorders—Clinician Version (SCID-5 - CV). Arlington, VA, American Psychiatric Association, 2016.

[12] Foa EB, Kozak MJ: Treatment of anxiety disorders: implications for psychopathology, in Anxiety and the Anxiety Disorders. Edited by Tuma AH, Maser JD. Hillsdale, NJ, Erlbaum, 1985, pp 421 - 452.

[13] Foa EB, Kozak MJ: Emotional processing of fear: exposure to corrective information. Psychol Bull 99(1): 20 - 35, 1986 2871574.

[14] Foa EB, Steketee G, Grayson JB: Imaginal and in vivo exposure: a comparison with obsessive-compulsive checkers. Behav Ther 16(3): 292 - 302, 1985.

[15] Foa EB, McLean CP, Capaldi S, Rosenfield D: Prolonged exposure vs supportive counseling for sexual abuse-related PTSD in adolescent girls: a randomized clinical trial. JAMA 310(24): 2650 - 2657, 2013 24368465.

[16] Foa EB, Simpson HB, Rosenfield D, et al: Six-month outcomes from a randomized trial augmenting serotonin reuptake inhibitors with exposure and response prevention or risperidone in adults with obsessive-compulsive disorder. J Clin Psychiatry 76(4): 440 - 446, 2015 25375780.

[17] Glombiewski JA, Hartwich-Tersek J, Rief W: Two psychological interventions are effective in severely disabled, chronic back pain patients: a randomised controlled

trial. Int J Behav Med 17(2)：97 - 107，2010 19967572.

[18] Goldstein AJ，Chambless DL：A reanalysis of agoraphobia. Behav Ther 9(81)：47 - 59，1978.

[19] Goodman WK，Price LH，Rasmussen SA，et al：The Yale-Brown Obsessive Compulsive Scale, I：development，use，and reliability. Arch Gen Psychiatry 46(11)：1006 - 1011，1989 2684084.

[20] Harrington JL，Antony MM：Assessment of anxiety disorders，in Oxford Handbook of Anxiety and Related Disorders. Edited by Antony MM, Stein MB. New York, Oxford University Press, 2009, pp 277 - 291.

[21] Heimberg RG，Liebowitz MR，Hope DA，et al：Cognitive behavioral group therapy vs phenelzine therapy for social phobia：12-week outcome. Arch Gen Psychiatry 55 (12)：1133 - 1141，1998 9862558.

[22] Horvath AO，Del Re AC，Flückiger C，Symonds D：Alliance in individual psychotherapy. Psychotherapy (Chic) 48(1)：9 - 16，2011 21401269.

[23] Kozak MJ，Foa EB：Mastery of Obsessive-Compulsive Disorder：A Cognitive Behavioral Approach. San Antonio, TX, Psychological Corporation, 1997.

[24] Landon TM，Barlow DH：Cognitive-behavioral treatment for panic disorder：current status. J Psychiatr Pract 10(4)：211 - 226，2004 15552543.

[25] Lutz W，Schiefele AK，Wucherpfennig F，et al：Clinical effectiveness of cognitive behavioral therapy for depression in routine care：a propensity score based comparison between randomized controlled trials and clinical practice. J Affect Disord 189：150 - 158，2016 26433763.

[26] Mausbach BT，Moore R，Roesch S，et al：The relationship between homework compliance and therapy outcomes：an updated meta-analysis. Cognit Ther Res 34(5)：429 - 438，2010 20930925.

[27] McManus F，Peerbhoy D，Larkin M，Clark DM：Learning to change a way of being：an interpretative phenomenological perspective on cognitive therapy for social phobia. J Anxiety Disord 24(6)：581 - 589，2010 20413253.

[28] Morin CM，Bootzin RR，Buysse DJ，et al：Psychological and behavioral treatment of insomnia：update of the recent evidence (1998 - 2004). Sleep 29(11)：1398 - 1414,

2006 17162986.

[29] Nacasch N, Foa EB, Huppert JD, et al: Prolonged exposure therapy for combatand terror-related posttraumatic stress disorder: a randomized control comparison with treatment as usual. J Clin Psychiatry 72(9): 1174 – 1180, 2011 21208581.

[30] Nakao M, Shinozaki Y, Nolido N, et al: Responsiveness of hypochondriacal patients with chronic low-back pain to cognitive-behavioral therapy. Psychosomatics 53(2): 139 – 147, 2012 22424162.

[31] Ollendick TH, Öst LG, Reuterskiöld L, et al: One-session treatment of specific phobias in youth: a randomized clinical trial in the United States and Sweden. J Consult Clin Psychol 77(3): 504 – 516, 2009 19485591.

[32] Powers MB, Halpern JM, Ferenschak MP, et al: A meta-analytic review of prolonged exposure for posttraumatic stress disorder. Clin Psychol Rev 30(6): 635 – 641, 2010 20546985.

[33] Riggs DS, Foa EB: Obsessive-compulsive disorder, in Clinical Handbook of Psychological Disorders: A Step-by-Step Treatment Manual, 2nd Edition. Edited by Barlow DH. New York, Guilford, 1993, pp 189 – 239.

[34] Rosa-Alcázar AI, Sánchez-Meca J, Gómez-Conesa A, Marín-Martínez F: Psychological treatment of obsessive-compulsive disorder: a meta-analysis. Clin Psychol Rev 28(8): 1310 – 1325, 2008 18701199.

[35] Rosnick CB, Wetherell JL, White KS, et al: Cognitive-behavioral therapy augmentation of SSRI reduces cortisol levels in older adults with generalized anxiety disorder: a randomized clinical trial. J Consult Clin Psychol 84(4): 345 – 352, 2016 26881447.

[36] Simpson HB, Foa EB, Liebowitz MR, et al: A randomized, controlled trial of cognitive-behavioral therapy for augmenting pharmacotherapy in obsessivecompulsive disorder. Am J Psychiatry 165(5): 621 – 630, 2008 18316422.

[37] Stewart RE, Chambless DL: Cognitive-behavioral therapy for adult anxiety disorders in clinical practice: a meta-analysis of effectiveness studies. J Consult Clin Psychol 77 (4): 595 – 606, 2009 19634954.

[38] Talbot LS, Maguen S, Metzler TJ, et al: Cognitive behavioral therapy for insomnia in

posttraumatic stress disorder: a randomized controlled trial. Sleep 37(2): 327 - 341, 2014 24497661.

[39] Teng EJ, Bailey SD, Chaison AD, et al: Treating comorbid panic disorder in veterans with posttraumatic stress disorder. J Consult Clin Psychol 76(4): 704 - 710, 2008 18665698.

[40] Wiles NJ, Thomas L, Turner N, et al: Long-term effectiveness and cost-effectiveness of cognitive behavioural therapy as an adjunct to pharmacotherapy for treatment-resistant depression in primary care: follow-up of the CoBalT randomised controlled trial. Lancet Psychiatry 3(2): 137 - 144, 2016 26777773.

第九章　辩证行为疗法的应用与技巧

Chelsey R. Wilks，M.S.

Marsha M. Linehan，Ph.D.

一、 什么是辩证行为疗法?

　　辩证行为疗法(Linehan，1993)最初是一种行为治疗,广泛用于高自杀倾向、复杂和难以治疗的人群,后来逐步扩展到治疗大量其他疾病。DBT 作为一种综合治疗,需要基于以下观点: ① 增强动机;② 提高能力;③ 提高概念化能力;④ 管理和/或提供环境干预;⑤ 保持患者的技能和动机。DBT 结合了基本的行为干预,包括技能培训、基于暴露的过程、认知调整、应急管理、问题解决与验证,以及正念冥想练习。DBT 是第一种将正念作为治疗组成部分的心理治疗。此外,DBT 在治疗边缘型人格障碍方面的证据最多(Lynch et al.，2007；Stoffers et al.，2012),在治疗自杀患者方面也有强有力的证据(Brown and Green，2014；Ward Ciesielski and Linehan，2014)。

二、 辩证行为疗法的历史

　　DBT 始于 20 世纪 80 年代初,当时人们试图将标准的行为治疗应用于即将自杀个体的治疗。当时,没有针对自杀的循证治疗,为了进行一项应用行为治疗的临床实验,Linehan 打电话给地方医院,要求他们给她送去最严重、自杀率最高、治疗最困难的患者。起初,治疗重点是将行为原则(Bandura，1969)

和社会学习理论（Staats，1975；Staats，1963）应用于自杀行为（Linehan，1981）。然而，患者对解决问题的这种关注是极其无效的，因为他们推断自己就是问题的根源。随后，这种方法导致患者猛烈抨击治疗师，并经常一起退出治疗。

显然，一种只关注解决问题的方法并不是解决方案，因此治疗方向与患者期望相反。患者的反应也同样咄咄逼人（如"你不会帮我解决问题！"）。解决方案是在这两种方法之间创建一个结合体，其中包括一种新的治疗基础，重点是改变和接受。这需要治疗师头脑中有一个空间，可以在两种方法之间随着动作、速度和流动而"跳舞"（变动），以及治疗师对患者现状（缓慢且偶发的进展和持续的自杀风险）的彻底接受。最后，治疗师需要谦逊，才能看到问题的实质。因此，DBT 成为第一种结合了接受和改变的心理治疗方法，要求患者在要求进步的同时也接受了他们所在的处境。因此，DBT 治疗师将一系列基于变化的方法结合在一起，这些方法侧重于问题的解决和接受，并从根本上进行验证。

另外，还有一个问题，即 DBT 治疗师要求他们的患者暂时容忍一些问题，以解决另一些问题。然而，治疗师不讲述忍受痛苦的技能，仅仅要求患者"容忍"他们的问题，这不仅困难，更是不可能的。治疗师需要的是一套新的目标，重点是教患者彻底接受过去、现在和对未来的现实限制。此外，患者需要培养承受痛苦的能力，以取代功能失调或冲动行为。这些改变促使传统的行为治疗方法发生转变。

问题是在哪里可以找到一种基于接受的方法，而不是将变化作为最终目标。例如，以接受为基础的治疗，如以患者为中心的治疗（Rogers，1946），使用积极承认作为引发变化的方法，最终以变化为重点。对纯粹基于接受的方法探索东方禅宗和西方冥想练习的研究，这两种练习教授了接受当下而不改变它的概念，但将这些概念整合到行为治疗中也具有挑战性。例如，许多人在正念冥想或将注意力集中在内心觉察和情绪上时遇到困难。因此，基本的禅宗实践以及正念冥想祈祷的各个方面都进行了简化和结构化，从而可以向患者和治疗师传授。现实接受技能是从冥想练习中转化出来的，受到 Gerald May

(1987)作品的极大影响。

这种新的治疗需要一个理论框架，能够将禅宗和其他冥想实践的接受原则与行为主义的改变原则相结合。这一框架是在偶然遇到辩证法概念（是一种体现矛盾统一的马克思主义哲学）之后提出的。进而，辩证行为疗法诞生，并对其进行了反复修正，以确保其符合基本哲学（Linehan，1993）。辩证法持续推动了治疗发展，因为它一直影响理论和研究之间的矛盾关系。

三、 生物社会理论

当一种新的治疗方法出现，研究者们需要给出一个能够指导有效治疗、与当前研究兼容且对患者无影响的边缘性人格障碍模型。因此，生物社会理论得以发展，并指出 BPD 是情绪调节系统的一种普遍障碍，其特征性 BPD 行为起到调节情绪的作用，或是情绪调节障碍的自然后果（Linehan，1993）。根据生物社会理论，普遍的情绪调节障碍表现为生物脆弱性和无效环境之间的相互作用。根据 Linehan(1993)的研究，BPD 的特点是情绪脆弱性，这是一种生物介导的情感不稳定倾向，涉及遗传、子宫内环境和气质因素。当这种生物脆弱性（即情感不稳定）与能引起极端情绪反应的环境相互作用，或养育者传达孩子的情绪反应是没有根据或不合理时，情绪失调便表现出来。因此，患有 BPD 的个体表现为：① 情绪敏感度较高；② 无法调节强烈的情绪反应；③ 恢复到情绪基线缓慢。

四、 辩证行为疗法的模块化

由于 DBT 是为高风险、复杂和多诊断患者开发的，患者带来的临床问题也是复杂的，治疗需要包括数个模块和层次结构，层次结构提供了指导原则，治疗师可以根据这些原则处理危机并专注于治疗目标（见图 9 - 1）。

标准 DBT 包括四个模块：① 个体治疗；② 团体治疗；③ 电话指导；④ 治疗师咨询组会。个体心理治疗的功能是改善和维持患者继续治疗的动机及提

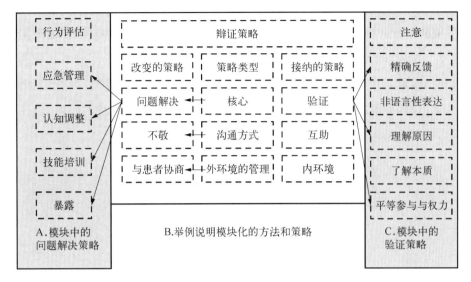

图 9 - 1　辩证行为疗法的模块化

高其能力。DBT 团体治疗之所以发展,是因为既往的团体治疗不教授新的行为技能,也不可能兼顾个人心理治疗中的所有的其他功能。DBT 中发展后的团体治疗的主要功能是向患者传授新的技能行为。电话指导被整合到治疗中,以便治疗师能够应对急性危机,帮助技能概念化,并修复治疗关系。最后,作为标准 DBT 的一部分,每周召开治疗师咨询组会,是为了减少治疗师的倦怠感,并保持临床医生坚持治疗的模式。

五、 辩证行为疗法的层次结构

1. DBT 的分层治疗

如前所述,患者陈述的复杂性可能会给治疗师带来另一个问题:如果没有一套明确的原则,治疗很容易恶化为改善"本周危机",而不是产生长期的改变。这个问题的解决方案是描述疾病的四个层次阶段,以捕捉患者在任何特定时刻表现出的复杂和重要的症状(见图 9 - 2)。在这四个层次中的每一个层次,治疗目标和方法都根据临床重要性和相关性进行调整。在层次结构的顶端(最重要的)是行为失控(第一阶段)。第一阶段的行为目标进一步细分为：① 威胁生命的行为；② 治疗干预行为；③ 生活质量干预行为；④ 技能缺陷。在第二阶段,即无声的绝望中,行为失控得到控制,但情绪痛苦得不到控制。在第三阶段,治疗重点是生活中的基本问题和低水平行为障碍,如特定恐惧症。在第四阶段,治疗重点是不完整和空虚。最后将每个紊乱的阶段链接到相应的层次结构。

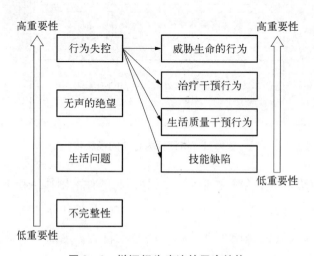

图 9-2 辩证行为疗法的层次结构

2. 紊乱的阶段

每周的治疗是通过让患者填写日记卡来完成的,治疗师会和患者一起检查。根据日记卡的填写内容,每周的治疗目标可能会发生变化。此外,在每次治疗开始时,DBT 治疗师都会询问患者自杀、退出治疗和使用药物或酒精的冲动,以监测患者的安全性和治疗参与度。在本章中,我们举例说明了如何为BPD 患者提供第一阶段的治疗。以下是治疗师和患者在访谈开始时的交流。

治疗师：好的,你有日记卡吗?〔患者交出日记卡〕

治疗师：太棒了!第一件事:在这一刻,从 1 到 5,表示从低到高,你的自杀倾向是多少分?

患者：嗯〔停顿〕,貌似 3 分。

治疗师：与前几周相比，这是一个飞跃。我们一定会把这件事提上访谈日程，找出是什么驱使着有自杀想法。那么从 1 到 5，你的戒烟冲动有几分呢？

患者：1 分。

治疗师：好的，那么这一刻使用药物或酒精的冲动是多少呢，从 1 到 5？

患者：肯定是 5 分。

治疗师：哦，不！让我们把它列入访谈日程，以便进一步讨论。

DBT 治疗师每次都会询问自杀问题，以此作为监测患者健康和安全的方法。我们认为这些问题类似于在医生办公室检查生命体征，如血压和体重。然后，治疗师与患者一起查看日记卡，以关注更高层次的目标，如自杀企图、自伤实例和自杀冲动的顶峰时刻。尤其是在治疗开始时，日记卡主要通过强调技能使用、缺陷以及行为模式来推动访谈。例如，Chelsea，一名 30 岁的女性，有一份固定的工作，男朋友目前失业。她脾气暴躁、易怒，且有酗酒和自伤行为。她经常错过预约，不填写日记卡，并且对继续接受治疗感到矛盾。

六、 治疗中的辩证法

DBT 治疗师的任务是采用辩证的世界观来治疗。在这种哲学观中，行为被概念化为相互关联的、语境决定的和系统的。辩证的变化过程由以下基本概念所指导：① 对于每个观点，都存在一个对立的观点；② 当从对立的观点中看到整合的可行性时，辩证的张力便可以得到解决，或者发生变化。例如，治疗师和患者可以共同寻找对立的整合模式，如讨论患者是如何将自伤作为减少急性痛苦的一种手段的，以及自伤如何给患者带来长期的内疚和羞耻感。然后，治疗将侧重于合作寻找更符合患者价值观和目标的方法来减少急性痛苦。

尽管 DBT 中存在许多辩证张力，但辩证法的核心是接纳与改变。对于治疗师来说，这意味着接纳患者此时的处境，同时需要推动改变。根据治疗过程中每时每刻的行为，治疗师可能更专注于接纳与改变，随着动作、速度和每个策略之间而和患者一起跳"双人舞"。下面是一个示例：

> 患者：我这周不能做暴露！太难了！
>
> 治疗师：我了解了。这确实是个难以忍受的困难，完全可以理解你想放弃[接受]，即使经历这种暴露会减少痛苦，帮助你实现更好的目标[改变]。

对于患者来说，辩证法体现在他（她）接纳不愉快的想法、情绪或不愉快后果的现实，同时努力减少由功能障碍所引起的情绪痛苦。整体来看，患者在接纳当下的痛苦，以防止功能失调的行为，最终导致长期有效的行为。

七、 辩证行为疗法作为基于接纳的治疗

1. 验证

在 DBT 中，治疗师实施的主要接纳技术是通过验证。验证意味着使用强化、认可、确认或支持。DBT 治疗师应该使用有效的，而不是无效的验证方法。例如，如果患者因工作被解雇而自伤，治疗师可能会验证被解雇引发的情绪或自伤的作用是作为快速减少痛苦的方法，但不会验证自伤行为。下面是一个示例：

> 治疗师[看着日记卡]：所以我看到你周五自伤了。发生了什么？
>
> 患者：我被解雇了。我不知道我要做什么！这就是我割伤自己的原因。
>
> 治疗师：哦！太可怕了！[提示事件验证]
>
> 患者：我对自己的行为非常懊恼！现在我不得不穿长袖衣服找工作。
>
> 治疗师：是的[没有验证行为]，而且你割伤自己的解释是完全合理的，因为切割让你在沮丧时感觉更好[验证功能]。我们必须共同努力，使这些承受痛苦的技能易于获得[而不是验证行为]。
>
> 患者：好的。

2. 验证级别

在 DBT 中,验证分为 6 个级别,每个级别都比以前的级别更完整。

第一级：注意

验证的第一个级别是注意,即简单地倾听患者在说什么和做什么,以及积极努力地理解患者在说什么。第一级验证本质上是对患者感兴趣,这不是治疗师的被动反应,治疗师需要付出大量努力才能关注和有效回应患者的即时行为。因为一级验证需要努力理解患者,治疗师可能会做出陈述或提出问题,例如"告诉我更多关于你的意思""你当时在想什么?"或者"帮助我理解 x 是如何导致 y 的。"当这种第一级验证没有得到满足时,患者会觉得治疗师"睡着了""无聊"和/或"没有反应"。此外,为了应用所有后续验证级别,治疗师需要进行这一级验证。换句话说,如果治疗师不适应当下,他们就无法有效地应对当下。

第二级：精确反馈

第二级验证是准确反映患者自己的感受、想法、信念和行为。第二级验证不是重复或模仿患者所说的内容,而是接受患者所说的内容并以另一种方式重复。

患者：真不敢相信我在新工作中又迟到了。太尴尬了！这对我来说真的很难处理。我需要把它整理好。

治疗师：是的,听起来你再也不能忍受迟到的羞耻感了。

患者：绝对不能。

这一级别的验证功能是验证患者所说的话是否被听到。一般来说,治疗师会非常接近所说或观察到的内容。因此,治疗师不仅可以总结患者所说内容的模式,还可以将几个陈述联系在一起,形成一个连贯或简洁的整体。需要注意的是,在这个级别上,治疗师几乎没有添加任何解释。此外,鼓励治疗师征求患者的反馈,以确定他们的总结是否准确。

第二级验证可以成为治疗师总结、患者提供确认或纠正反馈的来回对话。

这一级别验证的目标是让治疗师和患者对交流内容达成共识。

第三级：非语言性表达

第三级验证是治疗师增加他们对患者情绪、想法或行为的解释。我们通俗地将第三级验证称为"读心术"。换句话说，治疗师"阅读"患者的行为，以确定患者潜在的想法、情绪或功能。第三级验证还需要更好地理解患者，因为治疗师基本上是根据一系列表现进行推断。因此，一个准确的三级验证陈述对患者来说是非常重要的，因为有时候治疗师比患者自己更了解自己本身。此外，治疗师可能会指出患者害怕承认的事情。

患者：我讨厌我所有的同事。我想我要辞职了。

治疗师：发生了什么？

患者：我们有一个送别派对，没有人告诉我。而我的另一个朋友在酒吧发短信给我，我才知道。

治疗师：你一定很难过没有被邀请。

患者：是的，好像没有人喜欢我。

在这种情况下，患者从未直接说她很难过，而是表示她恨她的同事，打算辞职。治疗师推断患者很难过，患者的下一次陈述也证实了这一点。然而，根据患者的不同，恐惧或羞耻感或这三者的结合可能更合适。当然，这种验证水平会让治疗师对患者的公开行为做出错误的假设，在这一点上，验证成为治疗师道歉和获取更多信息的绝佳机会。

第四级：理解原因

第四级验证基于辩证的哲学观，即一切结果都是由原因引起的。因此，所有行为都是可以理解的。换句话说，在一个人的生长背景下，所有行为都是有意义的。治疗师基本上会与患者沟通，"给定 x，y 怎么可能不是？"。从行为上讲，考虑到前因后果，该行为是有效的。当患者使自己的行为、情绪或想法无效时，这种验证尤其有用。

第四级验证主要有三种主要类型：① 行为就既往经历而言是有效的（如

过去的创伤);② 行为就无效的当前事件而言是有效的(如误解或沟通错误);③ 行为就无序的事件而言是有效的(如减轻慢性疼痛的物质使用)。因此,即使是功能失调、适应不良和破坏性行为也可以在第四级得到验证。

> 患者:嗯,我昨天辞职了。我刚走出去。我无法接受每个人都恨我的想法,于是我就辞职了。
>
> 治疗师:你辞职了?
>
> 患者:我知道!这太愚蠢了。我欠了很多债。但我不知道为什么我会这样做。
>
> 治疗师:你辞职是有道理的,你将自己从一个令人不安的环境中解脱出来。你一生都在做这件事,这对你很有帮助。你现在当然会这么做。

考虑到患者的过去,当痛苦程度很高时,她会立即离开这种情况,尽管这种行为有明显的功能障碍,但她还是会退出。此外,第四级验证具有减少患者辞职行为后果的急性痛苦的功能。

第五级:了解本质

第五级验证表明,行为在当前事件、规范生物学功能和/或患者的目标方面是合理的。治疗师将患者行为的验证扩展到每个人。

因此,治疗师会评估患者的反应是否准确或合理,甚至可以归纳这种反应的基本功能障碍。在这个级别上,行为可以根据客观事实、权威或真理进行验证。因为在上述情况下,任何人都会做出同样的反应,患者的这种行为也完全得到解释。

五级验证也可以包括任何有助于实现长期目标的行为。具体来说,该行为可能不会立即对患者产生意义,但对于实现患者的最终目标是必要的。比如,患者与物质使用障碍的伴侣分手,其原因是患者希望伴侣节制,但伴侣仍坚持使用成瘾物质。第五级验证还可以包括验证规范性行为,对于在无效环境中长大的患者,许多规范性情绪反应会受到惩罚、忽视或间歇性强化。因此,这些患者可能会因表达悲伤或哭泣而受到无理由的羞耻或愤怒。治疗师在第五级进行验证可以使哭泣行为正常化。

患者：我想我的孩子们离我越来越远了。我担心我会错过他们的生活，因为我现在太纠结于自己的问题了。

治疗师：是的，这很困难，而且要处理好你现在正在做的所有事情是难以置信的困难，任何人遇到这样的情况都会很挣扎。

第五级验证可能很困难；但影响也是非常强大的。第五级验证的最终目标是找到"真理的核心"，这意味着所有行为都是正当、合理和有意义的。

第六级：平等参与与权力

第六级验证意味着验证人，而不是验证行为模式、思想或情绪。第六级验证的任务是验证患者本身。在这个级别上，治疗师相信他们的患者有能力改变并朝着他们的目标前进。此外，治疗师不会将患者视为脆弱的人，并以平等的地位和尊重回应患者。在DBT中，治疗关系不是分层的；患者在治疗中被视为平等的合作者。

几乎任何反馈都可以在第六级进行验证。例如，对抗可能被视为无效的患者行为，但却仍然验证了患者的改变能力。最后，真实情感的表达可以被视为在第六级得到验证。例如，患者可能会在验证时体验到治疗师的悲伤、喜悦甚至愤怒，因为这会向患者传达出他很重要，他的行为会影响到他的治疗师。

八、 辩证行为疗法中基于改变的治疗

DBT中的主要辩证法是接纳和改变。如前一节所示，基于接纳的技术（主要表现为验证）用于接纳患者此时的状态。也就是说，患者在接受治疗时会出现一系列行为缺陷，过多的接受可能会让患者感觉治疗不起作用。因此，专门设计了基于改变的技术，以使患者表现出新的行为。最后，改变技巧的成功实施取决于治疗师"销售""改变"的能力——这是走出地狱、走向正常生活的必要途径。

1. 解决问题

DBT 改变策略的核心是解决问题(见图 9-1),这是有效的行为评估、应急管理、认知调整、技能培训和暴露的结果(见图 9-1)。

2. 行为评估

只有通过有效的评估才能有效地解决问题(见图 9-1)。如前所述,"DBT作为分层治疗",在每次治疗开始时,患者和治疗师根据上周报告的行为制订访谈议程。治疗师与患者合作,对目标行为(如非自杀性自伤)进行链式分析,其中包括患者情绪、认知和行为的每个细节,以及目标行为前后的环境事件。嵌套在链式分析中还包括解决方案分析,其目的是识别道路上的决策"岔口",在该"岔口"处患者可能表现出不同的行为。行为链和解决方案分析的功能是提供取代无效行为的新技能。由于链式分析旨在收集有关无效行为的信息,它们可能会引发负罪感或羞耻感等负面情绪。因此,治疗师可能会使用一种简单、非评判的方式,并带着好奇心行事,以收集尽可能多的信息。例如,对于自伤的患者,治疗师可能会问:"发生了什么?"或者说:"给我一击又一击。"同样重要的是,不要假设 x 导致 y,而是评估行为是如何发生的(如"喝了三杯伏特加后,你是如何回到家的?")。

3. 应急管理

在 DBT 中,治疗关系通常被用作塑造患者行为的偶然因素。具体来说,可以实施"辩证行为疗法中基于接纳的治疗"一节中描述的验证策略,以加强有效的行为。例如,当患者在治疗过程中表现出有效行为时,治疗师需要增加对患者的热情、真诚和认可度。其中应急管理需要:① 明确理解病例概念化中行为的增加和减少;② 强化患者的治疗关系;③ 明确当前会话中对即时行为的认识。事实上,强有力的治疗关系是治疗过程中的一个关键因素(Kohlenberg and Tsai,1994)。比如,当患者在下定决心避免悲伤后哭泣时,治疗师可能会赞扬或验证患者的情绪表达。

治疗关系也被当作一种工具,通过 DBT 中微妙、即时的患者-治疗师互动来减少行为。考虑到电话辅助的强化效果,Linehan(1993)担心频繁地电话接触会无意中强化自杀行为,包括非自杀性自伤。解决方案是制定 24 小时规则,规定患者在自杀未遂或自伤后 24 小时内不得与治疗师联系。更微妙的是,当患者忘记了他(她)的日记卡时,治疗师可能会递给患者一张空白卡片,并直截了当地说:"尽你所能填写这张卡片,完成后告诉我。"DBT 中应急管理的另一个例子是"自我参与和自我披露",具体来说,"当你做 x 时,我感觉是 y"。"自我参与和自我披露"的功能是一种方法,用于提供患者行为对其他人影响的反馈。

患者[在电话中]:是的,我离开了小组。这是浪费时间,我想退出!

治疗师:我听说你不在团队中,彻底地接受是一个艰难的过程[验证]。听着,我想帮助你解决问题,让团队对你更有帮助,但当你和我一起提高音量时,我很难理解问题是什么。那么到底发生了什么呢?

此外,在自伤事件发生后使用细致的链式分析可能会引起惩罚作用。换句话说,在患者没有自伤的几周内,可以花更多的时间关注其他的主题;然而,鉴于 DBT 固有的有序层次结构,治疗师必然会优先考虑并花时间处理自伤的实例。总之,如果能够巧妙地实施,那么,应急管理可以成为塑造患者行为的有力工具。

4. 基于暴露的过程

DBT 使用正式和非正式的暴露过程。我们将在"特殊人群的辩证行为疗法"一节中探讨正式暴露的使用,并在本小节中重点讨论非正式暴露。DBT 强调情绪系统在行为功能障碍中的作用。根据生物社会学理论,功能失调行为的出现是为了避免情绪失调。因此,治疗通常侧重于培养忍受或调节强烈情绪的技能,而不避免或参与无效行为。例如,非自杀性自伤被概念化为试图减少强烈的悲伤和羞耻感。因此,治疗可能包括(无意或有意)在治疗师面前引发悲伤或羞耻感。在这种情况下,治疗师可以充当患者羞耻情绪的非增强剂,从而消除不合理的情绪。因为羞耻感可能会引起患者的隐藏行为,治疗师要阻止这种隐藏行为,以便患者保留正确的反馈。

患者[往下看]：我不想谈这个。

治疗师：看看我。我不是否认你，我相信你。发生了什么？

可以理解的是，患者可能非常善于逃避或隐藏不想要的情绪，因此，DBT 治疗师需要非常重视患者的即时行为，并对病例概念化有相当大的把握。也就是说，对目标行为的链式分析提供了一个引发负面情绪的绝佳机会，患者需要重新审视突发事件、重新解释、重新体会身体感觉和不良行为的后果。

暴露的另一个例子是发展反向的动作技能，在这种技能中，患者的行为方式与他们的情绪冲动相反，尤其是当他们情绪的强度不符合事实或他们的情绪化行事无效时。相反的行为超越了恐惧，延伸到其他情绪，如愤怒、悲伤、羞耻或嫉妒。患者会在自己的环境中采取相反的行动，例如，如果有人在患者面前插队，患者的情绪可能是愤怒，这符合事实。然而，从长远来看，愤怒的冲动行为（如大喊大叫、打架）可能对患者无效，如果患者从事相反动作的技能，他（她）可能会练习与愤怒不相容的行为，例如一点微笑或愿意伸出手（Linehan，2015a、2015b）。

5. 认知矫正

认知矫正技术本质上是无效的，因为它们向患者传达他们的思维"没有意义"或"错误"、"无效"或"功能失调"。尽管如此，思维模式可以影响我们的感觉和行为方式。因此，认知矫正是帮助患者区分思维、情绪和行为及其相互关系的有效方法。

九、 辩证行为疗法中基于技能的治疗

在发展 DBT 的过程中，需要同时关注一系列功能失调行为的问题解决，从而提高动机，并教授一系列需要实践才能有效的行为技能。因此，标准 DBT 将个体治疗与技能培训分离开来，技能培训专门侧重于关注正念、提高情绪调节、承受痛苦能力和人际效能。DBT 技能培训的功能主要是帮助患者学习新的行为,这些行为可以用来代替功能失调的行为。DBT 技能培训的主要重点是技能获得(通过教学和建模)和强化(通过家庭作业和纠正性反馈)。技能培训是一种以教学为中心的活动,它使用故事、隐喻、指导、行为排练、反馈和家庭作业来教授和加强新的行为。技能培训手册(Linehan,2015a)中详细介绍了这些内容,并提供了有用的讲义和工作表(Linehan,2015b)。

干预共包括四个技能模块:正念技巧(教会患者关注当下、有目的且不加评判的技能)、承受痛苦技巧(教会患者如何容忍危机而不使其恶化,以及如何接受现实的技能),情绪调节技巧(教会患者如何改变情绪以及如何减少负面情绪的影响)和人际效能技巧(教会患者如何与他人有效互动的技能)。与DBT 一样,技能分为基于接受的技能(正念和承受痛苦)和基于改变的技能(情绪调节和人际效能)。许多 DBT 技能是从对社会心理学、禅宗或现有循证实践的研究中发展而来的,这些实践将过程简化成简单的形式。

正念技能被视为"核心"技能,在每个新模块开始时分两节课教授。正念技能(如聪明的头脑、观察、描述、参与、非评判、心无旁骛、有效性)是东西方冥想实践行为的转换。所有后续 DBT 技能至少包括一个正念部分。此外,技能作业让患者观察和描述他们的想法、情绪或行为。

另一组基于接受的技能是在承受痛苦模块中。如前所述,在开发 DBT时,没有任何专门设计的治疗,包括帮助患者容忍和接受现实或情绪的成分。承受痛苦技能包括一系列延迟满足和自我安慰技术,这些技术专门用于帮助患者在不让事情变得更糟的情况下"度过"危机(如药物滥用、非自杀性自伤或试图自杀)。例如,TIP 技能(温度变化、剧烈运动、有节奏的呼吸、渐进性肌肉放松)是通过研究如何激活身体的副交感神经系统(减少觉醒的生理系统)而发展起来的。此外,承受痛苦模块包括接受现实的技能。因为许多接受 DBT的患者都有毁灭性的生活史,所以接受现实技能背后的理念是在现实的痛苦无法改变时减少痛苦并增加自由。"全盘接受"的技巧是在有关纳粹集中营的幸存者,特别是 Viktor Frankl(1985)发展作品后起来的。承受痛苦模块还包括意愿的概念,由 Gerald May(1982)提出,患者被教导要全心全意地愿意并准备好应对生活中的挑战,以便有效地做出反应。

情绪调节模块的核心是改变技能,该模块教授一系列行为和认知策略,以减少不想要的情绪反应,以及减少易受负面情绪影响的方法。情绪调节技能模块首先包括关于情绪如何对内部和外部刺激做出简短、完整的系统反应(Ekman and Davidson,1994)。随后,重点包括:① 情绪方法;② 情绪功能;③ 情绪模型。情绪模型确定了:① 情绪脆弱性;② 内部或外部提示事件;③ 对线索的解释;④ 生理和经验反应和行动冲动;⑤ 非言语、言语表达和行为;⑥ 情绪激发的后遗症,可能包括次要情绪。情绪调节模块中的所有技能都是专门针对情绪模型的一个或多个部分设计的。例如,PLEASE 技能(治疗身体疾病、均衡饮食、避免更换药物、睡眠、锻炼)专门用来教会患者如何通过足够的睡眠、健康饮食和治疗疾病等来减少情绪感受的脆弱性。核查事实的 DBT 技能包括认知调整技术(如 Meichenbaum,1977),在该技术中,质疑不合理的情绪,并重新解释事件以符合事实。总之,情绪调节技能是一套功能强大的技术,旨在改变情绪调节系统的所有部分,DBT 治疗师通常在患者开始建立有价值的生活时便利用这些技能。

最后,由于情绪高度失调的个体经常在人际关系中遇到困难,因此人际效能模块包括如何与他人有效互动的技能,教会患者缓解人际问题、提高积极关系质量和结束破坏性关系的方法。许多人际效能技能来自自信训练的研究(Linehan and Egan,1979)。例如,DEAR MAN 技术(描述、表达、断言、强化、保持注意、表现自信、谈判)可以教会患者如何有效提出请求、如何有效说"不"的技巧、如何验证他人以及如何在人际关系中辩证的技巧。

十、 辩证行为疗法中的自杀干预

DBT 包括几种自杀行为管理模式。如前所述,DBT 是一种分层治疗,在针对其他行为之前,先处理威胁生命的行为。患者没有证据表明存在高风险行为,治疗师仍需通过这种方式持续监控自杀行为。例如,治疗师将在每次治疗开始时评估"自杀欲望",直到治疗结束。这有几个原因:① 经常谈论自杀使治疗中谈论自杀正常化;② 经常评估降低了忽视自杀风险的可能性;③ 自杀意念的增加可能表明其他方面的痛苦。

　　治疗师通过使用被称为 Linehan 风险评估和管理方案（Linehan risk assessment and management protocol，LRAMP）的工具来协助评估和管理自杀风险（Linehan et al.，2012）。LRAMP 专门为患者设计，记录患者的特定风险因素以及提供干预措施。所以，患者在以下几种情况下需要使用填写 LRAMP（Linehan et al.，2013）：① 在治疗开始时；② 当患者试图自杀或参与非自杀性自伤时；③ 当患者报告自杀冲动显著增加时。当面对来自患者的自杀威胁时，治疗师也会使用大量的辩证策略。DBT 治疗师将自杀概念化为患者解决问题的尝试。具体来说，治疗师在接纳和改变策略之间快速跳跃，目的是帮助患者解决问题，而不是诉诸自杀作为解决方案。这可以包括验证患者引发自杀冲动的情绪，并使用正面回应来转移患者的注意力。

　　患者：我男朋友和我分手了。我不可爱了，我还不如自杀。

　　治疗师：你会因为某个人而自杀吗？

　　患者：呃，好吧，我不知道。我只是对发生在我身上的事情感到厌倦。

　　治疗师：当然。这太糟糕了。但是让我告诉你，如果你死了，你就找不到另一个男朋友了。

　　患者：是的。这可能是真的。

　　治疗师：那么让我们想想如何让你的男朋友回来。

　　在这种情况下，当患者威胁说自己要自杀时，治疗师立即做出了正面回应，然而，一旦患者描述了问题的本质，接下来就是验证性陈述。治疗师接着强调了自杀是如何不足以解决一个可解决的问题，然后再次关注眼前的问题。这种互动还将促使进行完整的风险评估，以评估患者的安全性。

十一、　特殊人群的辩证行为疗法

　　自 DBT 最初发展和应用以来，它也被用于治疗其他人群。在所有情况下,基本理论框架保持不变,但需要进行细微调整以提高对特定人群的疗效。

1. 物质使用障碍

如"辩证行为疗法的历史"一节所述,标准 DBT 是为复杂行为障碍和自杀人群制订的。因此,DBT 是一种综合治疗方法,可以扩展、收缩或调整以达到最有效的效果。对于滥用药物的个体,治疗需要稍微调整,因此 DBT - SUD(物质使用障碍)应运而生。尽管如此,DBT 已经包括了与药物使用障碍的有效治疗高度兼容的成分。例如,与认知行为治疗一样,DBT 包括一种解决问题的方法,以确定药物使用的前因后果。此外,DBT 与动机式访谈有相似之处,特别是在增强动机、管理矛盾心理和提供验证方面。DBT 对药物滥用的立场是辩证禁欲,这是对完全戒毒的不懈坚持和对彻底接受、非判断性问题解决和任何失误后有效预防复发的综合强调。

如前所述,DBT 整合了应急管理程序,这些程序专门设计用于抑制无效行为并加强有效的、目标导向的行为。应急管理程序的另一个例子是使用"治疗假期",在这种情况下,如果患者没有遵循治疗计划,治疗师会短暂停止治疗。虽然治疗假期对自杀患者来说是一种极其强大的应急措施,但在患有药物使用障碍的个体中,撤回治疗被视为一种强化措施。因此,DBT - SUD 通过包括一套针对患者的应急管理程序以及一套专门针对药物滥用者的新依恋策略进行了调整。这些策略包括引导患者,使他们可能有退出治疗的冲动;制订"以防万一"计划;并经常发送电子邮件、信件或打电话,以吸引迷路的患者(Dimeff and Linehan,2008)。此外,DBT 技能课程进行了修改,在承受痛苦模块中包括一组成瘾技能(6 种):辩证禁欲、头脑清醒、社区强化、自断后路、适应性否认和替代性叛逆(Linehan,2015a、2015b)。与大多数 DBT 技能一样,成瘾技能是根据成熟的基于证据的药物滥用治疗方法改编的。

2. 创伤后应激障碍

DBT 的开发是基于这样一种理解,即当新的研究表明有必要进行改变时,治疗会增长和适应。例如,当个体符合同时发生 BPD 和 PTSD 的标准时,治疗就没有那么有效。具体来说,在一项研究中,只有30%的创伤后应激障碍女性在 DBT 结束时出现缓解,而抑郁症和药物使用障碍女性的缓解率接近80%(Harned et al.,2008),因此制订一项方案,包括 PTSD 的正式延长暴露(PE)(Foa et al.,2007)。在符合 BPD 和 PTSD 标准的自杀女性样本中,发现 PTSD 加 PE 方案对治疗 PTSD 有效(Harned et al.,2014)。

一旦患者进入治疗的第二阶段,在其行为失控稳定但情绪痛苦未稳定时,PTSD 使用 DBT 进行治疗。当有创伤病史的患者进入 DBT 时,治疗师和患者根据以下指南合作协商患者特定的 PE 准备标准:① 患者不再具有高自杀风险;② 患者最近(过去8周)没有自杀企图或非自杀性自伤;③ 患者能够在不逃避或避免的情况下体验强烈情绪;④ 治疗 PTSD 是治疗师和患者的最高优先事项;⑤ 患者没有参与重大的治疗干预行为(Harned et al.,2012)。一旦患者达到 PE 的准备标准,DBT 将继续在暴露的同时实施,以管理正在进行的治疗目标。DBT 加 PE 课程每周进行一次90分钟的课程或两次60分钟的课程。患者还可以同时参加每周技能培训,并获得电话指导。

DBT 加 PE 主要基于暴露(Foa et al.,2007),此外,还包括其他 DBT 策略和技术,以监测患者的安全性、参与治疗的动机和治疗效果。此外,如果患者有危及生命的行为(如自杀未遂、非自杀性自伤),则停止接触(最好是暂时的),直到行为得到控制(Harned and Korslund,2015)。

3. 青少年

截至目前,DBT 只对成年人进行了调查。然而,青少年也会出现自杀行为、高度情绪调节障碍和行为功能障碍。Miller 及其同事首次提出了 DBT 对青少年的适应性(Miller,1999;Miller et al.,2000)。与 DBT 的所有适应性一样,潜在的理论基础和结构保持不变;然而,为了使治疗适合青少年及其家庭,DBT 进行了一些改变。这些变化包括更短的持续时间(6个月至1年)和更多的家庭参与(Miller et al.,2006)。

值得注意的是,家庭成员(父母或监护人)被包括在技能组中。这种适应有以下好处:① 新的熟练行为可以在多个环境中建模和强化;② 情绪高度失调的父母可以学习新的技能来调节自己的无效行为;③ 父母和青少年在相互交流时可以共享一个共同的词汇（如"亲爱的,你的爸爸"）;④ 当许多其他父母(以及其他青少年)加入该群体时,群体成员可以相互支持和确认。此外,由于个体治疗师是青少年的技能教练,技能领导者是家长的技能教练,为家庭提供另一层支持。

虽然在青少年群体中大多数DBT技能都得到了保留,但青少年技能课程也进行了调整,包括略微减少的第五个模块,其中包含青少年特定技能。本模块为中间路径,包括青少年及其家庭的验证技能和行为原则。最后,关于技能培训,对讲义和工作表进行了轻微修改,使其适合青少年及其家庭的发展。对青少年DBT手册的另一项修改是根据需要使用家庭会议。之所以增加这些课程,是因为家庭环境对青少年来说可能过于强大,会导致无法成功地实现行为改变。例如,父母可能会无意中强化自杀行为。此外,自杀患者的家庭可能是冲突的主要来源。因此,在家庭网络中工作可以成为减少患者自杀行为诱因的有力工具。

十二、总 结

基于彻底接纳过去、现在和未来的局限性以及改变的辩证法,DBT是一种广泛使用、有经验验证的治疗方法,最初是为BPD和自杀患者开发的。目前,它已被改编为一系列共病的有效治疗方法,包括药物滥用和创伤后应激障碍,以及从青少年到成年人的整个发展谱系。

参考文献

［1］Bandura A：Social-learning theory of identificatory processes, in Handbook of Socialization Theory and Research. Chicago, Rand McNally, 1969, pp 213 - 216.

［2］Brown GK, Green KL：A review of evidence-based follow-up care for suicide prevention：where do we go from here? Am J Prev Med 47(3) (suppl 2)：S209 - S215, 2014 25145741.

[3] Dimeff LA, Linehan MM: Dialectical behavior therapy for substance abusers. Addict Sci Clin Pract 4(2): 39 – 47, 2008 18497717.

[4] Ekman PE, Davidson RJ: The Nature of Emotion: Fundamental Questions. London, Oxford University Press, 1994.

[5] Foa EB, Hembree EA, Rothbaum B: Prolonged Exposure Therapy for PTSD. New York, Oxford University Press, 2007.

[6] Frankl VE: Man's Search for Meaning. New York, Simon & Schuster, 1985.

[7] Harned MS, Korslund KE: Treating PTSD and borderline personality disorder, in Evidence Based Treatments for Trauma-Related Psychological Disorders. Edited by Schnyder U, Cloitre M. Cham, Switzerland, Springer, 2015, pp 331 – 346.

[8] Harned MS, Chapman AL, Dexter-Mazza ET, et al: Treating co-occurring Axis I disorders in recurrently suicidal women with borderline personality disorder: a 2-year randomized trial of dialectical behavior therapy versus community treatment by experts. J Consult Clin Psychol 76(6): 1068 – 1075, 2008 19045974.

[9] Harned MS, Korslund KE, Foa EB, Linehan MM: Treating PTSD in suicidal and self-injuring women with borderline personality disorder: development and preliminary evaluation of a dialectical behavior therapy prolonged exposure protocol. Behav Res Ther 50(6): 381 – 386, 2012 22503959.

[10] Harned MS, Korslund KE, Linehan MM: A pilot randomized controlled trial of dialectical behavior therapy with and without the dialectical behavior therapy prolonged exposure protocol for suicidal and self-injuring women with borderline personality disorder and PTSD. Behav Res Ther 55: 7 – 17, 2014 24562087.

[11] Kohlenberg RJ, Tsai M: Functional analytic psychotherapy: a radical behavioral approach to treatment and integration. J Psychother Integr 4(3): 175 – 201, 1994.

[12] Linehan MM: A social-behavioral analysis of suicide and parasuicide: implications for clinical assessment and treatment, in Depression: Behavioral and Directive Intervention Strategies. Edited by Clarkin JF, Glazer HI. New York, STPM Press, 1981, pp 229 – 294.

[13] Linehan M: Cognitive-Behavioral Treatment of Borderline Personality Disorder. New York, Guilford, 1993.

[14] Linehan M: DBT Skills Training Manual, 2nd Edition. New York, Guilford, 2015a.

[15] Linehan M: DBT Skills Training Manual Handouts and Worksheets, 2nd Edition. New York, Guilford, 2015b.

[16] Linehan MM, Egan KJ: Assertion training for women, in Research and Practice in Social Skills Training. Edited by Bellack AS, Hersen M. New York, Plenum, 1979, pp 237 – 271.

[17] Linehan MM, Comtois KA, Ward-Ciesielski EF: Assessing and managing risk with suicidal individuals. Cogn Behav Pract 19(2): 218 – 232, 2012.

[18] Lynch TR, Trost WT, Salsman N, Linehan MM: Dialectical behavior therapy for borderline personality disorder. Annu Rev Clin Psychol 3: 181 – 205, 2007 17716053.

[19] May GG: Will and Spirit: A Contemplative Psychology. San Francisco, Harper & Row, 1982.

[20] May GG: To bear the beams of love: contemplation and personal growth. The Way Supplement: Contemplation and the Contemplative Life 59: 24 – 34, 1987.

[21] Meichenbaum D: Cognitive behaviour modification. Cogn Behav Ther 6(4): 185 – 192, 1977.

[22] Miller AL: Dialectical behavior therapy: a new treatment approach for suicidal adolescents. Am J Psychother 53(3): 413 – 417, 1999 10586303.

[23] Miller AL, Wyman SE, Huppert JD, et al: Analysis of behavioral skills utilized by suicidal adolescents receiving dialectical behavior therapy. Cogn Behav Pract 7(2): 183 – 187, 2000.

[24] Miller AL, Rathus JH, Linehan MM: Dialectical Behavior Therapy With Suicidal Adolescents. New York, Guilford, 2006.

[25] Rogers CR: Recent research in nondirective therapy and its implications. Am J Or thopsychiatry 16(4): 581 – 588, 1946 20276904.

[26] Staats AW: Social Behaviorism. Homewood, IL, Dorsey, 1975.

[27] Staats AW, Staats CK: Complex Human Behavior: A Systematic Extension of Learning Principles. New York, Holt, Rinehart and Winston, 1963.

[28] Stoffers JM, Völlm BA, Rücker G, et al: Psychological therapies for people with borderline personality disorder. Cochrane Database of Systematic Reviews 2012, Issue

8. Art. No. : CD005652. DOI: 10. 1002/14651858. CD005652. pub2.

[29] Ward-Ciesielski EF, Linehan MM: Psychological treatment of suicidal patients, in The Oxford Handbook of Suicide and Self-Injury. Edited by Nock M. New York, Oxford University Press, 2014, pp. 367.

第十章　焦点解决短程治疗：
培养优势，实现目标

Brett N. Steenbarger，Ph. D.

克莱尔是一名年轻的职业女性，最近决定寻求心理治疗的帮助。她将自己最近的生活描述为一种"无趣"的状态。她在事业上的发展不如自己所期待的那么顺利，但她已经在公司工作了一年多，暂时还不想跳槽。最近，她还结束了一段看上去很有前途的恋爱关系，不确定自己是否还能找到合适的人。作为独生子女，克莱尔与父母保持着密切的联系，但和以前她住在家里的情况一样，她和父母之间的紧张关系仍然存在。父母注意到克莱尔在事业和感情上都受挫了，想要帮助她。但克莱尔却认为他们的帮助让自己感到窒息，并希望自己能够独立。尽管如此，克莱尔始终拥有一个强大的朋友网络，并在工作中广受好评。从表面上看，她做得很好。然而，她已经厌倦了这种无趣的感觉，并认为治疗可以帮助她走出困境。克莱尔没有情绪问题的既往史，而且她从未接受过治疗，于是，她咨询了三位专业人士，希望能找到最合适的人选。

在首次咨询中，治疗师 A 和克莱尔探讨了她与父母的关系，追溯了她在依赖和独立之间摇摆的过往模式。治疗师指出，这些模式也许在工作以及在恋爱关系中也会出现。然而克莱尔又找不到建设性的解决方案，因此她再次感觉到无趣。其实，通过更清楚地觉察到引发依赖和独立需求的情况，克莱尔可以开始探索更好的方法来整合这些需求，并感受到更大的成就感。

治疗师 B 在咨询会谈上采取了某种不同的方法。克莱尔将自己描述为一个完美主义者，而这种特质总是在学习和工作上帮助到她。治疗师指出，当生活中的情况没有达到她的预期时，这种完美主义也许还会导致克莱尔感觉生活不尽如人意。这种完美主义已经成为一种过度学习，使她无法接受现状。通过学习一些方法来处理生活琐事，并接受生活中的混乱，似乎可以让克莱尔感到满意。或许再次遇到失望或挫折时，她也不会那么大惊小怪了。

这时，克莱尔感到有点迷惑。治疗师 A 觉得她的问题源于她的过去，因为她童年时代未解决的问题闯入了她现在的生活。治疗师 B 则对她早年的问题问得相对较少，而是关注她在此时此刻的思维模式。她想知道，"我的问题是有关独立需求的议题，还是有关完美主义的议题？"她希望得到一个清晰的答案，于是咨询了治疗师 C。

在会谈前期，治疗师 C 请克莱尔描述自己在哪些场合中感觉不那么无趣。克莱尔欣然描述了各种使她感到快乐和满足的情况，比如与她的领养的猫莫莉一起玩耍；在健身房锻炼；以及到新地方去旅行。治疗师指出，似乎克莱尔有能力保持活力和参与感，而且她有时已经是自己想要成为的精力充沛的人了。也许，治疗可以帮助她弄清楚，她如何在生活的所有方面更多地获得这些体验，无论是在工作还是个人关系当中。

克莱尔觉得这三位治疗师都很好，而且他们每个人都对她有启发。不过，治疗师 C 有一些不同之处。前两位治疗师都专注于她目前的问题，并提供了探索和解决她潜在问题的方法。然而，治疗师 C 提出了一种可能性，即普遍意义上的问题可能并不存在。治疗师 C 在寻找克莱尔生活中已有的积极经验和力量，而前两位治疗师则提出要帮助克莱尔解决她的问题。治疗师 C 的立场是，为了实现她的目标，克莱尔已经拥有了她所需要的解决方案。深吸一口气之后，克莱尔决定与治疗师 C——焦点解决短程治疗师——继续工作。

一、什么是焦点解决短程治疗？

在我们继续观察克莱尔和她的焦点解决短程治疗（solution-focused brief therapy, SFBT）的体验之前，让我们现在先退后一步，更深入地了解一下这种疗法的独特之处。

SFBT 是一种始于家庭治疗的短期治疗,如在密尔沃基家庭服务中心 (Family Service of Milwaukee)进行的研究(Lipchik et al.,2012)。为了理解治疗变化背后的动力,该小组观察了大量的治疗过程。他们的主要发现包括:有意义的变化往往发生在最初的电话联系和首次治疗的开始之间。这表明,变化是由患者自己带来的,而不是由治疗师发起的。认识到个体一直在发生变化,是克莱尔在会谈中注意到的重大转变。焦点解决治疗师不再关注问题本身、问题的起源和问题的改善,而是去寻找人们生活中已经发生的建设性变化,并寻求在这些变化的基础上进一步发展。

SFBT 的框架包括识别问题的资源和例外情况,并利用它们来确定未来的解决方案。这个框架由几个 SFBT 的特征所支撑(Bannink,2010;Ratner et al.,2012;Trepper et al.,2012)。

(1)扎根于积极心理学。SFBT 需要治疗师和患者合作,探索患者的优势,并在这些优势的基础上进行发展。治疗被定义为实现积极的目标,而不是弥补缺陷的条件。实现目标,而不是解决问题,才是 SFBT 的重点。

(2)简明扼要。SFBT 是治疗周期最短的短程疗法之一,因为它放弃了对过去问题的广泛探索,通过治疗关系来解决这些问题。SFBT 的重点在于患者的目标以及他们目前可能可以实现这些目标的方式,即使只是靠近一点点。与患者的目标保持一致,有助于避免耗费时间的阻抗,并使治疗关系具有针对性和建设性。始终如一地小步向前,可以引发大的改变,这种理解加强了干预的简洁性。

(3)以患者为中心。SFBT 从患者的目标开始,寻求最有效的方法来实现这些目标。焦点解决治疗师不是站在权威的位置上开出改变的处方,而是尽量去了解人们最接近其目标的情况,这样就有可能做更多已经奏效的事情。来自多元文化的患者群体有其独特的经历和价值观,而 SFBT 强调在患者的框架内工作,这一特点与这一类群体特别适配(Kim,2014)。

(4)建设,而不是教导。与强调技能教学的认知和行为治疗不同,SFBT 的重点在于患者已经具备的行为,一些可以促进目标实现的行为。从某种意义上说,焦点解决治疗师并不寻求改变,而是寻求更深入、更一致地挖掘患者本身的资源。

正如克莱尔的例子所示，SFBT 的核心是发展患者"期待的未来愿景"（Trepper et al.，2012，pp 21），并为实现该愿景而整合资源。由于这个原因，SFBT 在会谈内容和会谈方式上都与其他模式不同。实际上，正如 Trepper 等（2012）所述，用于帮助人们实现其目标的沟通与关系技能，与用于诊断和治疗问题症状的技能不同。焦点解决治疗师是一个与患者共同构建解决方案的人，而这个解决方案建立在现有的能力和资源之上。从根本上说，SFBT 可以被定义为一个通过利用患者本身的力量来实现目标的合作过程。

二、 焦点解决短程治疗有效吗?

寻找解决方案和实现目标听起来很不错，但是否有证据表明 SFBT 真的有疗效？值得一提的是，在 de Shazer 的开创性著作《超越奇迹》（More Than Miracles，de Shazer and Dolan，2007）一书发表时，他感叹当时已被发表的关于 SFBT 疗效的综述只有一篇（Gingerich and Eisengart，2000）。然而，在几年之内，一本循证实践手册的出版（Franklin et al.，2012）反映了相关结果研究的爆炸性增长。截至 2015 年底，Alasdair Macdonald 已经收集了 219 项关于 SFBT 的效果研究（http：//www. solutionsdoc. co. uk/sft. html），包括 82 项随机对照实验，5 项效果 Meta 分析，以及 6 项综述研究。Gingerich and Peterson（2013）的综述研究发现，在 43 项 SFBT 研究中，有 32 项报告了明显的有效性。在中国大陆和台湾进行的 33 项效果 Meta 分析研究（Gong and Hsu，2015）报告了具有信服力的有效性证据。在他们对 SFBT 结果研究的综述中，Gingerich 等（2012）得出结论，有关 SFBT 最新的、设计良好的研究报告的结果与其他循证治疗中发现的结果相当，产生了小到中等的积极疗效。Franklin 和 Montgomery（2014）对 SFBT 效果研究的综述包括了对各种人群的研究，如儿童、家庭、住院患者、药物滥用者和不同种族背景的患者。与 Gingerich 等（2012）一样，他们注意到 SFBT 在最近的随机实验研究中的效果特别好。

与 SFBT 的有效性同样重要的，是其有效性的原因。SFBT 之所以具有疗效，是因为其对所有成功的短期治疗中的共同成分进行了提炼（见第二章，以及 Steenbarger，2012）。这些成分包括建立一个明确的改变焦点、治疗师的积极参与，以及利用会谈之间的时间来促进改变。比起其他干预模式的治疗师，这种积极的、聚焦的治疗可能有助于 SFBT 治疗师更快实现其目标（Gingerich et al.，2012）。事实上，Macdonald 观察到，在 SFBT 的效果研究列表中，SFBT 的治疗时长通常在 3～6 次之间（http：//www.solutionsdoc.co.uk/sft.html）。即使按照传统的短期治疗的标准，这也是较短的治疗时长。

一个现实问题在于，在如此短暂的干预之后，SFBT 所取得的变化是否真正持久。目前有关长期疗效研究的文献相对较少，特别是将 SFBT 与其他治疗进行比较的文献相对匮乏。不过，Knekt 等（2008）的研究关注，在 7.5 个月内治疗次数平均少于 10 次的焦点解决短程治疗，并与长期和短期的心理动力学治疗进行了比较。他们发现，在长达 3 年的研究结束时，所有组别的患者的抑郁和焦虑水平均有明显的下降。有趣的是，两种形式的短期治疗产生了最快的积极结果，但长期治疗的效果在第二年赶上了，并在研究结束时超过了短期治疗。

这一发现表明，SFBT 的有效性问题——实际上，所有短程模式的有效性问题——可能都是一个微妙的问题。疗程最短的治疗模式，如 SFBT，可能会产生相对快速的结果，但许多人可能会从长程的、持续的治疗中进一步受益。SFBT 的标准治疗手册（Trepper et al.，2012）强调，该疗法的一个重要组成部分是迅速结成一个合作性的治疗联盟。在关系建立方面有障碍的个体，或许不太可能从短程模式中受益。事实上，正如 Knekt 等（2008）的研究所表明的，这些患者的改善轨迹可能更加具有渐进性。像克莱尔这样的患者，如果他们的症状比较有限（不那么严重），关系建立的能力没有受损，并且在疗程之间可以积极工作，那么就更有可能在短程心理治疗中实现他们的目标，疗效也会持续（Steenbarger，2012）。

此外，以过程为导向的 SFBT 研究发现，该疗法的独特因素有助于产生有利的结果。McKeel（2012）对 SFBT 的变革过程研究进行了总结，识别出

SFBT 有效性的几个要素：

（1）培养乐观精神，让患者意识到自己的问题是可以解决的。

（2）在与治疗师的关系中，患者获得一种授权感。

（3）治疗师的活力和积极性。

有趣的是，McKeel（2012）在回顾了两项研究后发现，与其他关注问题的疗法相比，SFBT 和它们治疗联盟的强度没有区别。相比起其他疗法而言，SFBT 之所以有效，可能并不是因为它能更好地促进助人关系，而是因为它激励了患者的内部控制感，使患者认识到自己确实拥有可以实现其目标所需的资源（Steenbarger，2012）。Wettersten 等（2005）发现，接受 SFBT 的患者比那些接受短程人际关系治疗的患者取得了更高质量的治疗联盟。然而，令人惊讶的是，只有在人际关系治疗当中，治疗联盟的强度才和疗效有关；而在SFBT 当中则不存在这种相关性。这暗示了一种可能性，即 SFBT 的疗效可能受益于额外的过程因素，如患者所体验到的授权感。这与克莱尔与治疗师 C的会谈经历相吻合，克莱尔因为治疗师关注自己的资源而备受鼓舞。

Bavelas（2012）总结了对于 SFBT 沟通的微观分析研究，发现有证据表明，SFBT 与其他疗法的表达方式不同，在会谈中会更多地使用患者自己的语言，而较少使用治疗师的语言。她发现，SFBT 的表达方式也更开放（结构化，以引起患者的回应），围绕解决方案而展开，也不是围绕问题。这些特点可能是SFBT 的合作性以及简洁性本质的核心，而这种方式有利于迅速建立关系并避免对改变的潜在阻抗。

三、焦点解决短程治疗的实践

制订 SFBT 治疗手册（Trepper et al.，2012）有助于培训工作，同时也有助于研究标准化的干预措施的效果。对研究者-实践者的调查（Bannink，2010；de Shazer and Dolan，2007；Kim，2014；Ratner et al.，2012）中发现，有几个过程要素主导着 SFBT 的工作实践。

（1）探索会谈前的变化，启动以解决方案为重点的对话。

（2）使用奇迹问题来帮助设定目标。

（3）寻找问题模式的例外情况，探索可能的解决方案。

（4）使用评量问题来评估目前的状况，并预估未来的进展。

（5）提供积极反馈和家庭作业来帮助维持会谈期间的解决焦点。

我们将继续讲述先前有关克莱尔的案例，现在会详细研究这些过程的组成部分，以及它们在 SFBT 中是如何互相协调的。

1. 探索会谈前的变化

在克莱尔的第一次治疗开始时，治疗师首先肯定了他们的初次咨询，并对克莱尔决定与她一起工作以便做出积极的生活改变表示赞赏。然后，治疗师解释说："许多人都注意到，从他们预约咨询到第一次见面期间，一些变化就已经发生了。从我们通过电话交谈后，你注意到了哪些变化？"请注意，这是一个开放性问题，其中包含消极或积极变化的可能性。这个提问也使得会谈前的变化成为一种正常现象。这个提问很重要，因为它使治疗从一开始便采用了一个以解决方案为重点的潜在模式，而不是问题阐述的模式。

克莱尔听到这个问题后微笑着回答说，自从安排了这次会面后，她感到"更有活力"，因为她一直"期待"自我探索并做出积极的改变。治疗师接着问克莱尔是否记得，以前对某件事情的期待是能量的来源？克莱尔点点头，并提供了两个例子：期待与朋友一起去斯堪的纳维亚半岛度假，以及期待收养她的猫。他们依次探讨了这两个例子，克莱尔指出"做新鲜的事情让我感到活着"。治疗师接着问道："如果你经常做新鲜的事情，这会给你的生活带来积极的变化吗？"克莱尔表示同意，并列举了她感到陷入"无意义的日常生活"的若干场合。会谈继续进行，话题现在转向"做新鲜的事情"的想法，这些新鲜事情并非"无意义"的，以及这如何帮助她感受到更大的"能量"。

请注意，关于会谈前变化的问题很快就引导出以解决方案为中心的对话。焦点解决的治疗师并没有详细探讨最初的主诉（"感觉很糟糕"），也没有分点记录已经发生的情况，而是利用有关会谈前变化的表述，开始共同构建积极的目标。正如 Trepper 等（2012）所强调的那样，不能保证患者可以识别出会谈前的变化，实际上，患者可能会提到事情保持不变甚至变得更糟。在这种情况下,焦点解决治疗师可能会缩小焦点,询问当前会谈的目标。"今天要发生什么才能使我们的会谈对你有用?"这为对话营造了一个建设性的目标焦点。这样的对话将被固定在此时此地,而不是在会谈以前的阶段。在这种情况下,治疗师可能会指出,当谈话转向她最近与朋友的假期时,克莱尔的回应更有活力。这可以促使她讨论什么使这次旅行"有意义",什么是她所"期待"的。SFBT假定的框架是,在开始治疗前,患者的生活已经发生了重大变化。首次咨询是探索这些变化,并在此基础上继续前进的时机。

在预约会谈之后,即使事情开始走下坡路,也有可能在首次治疗中引入以解决方案为重点的框架。例如,克莱尔可能提到她的猫最近病得很重,去看了兽医后仍然吃不下东西,这让克莱尔感觉自己比她打电话给治疗师时更糟糕。"这是艰难的一周,"她解释说,"当我认为莫莉可能撑不下去的时候,连联系朋友和按时上班都让我觉得很挣扎。"治疗师可能会询问克莱尔做了什么,才让自己有力量去联系朋友和去工作。这个问题可能会引导克莱尔进行探索,尽管在最糟糕的时候,自己可以做什么来保持活力。重点是,即使在艰难的时期,患者往往也在积极应对困难,寻找使自己保持正常生活的解决方案。关注患者的适应性努力,引发了患者对于自身优势和解决方案模型的更广泛的讨论。

2. 使用奇迹问题

在SFBT中,首次会谈的一个重要目的是为治疗设定目标。Trepper等(2012)解释说,这些目标往往是具体的。他们也倾向于设定小目标,因为小的变化可以为未来更大的变化打下基础。治疗的目的是帮助患者找到一个积极的发展道路,而不是穿越这条道路到达终点。因此,治疗目标的制订是为了实现解决方案,而不是为了减少或消除问题。即使在询问会谈前变化的情况下,患者可能也难以确定积极的治疗目标,这是很正常的现象。奇迹问题在这种情况下大有裨益。

奇迹问题是de Shazer和Dolan(2007)在实践中的产物,他们发现重构焦点往往能促进新的、建设性的观点。当患者第一次接受治疗时,他们很自然地聚焦于现在和过去出了什么问题。奇迹问题将焦点转移到想象中的未来,在这个未来里，一切都很顺利，所有目标都实现了。

治疗师再次以克莱尔的回答为基础，向她确认他们一起工作的可行目标，即通过参与她"期待"的"有意义"的活动，在日常工作中体验到更大的"能量"。治疗师进一步解释说："你告诉我有两个克莱尔：一个在问题情境中感到束手无策，另外一个能够做有意义的事情并感到精力充沛。如果我们的治疗能帮助你更多地做精力充沛的克莱尔，而更少做无趣的克莱尔，你会觉得治疗达到了目的吗？"

然后，克莱尔可以回应并完善这个目标。她指出，有时自己无法感到精力充沛，例如，当她的工作团队出现小冲突时，或当一段本来很有希望的关系结束时。这引发了进一步的对话，即克莱尔如何在这些情况下设法让自己保持清醒，避免陷入抑郁。她回答说，当犹太教堂的拉比告诉她，上帝从来不会给我们自己无法应对的挑战时，她觉得很有帮助。她告诉自己，每一个障碍都是成长和改进的机会。克莱尔解释说，从那一刻起，她就试图从每一个负面的生活事件中找到自己可以学到的东西，促进自我成长。

克莱尔：当我的上一段感情破裂时，我看清了我所选择的男朋友的类型。他们与我的女友们完全不同。我所有的女友都过得很快乐。她们不关心自己的外表，而且她们是忠诚的朋友。我意识到，我生活中的男人没有一个是这样的。他们长得很好看，但他们实际上不是好人。

治疗师：当你意识到这一点时，你的感觉如何？

克莱尔：我感觉很好。我觉得我真的明白了一些事情。这就像拉比说的那样，分手变成了一个学习的机会，教我开始用不同方式行事。我迫不及待地想开始认识新的人——正确的人。

治疗师：所以你对这种情况并不感到"无趣"？

克莱尔：绝对不会！我对我所发现的东西感到很兴奋。

在这一点上，治疗师选择使用奇迹问题来澄清克莱尔的治疗目标。

治疗师：你说得对。你不可能总是感到精力充沛、积极向上，但如果问题能够变成机会，你就不会在事情变糟时感到如此无趣。我有一个特别的问题想要问你：假设你今晚睡觉，一夜之间奇迹发生了，你希望的变化突然出现了。但当你醒来时，你不知道奇迹已经发生。那么，你怎么会意识到变化已经发生？这个奇迹会让你注意到什么不同？

奇迹问题是一种使对话聚焦于积极变化上的方法，但它也是一种帮助个体具体地界定这些积极变化的方法。克莱尔思考了几秒钟。

克莱尔：我会从我的态度中知道。我一觉醒来，就会对这一天充满期待。我会很兴奋。可能一切不一定都完美，但我会意识到，要么事情会进展得很顺利，要么我将有机会学到一些东西，使我变得更好。

治疗师：所以你会看到机会，你会有一个很好的态度，你会有很多能量。事情可能不会进行得十全十美。你知道那是不现实的。但听起来，你似乎想把更多的时间花在看到机会的观念模式上，就像你和你男朋友分手后所做的那样。这可能会给你带来能量，帮助你对新的一天充满期待。

请注意，在这个重复的过程中，治疗师在克莱尔所提供的想法和语言之上稳步推进，阐述克莱尔的所指，而不是提供一套单独的表述方式。这使克莱尔和治疗师能够清楚地确定一个目标，即就算在最具挑战性的时期，也要以积极的态度保持对机会的关注。

以"奇迹"的形式提问，使患者能够走出当前可能抑制解决方案的限制。Trepper 等（2012）将奇迹问题描述为对理想未来的"虚拟排练"。例如，鉴于她的猫健康状况不佳，克莱尔可能觉得自己在目前的情况下无法有积极的感觉。奇迹问题可以让她跳出这个限制，主动设想一个积极的未来。在这个问题之后，再询问"你最亲近的人如何知道你已经解决了问题？"进一步使患者能够从一个新的角度来看待自己。克莱尔可能会想象，她的朋友和家人能看到一个更加外向、友好、乐观的人；她会更多地谈论未来，而不是最近和过去的所有问题。或者,克莱尔可能会回答说,她的朋友和家人会看到一个更懂得欣赏和感恩的人,或者她会觉得拥有这样一只特别的猫是很幸运的。这样的回答可能会让对她目前所做的事情进行充分的讨论,以帮助她保持对未来建设性和期待性的关注。

3. 寻找问题模式的例外情况

SFBT 最独特的特征之一,便是它的假设,即问题模式的例外情况往往包含着强有力的解决方案内核。在容易出现问题的场合中,如果问题没有出现,那可能不仅仅是随机的偶然因素在起作用。也许患者所做的事情有助于创造出更多可行的结果。这可能是相当具有影响力的,因为隐藏在众目睽睽之下的解决方案可以真正代表患者自己的解决方案,那些可以随时拥有和利用的解决方案。

通过回顾患者生活的不同领域,可以发现问题模式的例外情况。一般来说,问题模式并不是非常普遍的;相对来说,生活中有些领域没有出现这些模式。工作中的问题模式可能不会出现在朋友关系中;对猫的健康的担心可能会随着克莱尔对情况的看法不同而起伏不定。让我们以一个场景为例:克莱尔认为自己在做有意义的事情时,才有机会集中注意力且精力充沛,于是她报告说,在与父母互动后,她感到特别"无趣"和"灰心"。

克莱尔:好像我们总是意见不一致。无论我做什么,在他们眼里似乎都不对。我告诉他们,我在考虑可能的职业变化,他们就大发雷霆。他们总是表现得好像我即将做出最糟糕的决定一样。当我离开时,我感觉很糟糕,我感到内心死寂。它扼杀了我当晚可能去做任何事情的能量。

治疗师[笑着]:所以你每次去看望你的父母时,几乎都是一具僵尸? 你从不觉得自己真正活着? 你从来没有恢复过?

克莱尔[笑着回答]:嗯,我并不总是一具僵尸。有时我设法摆脱它,在家里或与我的朋友做一些有趣的事情。

治疗师:真的吗? 在这种情况下,你是如何化解与父母的冲突的? 最近有没有哪一次去父母家之后没有丧失全部活力?

克莱尔：当然，上周我和我父亲发生了争执。他说我花钱太多，因为我正计划和我的两个朋友一起度假。我心想，"他根本不知道自己在说什么！"我向他展示了我如何将去年的奖金支票存起来，用于支付今年的旅行和额外开支，这样就不会超出我的预算。他大吃了一惊，并向我道歉。我意识到，很多时候，我的父母只是不知道自己在说什么。他们不再和我住在一起了，所以他们无法理解我在做什么。他们对我的反应就像我还是个小姑娘。

治疗师：那天晚上之后，你的感觉如何？

克莱尔：很好。我意识到，很多时候，我的父母是在对他们的恐惧做出反应，而不是对我做出反应。那天，我回到家，给我的朋友打电话，然后我们就出去了。我一点也不觉得难受。

治疗师：这是否又是一次你能够在困难的情况下找到机会的经历？找到一个教育你父母的机会？

在寻找例外情况时，焦点解决的治疗师会探索问题模式的变化。这些模式通常起起伏伏的，有时根本就不存在。这种变化往往表现出自己的模式，为患者的优势指明方向。在这个案例中，治疗师有一种感觉，克莱尔在回答关于家庭争吵后"总会"变成"僵尸"的问题时，可以提出例外情况。患者通常理解自己并不完全是功能失调的，但他们确实设法在困难面前继续前进——而且往往愿意谈论自己如何建设性地处理这些问题。

如果患者对自己的问题有强烈的认同感，那么寻找例外情况的技术可能特别有功效。如果克莱尔在工作团队中度过了不和谐的一天，那么她来治疗时可能会感叹"一切都不顺利，我的事业毫无进展，我感觉我需要辞职了"。治疗师可能会问，这是否是她第一次在工作中感到想辞职？克莱尔很有可能在过去也曾有过放弃的念头，这就提供了一个机会，来探索她在过去是如何克服这一想法的。是什么让她在经历了团队困难期之后，仍然坚持并做好工作？在那些冲突频发的时期，她是如何推进工作并在事业上取得进步的？

请注意，寻找例外情况与提供鼓励很不一样。在后面一种情况中，治疗师从自己的有利位置出发，提供一个积极的观点。在例外模式中，治疗师在患者自己的经验中寻找代表目标实现时的事件和模式。这些例外情况不一定发生在充满戏剧性的、积极正面的时刻。例如，克莱尔在工作中经历了摩擦后感到不那么气馁的情况，可能会促使她探索做些什么可以让自己不那么气馁，并对工作更有希望。正是由于问题模式的存在与否以及程度大小会发生变化，才使得对例外情况的探索成为可能。

寻找例外情况说明了 SFBT 的概念，即患者是治疗的专家（De Jong and Berg，2008）。通过关注问题模式的例外情况，治疗师强调了患者拥有针对自身问题的解决方案，尽管这些方案可能还只是雏形。这种积极关注使 SFBT 成为一种与众不同的疗法。治疗师想要传递给克莱尔的信息可能是："你不需要变成一个完全不同的克莱尔。你本来就能够看到机会并充满能量，你只是需要找到方法，更多地做这个版本的自己"。

4. 使用评量问题

从"机会心态"的角度制订治疗目标，既为"感觉无趣"的主诉做了铺垫，也为克莱尔实现目标创造了基础。SFBT 的特点是使用评量问题来衡量进展情况，并坚持以解决方案为焦点。例如，治疗师可能会问克莱尔："在 1 到 10 的范围内，1 代表完全没有机会心态，10 代表完全专注于积极的机会，当你走进门来参加我们今天的会谈时，你会给自己打多少分?"请注意，这个问题有助于提供一个基线，可以与克莱尔的当前状态进行比较，它还为探索性问题打开了大门。例如，如果克莱尔没有报告积极的会谈前变化，并且在感觉积极和不那么糟糕方面给自己打了 5 分，治疗师可以追问克莱尔做了什么来防止自己在量表上变成 3 分、2 分或 1 分。这为探索优势和阐述机会心态提供了另一种方式。

评量问题也是具体化治疗目标的一种方式。如果克莱尔一开始处于 5 分的位置，并断言没有人可以永远做到 10 分，那么也许她会选择 8 分作为治疗目标。这样，治疗就体现了她对积极生活体验的希望。评量问题成为一种工具，克莱尔和治疗师可以通过它来探索克莱尔在进步时做了什么，那克莱尔就可以做更多类似的事情。另外，评量问题还有一个有价值的应用，即可以用于比较患者在首次治疗结束时的感受与他们在治疗开始时的感受。这为会谈在多大程度上朝着正确的方向发展,提供了一个有用的衡量标准。例如,如果克莱尔在治疗开始时给自己打了 5 分,而在会谈结束时打了 7 分,治疗师就会探讨在过去的一个小时里发生了什么,是什么内容促进这种变化。这可能是有利于收集治疗关系的有用信息,也可能被当作两次会谈之间的有用的家庭作业。

SFBT 的第二次治疗以及后续治疗开始时,治疗师通常也会提出评量问题,以探索自上次会谈以来的进展。如果评量问题的答案显示出积极的进展,治疗师便会探讨是什么使这种进展成为可能。如果答案显示出没有进展,甚至出现了倒退,对话便可以围绕克莱尔做了什么来避免自己跌到量表的底端进行。因此,评量问题成为识别问题模式例外情况的有力工具。

评量问题很适合处理问题模式和解决方案的多变性。Trepper 等(2012)指出,例外情况是治疗师和患者共同构建的,是二者共同探索的结果。评量问题有助于这种共同建构的过程。因此在会谈当中,评量问题是维持焦点解决取向的有力工具。

5. 积极反馈和家庭作业

从 SFBT 的创立初期开始,治疗师的角色就被定位为积极变化的倡导者。当患者制订解决方案并体验到自己正在向目标迈进时,治疗师不仅要承认这种积极变化,而且要以赞美的形式进行积极反馈,这将使患者的目标继续保持,维持治疗焦点和治疗联盟。

很多时候,在治疗结束时,治疗师会在总结中纳入赞美的部分,并布置家庭作业。一些焦点解决治疗师在总结之前会休息片刻,暂时离开办公室,与一直在单向镜后观察的同事进行讨论。这为观察员和治疗师都提供了一种有效的、真实的培训经验。治疗师还可以将观察员的多种观点纳入总结和家庭作业当中。将迄今为止的进展概述与啦啦队精神相结合,放大了会谈中的积极力量,为患者完成两次会谈之间的作业奠定了基础(家庭作业旨在维持治疗目标)。

让我们再来看一个案例。在会谈结束时,克莱尔觉得自己在评量问题上可能是 7 分,而在开始咨询时是 5 分。当被问及她在会谈期间做了什么来实

现这个进步时,她的解释如下:

克莱尔:我可以看到,即使我过得不好,事情出了差错,但我也做了一些事情来使自己摆脱困境。当我看到情境中的机会时,我就像被插入一个电源插座。我只需要停止自怨自艾的状态,看看我可以从错误中学到什么,然后我就可以保持精力充沛了。

治疗师:这真的很好,克莱尔。就在我们今天的会谈中,当我们谈到有关工作或父母的挑战性情境时,你告诉我你有好几次都接受了挑战,并从这种情境中走出来并感到精力充沛,一点也不觉得无趣。这不是一件容易做到的事情。在遇到挫折或失意时,人们自然会感到灰心丧气。但你已经能够克服这一点,有时通过和莫莉相处,有时通过与你的朋友联系,有时通过听从拉比的建议并从这些情境中学习经验。这些都让我觉得,你有时已经达到了那个目标,而且已经是精力充沛的克莱尔了。也许我们只是需要让这些情况频繁地发生。

克莱尔[点头表示同意]:但我并不总是做得那么好。有时我只想钻到被子里,让世界消失,比如莫莉生病的时候。但我知道,如果我选择积极地面对各种情况,那我的感觉会更好,我对自己的感觉会更好。

治疗师:假设你能更经常地这样做,克莱尔,你认为你会处在1～10分之间的哪个位置呢?

克莱尔:嗯,我不知道是否会在10分的那个位置,但我想可以是8分或9分。

治疗师:很好! 那从现在到我们下次见面的这段时间里,你可以做什么让你在我们下次见面时更接近8分或9分?

克莱尔:嗯……我周三有一项工作绩效评估。这些评估总是让人很有压力,因为无论你做得多好,他们都会发现你可以做得更好的地方。他们有时甚至还会变得非常挑剔。如果我能够建设性地接受反馈,并利用它来使自己变得更好,我知道我会感觉好很多,但这并不容易……

治疗师[点头并微笑]:这对我来说也是一个难题。那我们这周尝试做个家庭作业怎么样？假设你带一个笔记本去参加绩效评估，并记下评估中最挑剔的负面反馈。你还会用笔记本写下你的想法和感受，在反馈中找到一些有价值的东西，并想出你能如何做出积极的改变来应对这些反馈。这样一来，你就会利用负面反馈来使自己变得更好。你就会把最挑剔的批评变成积极的目标——可以给你带来能量的目标。

克莱尔表示对练习很感兴趣，并带着积极的态度结束了治疗。治疗师使用赞美、总结和家庭作业，是为了镜映出克莱尔可以用来实现其目标的优势。从 SFBT 的角度来看，如果治疗在不知不觉中向患者反映出一种无序和功能障碍的形象，那么这种以问题为焦点的治疗本身就会出现问题。从社会学习的角度来看，SFBT 将治疗关系作为一种手段，使患者能够感知、内化和拓展自己的优势。

在两次会谈之间，家庭作业构建起一架有效的桥梁。实际上，使用积极的家庭作业可以丰富两次会谈之间的时段，维持治疗的进展。这使治疗在整体时间上得到延长，即使治疗的会谈次数很短。为了与反映的概念保持一致，家庭作业的任务应该是具体可行的，并且与会谈工作和治疗目标有明确的联系。治疗师所提出的笔记本练习，延展了克莱尔已经在做的事情，而且建立在第一次会谈中的"机会"主题之上。它并没有引入任何新的变化，而是建立在克莱尔已有的解决方案之上。

值得注意的是，SFBT 家庭作业的目的，不像认知行为治疗那样进行技能教学。即使患者没有完成家庭作业，也不会像心理动力学那样被视作阻抗。相反，如果患者有一项家庭作业没有完成，治疗师就会形成一个假设，即这项任务对于那个特定的时间段来说并不适合，而且这还为探索其他练习扫清了道路。例如，假如克莱尔每周有 3 天完成了作业，那么讨论"是什么使这些天与其他天不同"便是一个很好的会谈话题。这可能会帮助他们识别出让克莱尔在一天开始时便处于一个建设性状态的有效策略。在这种情况下，完成家庭作业本身就被视为一种解决方案，而没有完成家庭作业则不被视为是一种问题。

四、 后续的治疗过程

让我们一起来看一个 SFBT 在应用中的具有挑战性的场景。克莱尔拿着她的笔记本，来参加 SFBT 的第二次治疗，表情十分沮丧。治疗师问她情况如何，克莱尔说自己感到"失望"。当治疗师邀请她详细谈谈时，便有了以下对话：

克莱尔：在我们的会谈之后，我以为这周我能感觉非常好，但那天晚上，我接到妈妈的电话之后，却还是老样子。她发现，我请了一天假去拜访一个流浪汉的收容所，帮助那里的居民。她说很担心我，还说我请了太多的假。她认为我应该花更多时间在工作上面，这样才能出人头地——她似乎总是认为我做什么都是错的[低头看，开始变得泪流满面]。我只是希望她能信任我，让我过自己的生活。

治疗师：我明白你为什么感到失望了。你感觉到受伤。打完电话之后发生了什么？

克莱尔：我只是感到沮丧，什么事情都不想做。我就一直在想，"为什么她不能信任我？"我正在为人类做一些好事。我在工作中做得不错，他们允许我请假，还说他们为我花时间去帮助这些流离失所的人而感到骄傲。为什么她就看不到呢？

治疗师：那这一周的其他时间呢？ 你的感觉如何？ 别忘了，我们有一个从 1 到 10 分的量表，1 意味着你看不到任何机会，感觉完全无趣，10 意味着你觉得充满了机会和能量。你对自己这一周的总体评价如何？

克莱尔：也许是 6 分，并不是很好，还不如我上周离开办公室的时候好。我真的以为这将会是美好的一周。

治疗师[微笑着]：我可以理解你为什么感到失望。不过，比起我们上周刚开始见面时你所说的 5 分，6 分已经很不错了。你一定有过并非完全失望的时刻，那些时刻你在做什么？

克莱尔[擦掉眼泪,打开她的笔记本]:嗯,我想起了我们谈过的作业,所以我在我的绩效评估后试着做了一下。实际上,除了我的主管说我需要在会议上多发言,显示出我的领导力以外,这次评估进行得很顺利。起初我感到很失望,但后来我开始写笔记,并意识到这是一种赞美。她看到了我作为一个领导者的潜力,希望我在会议上站出来。想明白这一点后,我感觉很好。我意识到有时我把一些声音当作批评,但其实根本不是这样的。

治疗师:所以写作可以帮助你以不同的方式看待问题。这让我想起了你上周谈到的:从不同的角度看问题会让人精神振奋,比如你把问题看成是一个机会。这一次,你把批评看成了赞美。另外,顺便问一下,在你和你妈妈谈话之后发生了什么?你当时有写笔记吗?

克莱尔:我当时没有准备好。我通常都会做好准备,但我从来没有想到她会因为我去收容所而生气。我甚至没有想到要写笔记,直到第二天早上才想起来。我整个晚上都感到很痛苦。

治疗师:那么当你终于准备好写笔记的时候,发生了什么?

克莱尔:我只是不停地写,脑子里想到什么就写什么,这种感觉很好。我写道:我母亲从小就很穷,一直对钱感到很害怕。但这并不意味着我不应该为一个好的理由请一天假。这只是意味着她担心我会失去工作,变得像她一样贫穷。我为她感到难过。她的童年真的把她搞得一团糟,她父亲是个赌徒,输光了家里的钱。这些事情使我妈妈变得超级有责任感。我猜她不想让我经历她所经历的事情。这就是我所写的内容。

治疗师:那这让你感觉如何?

克莱尔[停顿并向下看]:难过。她和我一样都有问题。我不应该对她生气,这不是她的错,她只是为我担心。

治疗师:所以在你写完笔记后,你还为你妈妈感到难过,而不仅仅只对自己感到难过。

克莱尔:是的。我想到不只是我一个人有问题。

治疗师:但你当时在使用这本笔记之前必须先做好准备,所以直到第二天你才想到这本笔记。

克莱尔[微微一笑]：是这样的，我把它忘得一干二净了。

请注意，家庭作业本身成为探索和扩展解决模式的一个机会。治疗师接下来会将"准备"作为治疗的主题，探讨克莱尔在什么情况下会注意到自己对事件的反应，而这可能会导致随后的家庭作业练习。在这个练习中，克莱尔通过将自己放在他人的位置上面，并觉察自己对他人所说的话可能作出的反应，为具有挑战性的情况做好准备。

接下来的每一次 SFBT 会谈都建立在前一次的基础之上，以本周的家庭作业和事件将两次会谈连接起来。在每一节会谈中，治疗师都会使用评量问题，使患者能够跟踪目标的进展，并在后期讨论何时减少会谈频率是合理的。完全可以预料的是，克莱尔可以迅速在一周内使用笔记法来应对常规的挑战，在"需要"或"想要"的时候利用会谈来处理使她感到困难的地方。总而言之，SFBT 的目标是做出一个有针对性的小改变，使克莱尔走上一条崭新的、积极的发展道路。这种有针对性的改变可以帮助克莱尔在她的社会、工作和家庭关系中发生深刻的变化，有助于提高她的效能感和确定感，从而为她生活的其他领域注入活力。

五、总　结

实践者发现，SFBT 适用于各种患者群体，包括儿童、青少年和家庭（Franklin et al.，2012），少数族裔和少数民族（Kim，2014），以及工作环境中的管理者（McKergow，2012）。正如克莱尔的例子所示，SFBT 不需要诊断，而只需要一个明确的目标。治疗师和患者之间的互动涉及一种共同构建的过程，在这个过程中，问题谈话被转化为一种对于解决方案的探索。这就为在实现积极结果方面定义目标铺平了道路，而不仅仅是减少不希望出现的状态和行为。作为一种真正的短程心理治疗，SFBT 特别适合于那些能够容易结成治疗联盟并在两次治疗之间坚持目标导向任务的患者。不过，对于更多的患者来说，SFBT 的核心技术也是有价值的，他们可以从认识和拓展自己的优势中受益。

参考文献

［1］Bannink F: 1001 Solution-Focused Questions. New York, WW Norton, 2010 Bavelas JB: Connecting the lab to the therapy room: microanalysis, co-construction, and solution-focused brief therapy, in Solution-Focused Brief Therapy: A Handbook of Evidence-Based Practice. Edited by Franklin C, Trepper TS, Gingerich WJ, McCollum EE. New York, Oxford University Press, 2012, pp 144－164.

［2］De Jong P, Berg IK: Interviewing for Solutions, 3rd Edition. Belmont, CA, Brooks/Cole, 2008.

［3］de Shazer S, Dolan Y: More Than Miracles: The State of the Art of Solution-Focused Brief Therapy. New York, Haworth, 2007.

［4］Franklin C, Montgomery KL: Does solution-focused brief therapy work? in Solution-Focused Brief Therapy: A Multicultural Approach. Edited by Kim JS. Thousand Oaks, CA, Sage, 2014, pp 32－54.

［5］Franklin C, Trepper TS, Gingerich WJ, McCollum EE (eds): Solution-Focused Brief Therapy: A Handbook of Evidence-Based Practice. New York, Oxford University Press, 2012.

［6］Gingerich WJ, Eisengart S: Solution-focused brief therapy: a review of the out come research. Fam Process 39(4): 477－498, 2000 11143600.

［7］Gingerich WJ, Peterson LT: Effectiveness of solution-focused brief therapy: a systematic qualitative review of controlled outcome studies. Res Soc Work Pract 23(3): 266－283, 2013.

［8］Gingerich WJ, Kim JS, Stams GJJM, Macdonald A: Solution-focused brief therapy outcome research, in Solution-Focused Brief Therapy: A Handbook of Evidence-Based Practice. Edited by Franklin C, Trepper TS, Gingerich WJ, McCollum EE. New York, Oxford University Press, 2012, pp 95－111.

［9］Gong H, Hsu WS: A meta-analysis on the effectiveness of solution-focused brief therapy: evidences from mainland and Taiwan (CSSCI). Studies of Psychology and Behavior 13(6): 799 – 803, 2015.

[10] Kim JS (ed): Solution-Focused Brief Therapy: A Multicultural Approach. Thou sand Oaks, CA, Sage, 2014.

[11] Knekt P, Lindfors O, Laaksonen MA, et al; Helsinki Psychotherapy Study Group: Effectiveness of short-term and long-term psychotherapy on work ability and functional capacity—a randomized clinical trial on depressive and anxiety disorders. J Affect Disord 107(1 – 3): 95 – 106, 2008 17804079.

[12] Lipchik E, Derks J, Lacourt M, Nunnally E: The evolution of solution-focused brief therapy, in Solution-Focused Brief Therapy: A Handbook of Evidence-Based Practice. Edited by Franklin C, Trepper TS, Gingerich WJ, McCollum EE. New York, Oxford University Press, 2012, pp 3 – 19.

[13] McKeel J: What works in solution-focused brief therapy: a review of change process research, in Solution-Focused Brief Therapy: A Handbook of Evidence-Based Practice. Edited by Franklin C, Trepper TS, Gingerich WJ, McCollum EE. New York, Oxford University Press, 2012, pp 130 – 143.

[14] McKergow M: Solution-focused approaches in management, in Solution-Focused Brief Therapy: A Handbook of Evidence-Based Practice. Edited by Franklin C, Trepper TS, Gingerich WJ, McCollum EE. New York, Oxford University Press, 2012, pp 327 – 341.

[15] Ratner H, George E, Iveson C: Solution Focused Brief Therapy: 100 Key Points and Techniques. New York, Routledge, 2012.

[16] Steenbarger BN: Solution-focused brief therapy: doing what works, in The Art and Science of Brief Psychotherapies: An Illustrated Guide, 2nd Edition. Edited by Dewan MJ, Steenbarger BN, Greenberg RP. Washington, DC, American Psychiatric Publishing, 2012, pp 121 – 156.

[17] Trepper TS, McCollum EE, De Jong P, et al: Solution-focused brief therapy treatment manual, in Solution-Focused Brief Therapy: A Handbook of Evidence-Based Practice. Edited by Franklin C, Trepper TS, Gingerich WJ, McCollum EE. New York, Oxford University Press, 2012, pp 20 – 38.

[18] Wettersten KB, Lichtenberg JW, Mallinckrodt B: Associations between working alliance and outcome in solution-focused brief therapy and brief interpersonal therapy. Psychother Res 15: 35 – 43, 2005.

第十一章　人际心理治疗

Scott Stuart，M. D.

人际关系的范围——恋爱、家庭、友谊、相识——影响着生活的方方面面。如果关系进展顺利，人们会感觉到安全、联结、自信和被理解；如果关系破裂、冲突或发生变化，人们就会体验到难以想象的痛苦、失落和孤独。我们都是普通人，我们渴望与他人建立关系，渴望被理解。

人际心理治疗（interpersonal psychotherapy，IPT）是一种直接指向人际关系核心的短程心理治疗。通过关注人际关系，IPT 旨在缓解患者的痛苦和困境，并改善他们的人际功能和社会支持。当患者获得帮助后改变了人际关系或对人际关系的期望，那么症状就会得到改善。这种变化的机制是通过改善患者的人际关系和社会支持来更好地满足其依恋需求(Stuart，2017)。

一、　有效性的实证支持

目前已有超过 250 项实证研究支持了 IPT 的有效性。本节重点介绍几项代表性的研究。

第一本 IPT 手册可以追溯到 1984 年(Klerman et al.，1984)，那时用于美国国家心理健康研究所抑郁症治疗的合作研究项目(NIMH - TDCRP)，该项目比较了抑郁症的 IPT、认知-行为治疗(CBT；Beck et al.，1979)、丙咪嗪和安慰剂治疗。在 16 周的疗程中，对于轻、中度抑郁障碍患者，IPT 的疗效优于安慰剂，与丙咪嗪和 CBT 相似(Elkin et al.，1989)；对重度抑郁障碍患者，

IPT 的疗效甚至优于 CBT，尽管它与 CBT 治疗抑郁障碍的总体疗效相当。

几项里程碑式的研究检验了 IPT 作为维持治疗的有效性。对复发性抑郁障碍患者进行的 3 年和 5 年研究中（Frank et al.，1990；Kupfer et al.，1992），接受维持性 IPT 治疗的患者无抑郁发作的时间明显长于安慰剂治疗的患者。随后，一项研究（Frank et al.，2007）也证实了 IPT 作为维持治疗的有效性，并建议可以根据临床医生的判断来提供有效的维持治疗。换句话说，维持治疗的时间间隔对复发率并没有影响；临床医生和患者应根据症状的严重程度、既往病史和患者的个性化环境因素共同规划维持治疗。

IPT 已被证实对一些精神障碍也有效，如老年期抑郁、青少年抑郁、HIV阳性患者的抑郁、心境恶劣、双相情感障碍的抑郁期以及进食障碍。IPT 对围产期抑郁也有效，包括产后抑郁（O'Hara et al.，2000）和妊娠期抑郁。IPT也被用于团体、夫妻和家庭治疗的实践中。

药物治疗与 IPT 完全可以联合使用。IPT 的原始研究显示，联合治疗比单独使用药物或心理治疗更有效且更容易被患者接受（Weissman et al.，1979）；后来的许多研究也支持联合治疗更有效这一观点（Frank et al.，2007）。鉴于 IPT 的生物-心理-社会/文化/精神压力素质模型（Stuart，2017；Stuart and Robertson，2012），药物的使用理论上也是合理的，因为与生物因素高度相关。尽管需要更多的实证数据，但 IPT 和药物联合治疗精神疾病已成为常规做法（Vesga-López and Blanco，2009）。

2008 年对 IPT 和其他几种疗法的实证验证进行的荟萃分析强烈表明，IPT 是治疗抑郁症最有效的心理疗法，其效果显著优于 CBT（Cuijpers et al.，2008）。事实上，与 CBT、焦点解决治疗、心理动力学治疗、行为激活治疗、支持性心理治疗和社会技能训练相比，IPT 对抑郁症具有更好的治疗效果，估计效应值（$d = 0.20$）大于其他任何疗法（Cuijpers et al.，2008）。

Stuart（2017）、Stuart 和 Robertson（2003，2012）以及 Markowitz 和 Weissman（2009）对所有这些研究进行了出色的评论。此外，完整的参考书目可以查阅人际心理治疗研究所的网站 https：//iptinstitute.com。

值得注意的是，经实证验证的治疗实验中使用的 IPT 手册与临床实践中使用的 IPT 之间还具有一定的不同(Stuart，2017)。根据定义，有效性实验强调效度和可重复性。因此，要求实施疗程频次具体且固定。例如，在 NIMH - TDCRP 中 16 周内严格的 16 次治疗。相比之下，临床经验表明，IPT 在保证时限的结构下，灵活的治疗次数和时长更加实用和有效(Stuart，2017)。在应用抗抑郁药物时，有效性实验可以指导患者的个体化治疗，与之相似，IPT 的有效性实验也应作为临床使用的指南而不是强制要求。

随着 IPT 的临床经验不断增加，其运用范围也不断扩展，不仅包括 DSM - Ⅳ(美国精神病学协会，1994)和 DSM - 5(美国精神病学协会，2013)中各种明确的诊断类别，还包括各种人际问题(Stuart and Robertson，2003，2012)。IPT 充分体现了实证研究和临床经验相结合的优势，并不断纳入改进治疗的变化。临床医生应根据其临床判断来应用 IPT 的原则和结构，而不是严格遵循手册中的固定治疗方案，从而使患者的获益最大化。简而言之，IPT 的实施应基于实证研究和经验性的临床判断。

二、 人际心理治疗的基本要素

IPT 有 4 个基本要素：① 聚焦于人际关系；② 痛苦的人际概念化；③ 急性治疗期有时间限制；④ IPT 不直接解决移情关系(Stuart，2017；Stuart and Robertson，2003，2012)。

1. IPT 中的人际关系

IPT 是基于人际困境与心理症状紧密相连的这一前提而发展出的疗法。因此，治疗具有双重焦点。焦点之一是患者在人际关系中遇到的困难和变化，目的是帮助他们改善沟通，或改变他们对关系的期望。焦点之二是帮助患者建立或更好地运用他们的社会支持系统，使他们能够更好地调动所需的人际支持，来帮助他们应对陷入困境的危机。改变的理论机制是，随着依恋需求得到更好的满足，患者的困境和精神症状也将得到改善(Stuart，2017)。

例如，这种方法非常适合治疗患有产后抑郁的女性(O'Hara et al.，2000)。许多围产期妇女认为她们的困境主要是夫妻关系以及从职业女性向孩子母亲转变过程中的困难。治疗师运用 IPT 能够帮助患者解决与其伴侣之间的冲突,比如在照顾孩子分工上的冲突,同时也能够帮助她们从社会支持系统中获得更多的支持(如与有孩子的其他朋友、大家庭成员或同事联系并向他们寻求帮助)。解决特定的人际冲突并改善人际支持可以改善这些症状。

几乎所有的心理治疗都会涉及人际关系。IPT 的独特之处在于人际关系是治疗的主要焦点。IPT 的三个问题领域——悲伤和丧失、人际冲突以及角色转变——也是 IPT 独有的,并且在实践中保证治疗始终围绕人际关系。

因此,IPT 与其他心理治疗形成了鲜明的对比,如 CBT 或精神分析取向的心理治疗。CBT 的治疗焦点是患者的内在认知,而 IPT 则着眼于患者在其社交系统中的人际关系以及与他人的沟通。精神分析取向的心理治疗焦点是理解早期生活经历对心理功能的影响,而 IPT 则侧重于帮助患者改善目前的人际交流和社会支持。尽管以往的经历明显影响现在的功能,但并不是 IPT 概念化或干预的主要焦点。

上述内容后一点指出了 IPT 方法的必然结果:由于其严格的时间限制以及对当下人际功能的关注,IPT 力求解决精神症状并改善人际功能,而不是改变潜在的动力学结构。尽管自我力量、防御机制和人格特质对于评估治疗的适用性都很重要,但 IPT 中这些结构不会发生改变。而且,尽管 IPT 的改变机制更好地满足了患者的依恋需求,但在 10～20 节的治疗中,患者的基本依恋方式预计不会改变,也不会成为治疗的焦点。相反,依恋方式和其他心理结构被视为是特定患者的固有特征,促使治疗师进行干预的问题是:"鉴于该患者的依恋方式、人格模式、自我力量、防御机制和早期的生活经历,如何帮助他(她)改善当下的人际关系并建立更有效的社会支持系统呢?"

视频案例:人际关系

Jennifer,女性,34 岁,产后 6 周出现抑郁和痛苦症状。她感到无用、内疚、精力不足,经常哭泣、快感缺失和情绪低落。女儿 Jessica 是她的第二个孩子,怀孕和分娩期均无异常。她没有精神病史,第一个孩子 Laura 出生后也没有任何问题。两个孩子都过得很好。

Jennifer 认为她的痛苦与两件事情有关。首先，她与丈夫 Marc 的矛盾不断升级：在第二个孩子出生前，他曾同意帮她一起照顾孩子，但他没有做到，甚至几乎全都丢给了 Jennifer。第二，她对于是否工作有许多矛盾：她曾计划在 Jessica 出生后停止工作并放弃互联网咨询业务，但是，她现在后悔了，因为这以意想不到的方式改变了她的生活，并大大减少了她的社交活动。尽管她与 Jessica 很亲密，但 Jennifer 提到，这次怀孕是个意外，而且时机并不成熟。

作为本案例的一部分，Jennifer 参与 IPT 治疗的视频可用于补充学习。视频的使用方法有两种。首先，当您阅读 IPT 的相应章节或特定技术时，可以观看视频的单个片段，如初始评估。其次，您还可以从头到尾完整地观看视频，以了解 IPT 的整个实施过程。

2. IPT 中的人际概念化

IPT 最关键的要素之一是它基于痛苦的生物-心理-社会/文化/精神的整体压力素质模型。换句话说，个体被理解为具有生物、心理、社会、文化和精神方面的脆弱性，例如疾病、气质、依恋方式、人格特质的遗传脆弱性，文化和精神背景及其影响，这些因素可能既是优势又是劣势。文化和精神因素在处理悲伤和丧失时是显而易见的，但它们在冲突和转变中也发挥着重要作用。在过去 10 年中，IPT 最重要的变化之一是向更完整的生物-心理-社会/文化/精神模型的转变，使其更广泛地适用于各类患者和治疗师（Stuart，2017）。

总之，当面临严重的人际危机时，尤其在缺乏足够社会支持的情况下，患者会陷入心理困境。生物-心理-社会/文化/精神因素共同构成了人际三角（图 11-1），它构建了 IPT 中心理困境发展的基本概念模型（Stuart，2017）。

IPT 治疗具有双重目标，直接针对急性社会应激源和社会支持。第一个目标是人际问题领域。第二个是帮助患者更好地运用其扩展的社会支持系统，来更好地满足其依恋需求。

依恋理论为心理困境模型提供了基

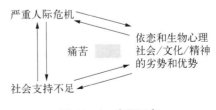

图 11-1　人际三角

础。正如 Bowlby(1988)所述,依恋理论是基于人们相互依恋的前提——大家建立和维持有意义的关系,并从中获得和提供关爱。简单地说,关系很重要。

良好的或适应性的心理健康被认为是一种形成灵活依恋的能力基础,允许个体在需要时寻求或为他人提供关爱。当人际危机严重到无法承受时,心理健康就会受损。那些具有固定依恋方式的个体,如持续寻求关爱但无法为他人提供关爱的个体,或持续提供关爱但无法寻求帮助的个体,更容易陷入危机,因为他们的社会支持非常差或难以寻求他人的支持,尤其当他们陷入困境时(Stuart and Noyes,2006)。因此,依恋与应激源之间的相互作用至关重要。如果患者是安全型依恋,其应对危机的能力就会增强;如果是不安全的,则其能力会被削弱。

依恋理论还强调,当危机发生时,人们会向重要他人寻求关爱——他们寻求情感上的亲近和支持。在这个过程中,人际沟通是本能的,如果个体无法有效寻求关爱,并因此无法获得所需的身心关爱,就更容易陷入困境,也更容易出现症状(Bowlby,1988;Stuart and Robertson,2003)。人际冲突的困难对许多人来说尤为痛苦,如关系破裂(如离婚)、角色转变(如搬家或失业)以及因死亡或疾病而失去支持等。这些问题领域——人际冲突、角色转变、悲伤和丧失——在 IPT 中进行了详细阐述。

Bartholomew 和 Horowitz(1991)描述了驱动人际交往行为的 4 种依恋方式。人际心理治疗的依恋模型如图 11 - 2 所示。x 轴表示是否有能力满足自身需求的自我工作模型,y 轴表示是否有意愿并能够提供关爱的工作模型。

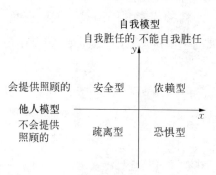

图 11 - 2　人际心理治疗的依恋模型

安全型依恋(左上象限)的个体能够提供和接受关爱,并且相对有信心认为需要时会得到关爱。换句话说,他们的自我工作模式是自我满足的,并且根据实际生活经验,他们相信如果需要,其他人会愿意并且能够为他们提供关爱。由于安全依恋的个体能够与他人有效地沟通他们的需求,并为他人提供关爱,所以他们通常拥有良好的社会支持系统,能够响应他们的需求。因此,在面临危机时,他们通常不会陷入困境。

相反,依赖型依恋(右上象限)的个体表现得好像他们从来都不确定自己的依恋需求是否会得到满足。因此,这些个体一直在寻求关爱。当他们无止境的关爱需求没有得到满足时,他们的要求会更加紧迫,以寻求更多的关爱(Stuart and Noyes,2006)。依赖型依恋的个体通常缺乏关爱他人的能力,因为他们自己的依恋需求超过了其他所有痛苦。因此,他们的社会支持系统很差,再加上他们难以有效并礼貌地寻求关爱(Stuart,2017),这些使他们很容易受到人际关系的影响。

疏离型依恋(左下象限)的个体通常会形成更具支配性和控制力的依恋关系。因为他们很快就拒绝别人,所以常给人留下自恋的印象,并很快引起他人的厌恶或拒绝。他们自信的外表下隐藏着内心深处的不安全感,这种不安全感驱使他们继续维持人际关系,尽管他们的人际关系不尽如人意。

恐惧型依恋(右下象限)的个体认为他人在任何情况下都不会关爱他们,因此,他们避免与他人亲近。在回避型、精神分裂样和反社会型个体的人际互动行为中都很常见。糟糕的社会关系,加上遇到危机时回避寻求帮助,使得这些个体非常容易陷入心理困境。

依恋有 3 个重要的注意事项。首先,这 4 种类型不是诊断类别——个体可以表现出一种或多种类型的特点,最好将它们视为属于依恋的某个"区域",例如,安全型疏离型特质,或安全型与依赖型特质相结合。其次,在危机时,人们倾向于在依恋行为上"降档"。换句话说,如果他们有疏离型倾向,那么他们在心理困境中会变得极为冷漠;或者如果他们有恐惧型倾向,那么他们在危机中会变得更加恐惧。第三,尽管依恋区域相对稳定,但特定关系中的具体依恋行为可能会有所不同,因为对方当然也有依恋方式。两种类型的相互作用会对双方的行为都产生影响。

本质上,依恋理论认为,不安全依恋的个体在危机时更容易出现精神症状和人际问题。这些个体坚持认为必须不断地要求他人提供关爱,或者他人不能或不会提供关爱。这种信念会导致不安全依恋的个体在危机时更难获得社会支持，从而使他们更容易陷入心理困境和患精神疾病。

3. 急性期治疗的时间限制

IPT 的第三个要素是急性治疗阶段的时限性。总体而言，对于抑郁症或其他严重的精神疾病，8～20 次的急性期治疗疗程是有效的（Stuart，2017；Stuart and Robertson，2003，2012），前 8～12 周每周治疗一次，随着患者症状的改善，治疗间隔可以逐渐延长。

评估阶段结束时应与患者达成协议，在一定次数的治疗后结束急性期治疗。但是，这份协议是开放和灵活的，并非所有患者都能在最初商定的治疗次数内康复。治疗期间生活也在"继续"，因此，通常多几次治疗可能会有帮助。急性期治疗相对灵活的时间框架有助于维持焦点，并促进患者尽快康复。

案例：治疗时间框架的灵活性

K 先生，37 岁，是一位计算机程序员，被解雇后前来寻求帮助。当他意识到自己需要重新寻找工作的时候，他的抑郁症状逐渐加重。他说自己总是回避社会交往，并且害怕参加工作面试。在开始治疗之前，他甚至连一份简历都写不出来。

K 先生说，他的两个兄弟和父母都住得很远。他偶尔与他们通通电话，但只在假期才会去看望他们。工作期间，他几乎不与同事接触，在其他环境中也没什么社会支持。他说自己很少约会，也没有谈恋爱。然而，他很清楚自己特别喜欢之前的工作，尤其因为这份工作虽然充满智力挑战，但几乎不需要与人打交道，他对解雇前的生活感到非常满意。

经过 2 次评估后，治疗师和 K 先生约定进行 12～14 周的治疗。这段疗程既能够保证充足的时间来解除危机，也可以支持 K 先生着手寻找一份新的工作。他们还达成协议，如果需要，可以在 12～14 周结束后转入维持治疗。

由于 K 先生的恐惧型依恋风格，治疗师特别注意共情，并确保建立良好的治疗联盟。治疗师根据 K 先生对其工作细节的描述来评估其沟通方式，然后不断强化 K 先生好的沟通方式。在后来的治疗中，治疗师运用角色扮演的方法，尤其是有关面试情境的，然后对 K 先生的人际沟通给予直接的积极反馈。

尽管 K 先生说焦虑减轻了,但他仍然不愿意找工作和参加面试。虽然在治疗中讨论过他必须这么做,但在第五次治疗时,他仍然没有开始找工作。治疗师对 K 先生的困难表示理解,但强调双方在总结 IPT 计划时约定(Stuart,2017;Stuart et al.,2014),K 先生的主要目标之一找到一份新的工作。鉴于该协议,治疗师询问 K 先生是否愿意完成特定的家庭作业,例如准备一份简历并申请一两份工作。尽管 K 先生感到焦虑,但他还是同意了,因为这个目标是双方一致同意的。

虽然 K 先生很紧张,但他还是给几家计算机公司投递了简历。他的能力不错,收到了几份面试邀请。然而,到第八次治疗时,他仍然没有参加任何面试。治疗师再次强调,虽然 K 先生在进步,但他们需要重申双方确定的目标。他又给 K 先生布置了一项明确的家庭作业——安排两次面试。

到第十次治疗时,K 先生已经完成了一次面试,并接受了另外两次面试。治疗师利用这个机会考察了 K 先生的沟通细节,以及他在面试中处理焦虑的方法。治疗师对 K 先生卓有成效的沟通方式给予了积极的反馈,然后他们运用更多的角色扮演来考查 K 先生可能用到的不同方法。

尽管他们约定治疗 12～14 周,但到第十四周时,K 先生还没有找到工作。治疗师并没有严格地按要求终止治疗,而是与 K 先生商量增加两节治疗的可能性,并告诉 K 先生,即使 K 先生开始新工作后,需要时他们仍然可以进行维持治疗。在第十五周时,K 先生收到了一份工作邀请,并且他接受了。

在第十六周急性期治疗结束时,K 先生觉得顺利完成面试后,他的症状好了很多,自信心也增强了。他还承认,如果没有治疗师"温和"的家庭作业,他可能不会去找工作并参加面试。K 先生认为在评估期间他们针对目标达成的协议很有帮助,因为他后来为此付出了努力。并且,K 先生非常激动地感谢治疗师,因为治疗师没有马上结束治疗,而是同意再增加几次。他表示治疗师的支持在求职过程中至关重要。

在急性期治疗结束后 1 个月,治疗师与 K 先生再次会面,并在 2 个月后进行了维持治疗。那时,K 先生已经顺利开始了他的新工作,他们约好如果今后 K 先生需要更多的帮助,可以再打电话给治疗师。

必须强调的是，IPT 急性期治疗的结束并不意味着治疗终止。实验研究和临床经验均表明，急性期治疗结束后，许多精神疾病都在好转，但患者存在复发的风险(Elkin et al.，1989；Frank et al.，1990)。此外，现在还有很多好的证据表明，IPT 是降低复发风险的有效维持治疗手段(Frank et al.，2007)。

临床医生有义务综合研究数据、临床判断和患者的个性化表现来制订维持治疗方案，而不是简单地终止 IPT。急性期 IPT 结束后，维持治疗的范围可以从高复发风险患者的每月一次到轻度抑郁发作患者的 6 个月后随访。在任何情况下，急性期治疗结束后，患者和临床医生都应就维持期治疗的任务达成明确共识，并且如果症状复发或出现新的危机，患者可以随时联系临床医生。

4. IPT 中的治疗关系

IPT 的第四个要素是强调当前的社会关系而不是治疗关系。这一特征与 CBT 和焦点解决治疗相似，但与大多数动力取向的心理治疗有着明显的区别。

在 IPT 中，治疗师对治疗关系及发生移情的体验至关重要，因为这种体验可以帮助治疗师理解患者的人际交往、依恋方式，以及明确患者在治疗外的关系问题。移情体验还可以提醒治疗师可能出现在治疗中的潜在问题，并有助于预测治疗的可能结果。

举例而言，如果患者对治疗师产生了依赖或迷恋，可能表现为治疗结束困难，治疗间歇期给治疗师打电话，或用更微妙的方式请求帮助或保证。这种移情关系——实际上是治疗关系发展和维持的方式——提醒治疗师，患者可能：① 以同样的依赖方式与社交环境中的其他人建立关系；② 难以结束与他人的关系；③ 在他的社会支持系统中，不断地请求他人的保证和帮助，使他人精疲力竭。疑病症患者不断寻求保证就是这种行为的典型案例。

然后，治疗师可以利用这些信息提出患者存在人际关系困难的假设，并询问患者如何向他人寻求帮助、结束关系以及当他人不能回应其需求时如何做出反应。此外，治疗师还应意识到，如果治疗戛然而止，患者的依赖性可能会带来问题；然而，与依赖性较弱的患者相比，逐步结束治疗可能会有所弥补。对于回避型或其他不安全依恋方式的患者，IPT 的灵活结构允许进行适当修改。

综上所述,治疗关系和移情是 IPT 的重要组成部分,但通常不会在治疗中直接处理。如果这样做,治疗就脱离了焦点,即 IPT 的核心——迅速改善患者的社会关系和人际功能。IPT 的目标是在移情发展为治疗焦点前快速解决患者的人际问题。

案例: 治疗外的人际支持

L 先生,54 岁,一年前出现婚姻问题,并不断加剧。当时,L 先生因慢性疲劳问题多次就诊,最后被诊断为 I 型糖尿病。他认为医生对自己的痛苦缺乏关注,因此感到非常失望。他还对结婚 30 年的妻子感到愤怒,因为她开始拒绝帮他注射胰岛素,并告诉他"别再像个小孩"。L 先生觉得妻子不仅不理解自己有多痛苦,还拒绝给予支持。尽管他没有任何精神症状,但他表现出许多躯体问题,如头痛、肢体疼痛和疲劳。

L 先生没有精神病史,但他的病历显示他经常因各种身体不适去看医生。他总是认为自己身体有问题,并且不时地需要得到医生和妻子的保证。糖尿病的诊断加剧了他对其他躯体疾病的恐惧。尽管医生向他保证,他并没有出现任何并发症,但他还是担心视力、肢体疼痛和疲劳,并多次到家庭医生那里就诊。后来,家庭医生鼓励他接受心理咨询。L 先生很有自知之明,他意识到家庭医生已经"不再欢迎"他,而他的妻子也已经很恼火。

经过两次评估后,双方签订了为期 10～12 次的 IPT 治疗协议,每周进行一次。因为有机会在协商治疗前进行全面评估,治疗师意识到 L 先生可能会发展出依赖性的治疗关系,尤其当急性期治疗持续数月以上。尽管在长期治疗中考察这种依赖性是治疗的选择之一,但解决 L 先生目前的心理困境并帮助他更有效地管理糖尿病才是治疗师和 L 先生在评估期间协商一致的目标。

在 IPT 的中期,从第三次治疗开始,治疗师详细考察了 L 先生与其妻子之间的沟通方式。L 先生吸引妻子注意的典型做法就是抱怨身体有问题,以及妻子不理解他经历的痛苦和折磨。在糖尿病确诊后的一段时间里,妻子曾很好地回应他,如照顾他、帮他打胰岛素并控制饮食。最近,她要么无视 L 先生的要求,要么愤怒地告诉他应该"自己处理"。L夫人被邀请参加第四次治疗,她证实这样的沟通方式确实存在,并补充说,L先生一直有点依赖,而糖尿病使这一特点更明显,已经超出了她的承受范围。

在接下来的治疗中,治疗师考察了L先生尝试与妻子沟通的内容,以及他希望从妻子那里得到什么。详细询问后,他能够清楚地说出,希望得到妻子和医生的双重保证。来自妻子的宽慰是最好的情感支持。L先生能够意识到,他目前的沟通方式正在疏远他的妻子,他需要更直接地说出自己想要怎样的支持。到第六次治疗时,他已经多次尝试更直接的沟通方式,并且他的妻子对此反应良好。

由于L先生的依赖性格,预计按计划治疗结束后立刻终止治疗可能有点困难,于是治疗师在第七次治疗中谈到了结束治疗。L先生马上回应说,治疗非常有帮助,但是他对结束治疗表示担忧,因为他觉得治疗师是"唯一真正理解他痛苦的人"。治疗师没有处理治疗关系中明显的依赖或L先生话语中暗含的移情,而是询问L先生治疗结束后,其社会支持系统中的其他人会如何提供支持。L先生的第一反应是,他想不出任何人可以提供他真正需要的支持。然后,治疗师建议L先生参加当地医院组织的慢性病患者的活动,这样既可以扩大他的社会支持,也可以认识其他可能理解他经历的人。治疗师还建议,他们可以从每周治疗1次改为每两周1次,然后每隔几个月进行1次维持治疗。

在下一次治疗中,L先生说,他最初对治疗师的建议非常愤怒,但因为治疗结束后他们仍然可以每隔几个月"签到"一次,他认为这非常有帮助。L先生说,知道治疗师不会"抛弃"他是有用的。L先生感觉与治疗师的关系更加安全后,他(有点焦虑地)加入了这个小组,并惊讶地发现他遇到的许多人都与自己有相似的经历,他觉得这次访谈非常有用。治疗师以此为例分析了L先生对善意帮助的回应方式,并马上开始讨论为什么这种方式在其与妻子之间经常行不通。L先生逐渐意识到,他的妻子试图通过鼓励他自立来帮助他,尽管看起来像在拒绝他。治疗师选择关注L先生在IPT治疗外的社会关系,并加强治疗外的社会支持(运用医院小组),而不是直接处理治疗关系。治疗师已经根据L先生的依恋方式调整了IPT的结构,并且即使L先生已经康复并且状态很好,治疗师仍然计划进行维持治疗,并向 L 先生保证不会抛弃他,因此没有必要专门处理治疗关系。正如预期那样,治疗的焦点一直围绕约定的目标,即 L 先生的社会关系。

L 夫人后来参加了几次急性期治疗,她和 L 先生都说两人的关系有了很大改善。此外,L 先生继续参加治疗小组,他认为这很有帮助。在维持治疗期间,治疗师仍然强调,L 先生应继续参加治疗小组,并以此获得社会支持来应对疾病,他将从中获益匪浅。

案例: 移情问题

Q 先生,40 岁,因与上司持续发生冲突,由其公司的人事部门经理推荐过来。尽管 Q 先生的销售业绩非常好,但人事经理说,他经常与上司和同事发生争执,并因此濒临失业。

Q 先生说,问题出在他的公司,"显然公司没有意识到需要鼓励优秀的销售人员独立工作,不要经常打扰。"他很清楚,他并不认为自己有问题,问题在于其他人的态度。他之所以同意接受治疗,只是因为他意识到,如果他不来,他可能会丢掉工作。

意识到治疗联盟很脆弱,治疗师在前几次治疗中耐心倾听了 Q 先生的故事,并对 Q 先生所处的困境表示同情。此外,治疗师向 Q 先生保证,他的工作是为了帮助 Q 先生,而不是他的公司,并且将完全保密。

随着 Q 先生对治疗师越来越信任,他开始更多地透露工作中的困难。尽管他销售业绩很好,但他觉得自己没什么亲密的朋友,也感到自己很少得到支持。他表示,希望在工作中与同事一起谈论工作的压力,并向他们寻求新的想法或建议。他确实意识到自己难以寻求帮助,主要是因为他不信任别人,也不相信他们能提供帮助。

治疗的转折点出现在第六次治疗。那次,治疗师迟到了大约 15 分钟。进入治疗室后,Q 先生开始怒斥治疗师不尊重他,因为治疗师迟到了。Q 先生说他"有很多重要的事情要做",而治疗师"显然没有意识到他的时间很宝贵:时间就是金钱。"

治疗师没有直接处理移情问题,而是做了两件事情来回应。首先,他选择坦白地告诉 Q 先生他迟到的原因:他一大早就被叫到儿子的学校,因为他儿子的胳膊摔坏了,被送进了急诊室。在基于移情的治疗中,这种自我暴露是禁忌的,但在 IPT 中,它可以让治疗师对 Q 先生愤怒的反应做出直接反馈。

其次,治疗师直接表示起初非常生气,因为 Q 先生不容分说地认为自己受了委屈。治疗师表示,他开始想请 Q 先生离开并结束治疗。然而,经过再三考虑后,治疗师意识到,自己的反应可以帮助 Q 先生理解公司里其他同事在 Q 先生生气时的感受。

Q 先生有点不好意思地为自己愤怒的言辞道歉,治疗师欣然接受。治疗师利用已经发生的患者-治疗师互动作为接下来的社会关系问题的基础,开始更详细地询问 Q 先生在工作中生气时以及他人同样愤怒回应的互动情境。治疗中的互动既提示了 Q 先生在治疗外的关系问题,也促使 Q 先生开始从不同角度理解别人对他的看法。在接下来的几次治疗中,Q 先生和治疗师提出了这样一个假设,即虽然有时 Q 先生表达愤怒是合理的,但常常引起他人同样的愤怒回应。他一时冲动的愤怒使他无法与他人建立他渴望的亲密关系。

在急性期治疗结束后,Q 先生说他在工作中与其他人相处得越来越融洽,他的上司也认可这种变化。Q 先生处理愤怒时仍然有些困难,但与治疗前相比,他觉得在多数情况下能够通过停下来思考他人可能做出的反应来"控制"自己的愤怒。

三、 人际心理治疗的结构

IPT 包括 8~20 节急性期治疗,可分为评估/初始(1~3 节)、中期(4~12 节)、结束(1~2 节)和维持阶段,所有这些阶段都由治疗师和患者共同商定。在每个阶段,治疗师都有明确的任务要完成。在 IPT 治疗中,治疗师必须积极参与,并维持治疗焦点。治疗师也应该给予支持,在患者需要共情和鼓励的时候,治疗师应该尽一切努力向患者传递希望,并巩固其收获。最重要的是,治疗师必须专注于理解患者——这是任何心理治疗的首要任务,也是每种治疗关系的基础。

1. IPT 评估（初始治疗）

IPT 应常规进行完整的精神病学评估。IPT 特有的附加评估要素包括患者是否是 IPT 的合适人选以及 IPT 是否是最佳治疗方案。治疗师应参考几方面的因素，包括已有的实证证据、患者的依恋方式以及动机和自知力（Stuart，2017；Stuart and Robertson，2003，2012）。

由于 IPT 非常适合心境障碍和焦虑症患者，并已证实对他们有效，因此患者应进行精神病学诊断。然而，IPT 不应仅限于有 DSM－5 正式诊断的患者（Stuart，2017；Stuart and Robertson，2003，2012）。IPT 还很适合有多种人际问题的患者，如工作冲突或婚姻问题。事实上，没有严重精神疾病的患者往往拥有更多的人际资源和更好的社会支持系统，他们存在有限且具体的人际问题，因此，他们往往是 IPT 的最佳人选。

评估应包括对患者依恋方式的评估（Stuart，2017），包括患者对自己与他人交往方式的理解，以及对患者过去和当前人际关系的评估。询问患者在应激、生病或其他需要关爱时的做法对评估格外有用。此外，还应询问患者在他人寻求帮助时的典型反应。治疗师本质上是根据患者的关系模型提出假设——即患者是否倾向于认为世界上充满了可以信任的人，应该回避的人，或者需要但往往不可靠的人。

患者的依恋方式直接影响他们与治疗师建立治疗联盟的能力，以及治疗有效的可能性。遗憾的是，如同其他心理治疗一样，"富者更富"这句老话同样适用于 IPT。具有更安全依恋方式的患者通常能够与治疗师建立良好的工作关系，并且更有可能有效地利用他们的社会支持系统，因为他们在治疗外也有相对健康的人际关系。具有依赖型依恋方式的个体通常可以很快与治疗师建立关系，但往往难以结束治疗——这是限时治疗中的一个特殊问题。那些具有疏离型或恐惧型依恋方式的人可能难以信任或与治疗师建立关系。因此，在进入更正式的 IPT 治疗前，治疗师可能需要在初始治疗中花几次时间来建立积极的治疗联盟。

治疗师应根据评估结果来预测治疗期间可能出现的问题，并提前做好计划。例如,依赖型依恋的患者可能难以结束治疗关系,因此,聪明的治疗师可能会改变方法,如通过提前讨论治疗结束的过程,降低治疗频率,而不是突然结束治疗;与恐惧型患者合作时,治疗师应准备好花几次时间来完成评估,并非常谨慎地向患者表示理解和共情。征求患者对治疗频率的反馈,尤其在低频率治疗时,可能是改善与恐惧或回避型个体治疗联盟的另一种策略。

治疗师还应评估患者的沟通方式。患者向他人传达需求的方式对治疗进展及患者改善的可能性具有深远的影响。治疗师应直接询问患者与重要他人发生冲突的例子或小插曲。能够讲述连贯且详细故事的患者更可能提供 IPT 工作所必需的信息。通过观察患者描述互动的方式,以及其所呈现画面的平衡程度,可以判断患者的自知力,尤其要注意患者是否能够准确陈述他人的观点。

综上所述,具有适合时限疗法特征的患者同样是 IPT 的合适人选,包括动机、良好的自知力、平均智力以上,以及足够的自我功能来运用成熟的防御机制。IPT 特有的其他理想特征包括:① 特定的人际工作焦点,如丧失、社会角色转变或人际冲突;② 相对安全的依恋方式;③ 连贯叙述的能力,以及叙述人际互动中具体对话的能力;④ 良好的社会支持系统。患者的选择范围可以更好地理解为一个连续谱,一边是非常适合的患者,另一边是不太适合的患者。IPT 没有严格的禁忌证,但与 IPT 相比,一些更严重的人格障碍患者可能从更密集、更长疗程的治疗中获益更多。

除了一般评估,治疗师还需要完成 IPT 特有的 4 项评估任务:① 进行人际问卷调查;② 合作撰写 IPT 计划;③ 与患者共同确定治疗聚焦的问题领域;④ 与患者达成治疗协议。

2. 人际问卷

人际问卷(Klerman et al.,1984)包括患者对其生活中重要他人的简单描述。量表采集每个人的信息,包括联系的频率和质量,关系中存在的问题以及患者对关系的期望。这些描述不需要面面俱到,后续治疗还会详细讨论那些被认为存在问题并将成为治疗焦点的关系。问卷只是患者人际关系的"整体"视图,可以帮助患者和治疗师确定哪些关系存在问题。它还有助于治疗师收集更多关于患者依恋和沟通方式的信息(Stuart,2017;Stuart and Robertson,2003,2012)。

人际圈是一种收集信息的简易方法(图 11 - 3),最初由 Stuart 和 Robertson(2012)提出,并作为收集问卷信息的标准方法。在 Jennifer 的案例中,治疗师邀请患者在其社会支持系统的同心圆中放置 6~8 个人,离中心越近的人是她感觉越亲近的人,离中心越远的人则是给予支持越少的人。然后,详细询问患者圆圈中每个人的情况。通常,询问以下信息会比较有帮助:患者选择不放进圈内的

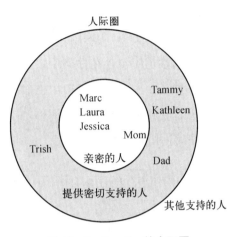

图 11 - 3 **Jennifer 的人际圈**

人,过去几年中或危机发生后支持情况的变化,以及患者理想中的人际圈是什么样子的。在临床上,这个工具对于构建问卷非常有用,同时还能使治疗师以开放的方式询问患者的社会支持系统和特定人际关系。

视频案例(续):人际问卷

在完成人际问卷时,Jennifer 描述了一些亲近的关系,其中包括她的丈夫 Marc,女儿 Laura 和 Jessica,母亲,学校的闺蜜 Trish 以及工作上的朋友 Kathleen 和 Tammy。Jennifer 对于 Marc 相关问题的回答尤其值得注意。最初,她对丈夫的评价是积极的,但随着问卷的继续,她变得越来越消极,并且情感上也更加痛苦。尽管丈夫被放在她的核心圈,但她与丈夫在育儿方面存在许多冲突。她还指出,Jessica 出生后,她与三位好友越来越疏远,因为她们有了不同的兴趣(其中两人没有孩子)并且她也没有时间。她认为这是一个非常痛苦的变化。

3. 人际总结

IPT 的评估过程还包括建立人际框架和人际总结。基于生物心理社会/文化/精神模型的人际框架(图 11 - 4)是治疗师完成的正式评估。它包含大多数患者不太熟悉的专业术语,如人格、气质等相关词汇。生物因素包括抑郁的个人史或家族史等,心理因素包括人格、依恋等,社会因素包括社会支持,文化和灵性因素也应包含在框架中。所有这些因素共同描述了一位独特的患者,其被一种或多种人际危机(冲突、转变和/或丧失)压垮。因此,该框架是治疗师对患者问题和诊断的专业评估,应包含在患者的资料中。但分析无须与患者分享,除非治疗师愿意。

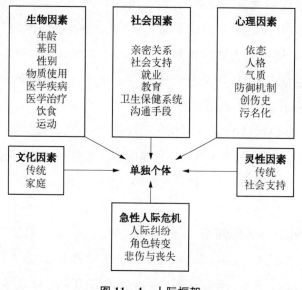

图 11 - 4　人际框架

另一方面,人际总结则是患者与治疗师之间的合作过程。在这个过程中,治疗师列出让患者陷入痛苦的生物心理社会/文化/精神因素。这是双方在治疗中共同创作的,患者自始至终参与分享,并协助将其写在纸上(案例参见图 11 - 5)。评估阶段结束时完成的总结与框架完全不同,因为总结包含了对患者有意义的描述和词汇。例如,在本案例中,框架可能包含患者依恋类型(恐惧型)的专业术语,而总结则使用患者形容自己的词汇,如"害羞"或"喜欢独处"。框架中关于患者没有从伴侣那里得到足够支持的专业描述,在总结中可以使用患者自己的语言,如"丈夫不想帮忙"或"我承包了所有家务"。综上所述,没有必要将任何因素按特定类别进行划分,虽然他们经常落入生物心理社会/文化/灵性的区域。总结是用患者自己的语言来阐述他们为什么会遇到问题的一种方法。

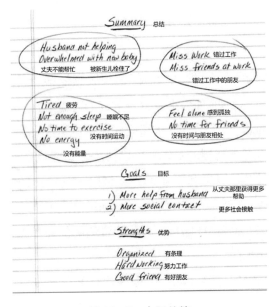

图 11-5　人际总结

总结还应包含一个区域,专门用来列举患者的优势。让患者在总结中写下这些内容是非常有用的——负责写下他们的优势是对他们更有力的认可。此外,列举长处也可以带来更多希望和乐观,从而促进其康复。

书面总结的最后一步是让患者写出两到三个治疗目标。这些目标可以由治疗师指导完成,并且几乎无一例外,因为总结是一个全程合作的过程。目标对于患者应该是现实且有意义的,并且用患者自己的语言来描述。除了其他特殊的目标,许多患者都有共同的 IPT 目标,如"获得更多帮助""感觉更好地被理解"或"感觉不那么孤单"等。

完成的总结将作为后续治疗的路线图。它非常有效,因为患者亲自参与了总结,并写下自己的长处和目标。总结可以指导治疗,并应用于为后续治疗制订治疗计划和方案。

4. IPT问题领域

IPT聚焦于反映治疗中人际关系本质的三个具体问题领域:悲伤与丧失、人际冲突和角色转变。在缺乏社会支持的情况下,上述任一领域的社会心理应激源都可能导致人际问题或精神综合征(Stuart,2017;Stuart and Robertson,2003,2012)。

问题领域可以将IPT灵活地聚焦于各种突出的人际问题。由于总结包含治疗师和患者共同制订的目标,因此,问题领域应根据患者的目标进行选择,并始终由患者推动。例如,如果患者觉得最近的离婚事件属于悲伤和丧失,而不是角色转变的问题,那么治疗的重点应放在悲伤和丧失上。

悲伤和丧失。许多类型的丧失都可以视为悲伤和丧失的问题。除了重要他人的死亡,失去健康、离婚和失业都是典型的人际应激源,可能会给患者带来悲伤和丧失的体验(Stuart,2017;Stuart and Robertson,2003,2012)。此外,悲伤不必划分为"正常"或"异常"。IPT咨询师的任务是理解患者的经历,而不是为其贴上疾病的标签。

当双方在总结时同意将人际丧失作为治疗的焦点,治疗师的任务就是帮助患者度过哀伤过程,与他人重新建立联系,这样他们就不会那么孤独,悲伤时也能感受到更多的理解和支持——IPT的目标。独自承受和不被理解的痛苦/困境加剧了悲伤和丧失,这种孤独的体验正是IPT的治疗目标。

在处理悲伤和丧失时,一些策略是很有用的。其中最主要的方法是通过讨论丧失以及当时的情境来引出患者的感受。这可以简单地理解为直接询问别人没问过的问题,如"葬礼是什么样的?"以及"当你第一次听说'死亡/绝症/癌症'的消息时是什么感受?"平和地讨论过程和内容情感(参见"运用情感"章节)可能也很有用。

悲伤问题通常涉及多层次的矛盾感受。因此,帮助患者建立失去之人的三维画像,包括对其优缺点的现实评估,是化解悲伤的有效途径。通常情况下,患者最初会将失去的人形容为"全都好"或"全都不好",他们没有意识到这种理想化(或贬低)可能包含了其他难以接受的矛盾感情。形成平衡的观点能使患者更容易度过哀伤的过程。

相同的流程也适用于其他的丧失问题,如失业、离婚或身体功能丧失。这些情况下,患者同样需要为丧失而感到悲伤,并逐步建立新的社会支持或更好地利用现有的社会支持。

人际冲突。处理人际冲突的第一步是了解患者的沟通方式以及他们陷入冲突的过程。成功的治疗并不一定要修复关系。其主要目标是让患者在处理关系时做出积极和明智的决定,而不是简单地做出本能反应。

明确患者的沟通方式后,下一步就是协助调整。人际事件和沟通分析等技术可能非常有用。治疗师可以与患者合作,使患者更清楚地表达其需求,从而更有可能获得满足,而不是引发敌对反应。角色扮演是加强新沟通的好方法。邀请重要他人参加几次联合治疗可能非常有意义,因为治疗师可以实时观察他们的交流过程,并帮助他们改变互动方式。

角色转变。角色转变涵盖了大量的生活变化,包括生命周期的变化,如青春期、分娩和身体机能衰退等,以及社会角色转变,如结婚、离婚、工作状态变化及退休等。典型的问题包括失去熟悉的旧角色,同时对新角色适应不良或拒绝。角色转变通常伴有重要社会支持和依恋关系的丧失,也可能有对社交或其他新技能的需求。

治疗师应帮助患者转变旧角色,包括帮助患者体验丧失后的悲伤,这通常需要用到专门处理悲伤和丧失的技巧。帮助患者对旧角色形成现实而平衡的看法至关重要,包括积极和消极的方面。协助患者发展新的社会支持和技能也是 IPT 的重要组成部分。

5. IPT 治疗协议

评估阶段结束时,治疗师应用患者可以理解的语言解释 IPT 的基本原理。如果合作完成的 IPT 总结比较好,它可以带来非常清晰和明确的治疗计划,从而解决使患者陷入困境的问题并实现其目标。

由于 IPT 在急性期有时间限制,因此,治疗协议对于患者和治疗师都是特别重要的参考。治疗师应与患者协商,灵活地安排时间,并处理好可能导致治疗出现问题的其他方面。治疗协议应具体说明以下内容：① 治疗次数（通常为8～20次）、频率和持续时间；② 基于患者在总结中的目标（即患者和治疗师已达成一致的问题领域），确定临床治疗焦点；③ 患者和治疗师的角色，特别是患者在两次治疗之间需要完成的任务；④ 应急方案，包括处理缺勤、迟到、生病或紧急情况等问题。

视频案例（续）：人际框架

精神检查和人际调查结束后，Jennifer 和她的治疗师完成了人际总结。对 Jennifer 来说，涉及的因素有睡眠、疲惫、坚持母乳喂养和缺乏运动。治疗师还指出，她曾有经前期综合征问题的病史，这增加了她罹患产后抑郁症的风险。Jennifer 认为自己有很好的家庭支持，但自从 Jessica 出生后，朋友们越来越疏远，她感到很孤独。Jennifer 表示，她的大部分社交关系都与工作有关，但是她不知道该如何与同事互动。

Jennifer 形容自己是 A 型性格，并且非常有条理，她认为这是优势。在大多数情况下，治疗师也将 Jennifer 的 A 型性格和希望事情井井有条列为优势，但他推测在 Jennifer 刚生完孩子的一段时间，当睡眠紊乱，家里失去秩序，事物杂乱无章时，这些特质可能暂时带来更多困境。治疗师还注意到 Jennifer 很有幽默感，这是她的另一个优势，将有益于她与别人的互动。

Jennifer 和治疗师一致认为，她与 Marc 在照顾孩子和家务分工方面存在明显的人际冲突。此外，Jennifer 还注意到自己的角色转变是从期待第二个孩子出生开始的。Jennifer 在第一个孩子出生后就重返了工作岗位，但现在不同，她打算在 Jessica 出生后全职待在家里。这使得她的活动、与朋友的联系，甚至她作为职业女性的自我意识都发生了重大变化。这些都被纳入框架并作为治疗焦点。

值得注意的是，总结是目前正在开展的工作，也是理解 Jennifer 为什么会出现产后情绪问题的一种方法。与大多数患者一样，她发现这种描述过程非常有用，尤其因为她是用自己的语言表述的。此外，治疗师还指出，总结将用于安排治疗，并且他们已经对于治疗目标达成了一致，即解决与 Marc 之间的冲突以及减轻 Jennifer 的孤立感。

评估结束时,Jennifer 和她的治疗师共同商定了治疗方案。他们同意进行大约 12 次的治疗,并且可能的话,每月的治疗次数逐渐减少。他们还讨论了当发生缺勤和日程改变时将如何处理。

简而言之,人际评估可能需要数次治疗才能完成,通过评估应该明确患者是否适合 IPT。治疗师应评估患者的精神状况、依恋方式、沟通模式和人际问题,并在框架中注明。这种正式的评估应有助于治疗师预测治疗中的问题,如依赖性,并指导治疗师调整治疗方法,从而使问题最小化。总结还应与患者共同完成,并包括指导后续治疗的治疗目标。评估过程中有效的工具包括人际圈、人际框架和总结。

6. IPT 的中期治疗

在 IPT 的中期,患者和治疗师共同解决评估阶段确定的人际问题,这也是总结的一部分。一般而言,解决这些问题可按以下顺序进行: ① 确定具体的人际问题;② 详细了解患者对问题的看法,例如,这是关系中的沟通问题,还是对关系不切实际的期望问题;③ 通过合作式头脑风暴来确定问题的可能解决方案;④ 执行提议的解决方案(尤其在治疗间隔期);⑤ 回顾患者尝试过的解决方案及其结果,积极肯定患者做出的改变,并讨论患者可对解决方案进行的改进措施(Stuart,2017;Stuart and Roberson,2003,2012)。

根据患者的问题,可以考虑多种解决方案。例如,将沟通方式变得更加直接可能对正在经历冲突的患者很有帮助。环境的变化,如居住环境和工作环境的改变可能对正在经历角色转变的患者有利。改变期待,转而寻求其他社会支持,同样也是可行的办法。IPT 的终点不仅仅是内省,还是沟通、行为和社会支持的改变,从而使症状获得缓解。

案例: 改变沟通

M 女士,31 岁,产后 4 个月出现疲劳症状。她主诉精力不足、睡眠差、低自尊,并感到不知所措。她易怒且脾气暴躁,但她认为这很大程度上是与丈夫争吵引起的,因为她觉得丈夫没有帮她照顾孩子。她没有精神病史,由于还在哺乳期,她也不希望服用药物。

治疗师了解了有关 M 女士社会支持的一般情况后,他们约定一起处理她与丈夫的关系。当治疗师让 M 女士详细描述具体的互动情景和她的沟通方式时,事实上很显然,她对丈夫非常挑剔。当 M 先生试图帮忙时,她总是认为丈夫做得不够好,并斥责他的努力。结果,丈夫几乎放弃了帮忙。M 女士举了一个具体的例子:她下班很晚回到家,看见丈夫正在给儿子洗澡。她并不认为这是丈夫在尝试帮助她,也没有给予丈夫积极的反馈,反而指责他洗得没有自己那样仔细和彻底。

在讨论了几个类似的例子后,M 女士发现她的沟通方式并没有鼓励丈夫帮助自己。事实上,她不仅将丈夫拒于千里之外,还使自己更加沮丧。当她认识到这种模式不妥之后,她就能做出一些改变,并更感激丈夫的帮助。M 先生后来被邀请参加了几次治疗,他表示自己得到了更多肯定,并开始参与更多的育儿工作和家务。他们俩都觉得关系有所改善,并且 M 女士也表示她的疲劳和易怒缓解了许多。

案例: 改变期望

N 先生,28 岁,刚从医学院毕业。他因疲劳和失望来寻求帮助。他表示,尽管自己理智上认为已经收获满满并且前途光明,但他既没有为毕业而感到高兴,也没有觉得自己在生活中取得了很大成就。

N 先生说自己有一些不错的关系,包括未婚妻的支持关系,以及与一些医学院同事的亲近关系。但是,人际问卷显示,他与父亲的关系存在冲突。N 先生形容自己的父亲要求非常苛刻,几乎从来没有对他的成绩表示赞赏。N 先生的父亲是一位著名的律师,他对 N 先生就读医学院表示非常失望。他的父亲甚至拒绝参加 N 先生的毕业典礼,并对他说:"既然你已经完成了医学课程,不管怎样,你可以去法学院了。"

N 先生和治疗师花了很长时间来讨论 N 先生对其父亲的愤怒,目的是帮助他更直接地表达自己的愤怒,并更直接地寻求他想要的支持。在几次治疗后,N 先生与他的父亲谈及没有参加他毕业典礼的事情,N 先生对此感到失望,并希望父亲能够认可他所取得的成就。尽管 N 先生数次尝试勇敢地表达自己的感受,但他的父亲似乎无法回应儿子的要求,仍然有些冷漠和挑剔。

于是,治疗转向讨论 N 先生对他父亲的期望。在谈及他与父亲互动的过往及和谐程度时,N 先生开始意识到,尽管他不断地改善与父亲的沟通方式,但他的父亲很可能永远也无法以他想要的方式做出反应,并可能继续保持冷漠。治疗时间用于帮助 N 先生抒发其丧失理想父亲的悲痛。

N 先生还意识到,鉴于他和父亲的互动模式,他很可能会出现自我批评,并贬低自己的成就。尽管如此,他还是希望并需要别人给他更积极的反馈。与其父亲不同,N 先生的未婚妻和几位好友都能够跟他一起谈论这件事,并给予他支持。N 先生说,第一次与别人聊起他和父亲的冲突关系后,他感觉好多了,他们的理解和回应给了他很大帮助。他的未婚妻甚至为他举办了一个迟到的毕业派对,他感到非常高兴。

在治疗结束时,治疗师指出,尽管 N 先生有了很大的进步,但当生活发生变化时,他可能还会遇到其他困难。在结婚、生子以及实现其他生活目标时,N 先生对父亲的感受可能会再次浮现。此外,在某些时候,父亲的去世对他来说可能很难接受。N 先生和治疗师约定,如果将来出现这样的问题,N 先生可以回来进行下一次治疗。

四、 人际治疗技术

尽管有些技术是 IPT 特有的,但 IPT 的特点是关注患者社交环境中当下的人际关系,而不是具体的干预方法。当然,鉴于其心理动力学基础,IPT 融合了一些传统的心理治疗方法,如探索、澄清,甚至一些指导性技术。事实上,IPT 没有任何技术上的禁忌,所有这些技术都用于帮助患者改变人际关系。

然而,良好的治疗联盟比任何技术都更重要。温暖、共情、真诚和无条件积极关注都是 IPT 中转变的必要条件,尽管还不够充分(Frank,1971;

Rogers，1957）。如果患者不参与治疗，具体的技术就毫无意义。如果没有积极的治疗联盟，患者根本不会回来接受治疗。这是任何专业技术都无法克服的障碍。

IPT 执业者的主要目标应该是理解患者。如果患者不相信治疗师真的在努力理解他们，那么，患者就不会轻易透露信息，不觉得自己被重视，也不会与治疗师建立有意义的关系。努力理解患者应始终优先于任何干预技术。干预技术的使用不能简单套用指南或手册——干预的最终价值在于它给予患者多大程度的帮助。

目前已有充分验证的《IPT 质量和依从性量表》，可用于指导和评估 IPT 的具体技术及构成因素。

1. IPT 中的非特定技术

非特定技术是指大多数心理治疗常用的技术，例如，使用开放式问题或澄清，以及表示共情。这些技术在 IPT 中发挥着至关重要的作用，因为它们帮助治疗师理解患者的经历，将这种理解传达给患者，并为患者提供有关问题成因和可能解决方案的信息。与患者进行头脑风暴、给予提示及布置家庭作业等技术也可以合理用于促进转变。IPT 中使用的任何技术都应首先关注患者的人际关系，并促进治疗联盟的建立。

2. 特定技术：人际事件与沟通分析

分析患者的沟通模式是 IPT 的一种主要技术。治疗师的任务是帮助患者更清楚地表达自己希望重要他人做什么，并更有效地传达他们的需求。

沟通分析的第一步是引出重要的人际事件（Stuart，2017；Stuart and Robertson，2003，2012）。人际事件是患者描述自己与重要他人的具体互动。如果确认的冲突导致了伴侣之间的争吵，治疗师可能会让患者："描述你和伴侣上一次争吵的情况"或"描述你与伴侣最近发生的一次剧烈争吵。"治疗师应指导患者详细描述沟通的过程，尽可能准确地再现对话。治疗师还应指导患者描述其情绪反应以及言语和非言语反应，并描述他们眼中伴侣的非言语行为。引出人际事件的目的有两个：① 提供当前不良沟通的相关信息；② 让患者意识到，认为问题无法解决这个观点是错误的。

典型的患者会用非常笼统的语言描述自己与重要他人的互动,使治疗师对发生的具体沟通几乎一无所知。例如,患者可能会说她的爱人"从来不听我讲话"。类似"他从不听我讲话"这样的一般性陈述。虽然说出了一点真相,但几乎总是一面之词。更可能的是,伴侣的不回应在一定程度上是夫妇间相互沟通方式的结果。尽管患者本意并非如此,但他们总是给人挑剔或冷漠的印象,或者在对方不接纳的时候仍然试图沟通。这个问题被认为是关系中的沟通困难,而不是某一方的责任。

案例分析:引出人际事件进行沟通分析

O女士,36岁,与丈夫结婚10年,主诉因二人持续的冲突导致自己患上抑郁症。她认为丈夫对她不感兴趣,并表示他"从来不感激我付出的一切"。她说,尽管她也有自己的工作,但丈夫希望她包揽所有家务,并且从不帮忙。她的抑郁症状和精力减退显然引起了他的注意,但是据她所说,是因为他们最近由于家务没做完而大吵了一架。

以下是O女士与治疗师在第三次治疗期间进行的互动交流:

O女士:上周还是老样子——他一个星期都没理我。我觉得他永远都不会改变。(请注意O女士暗示她和丈夫之间的冲突无法调解。)

治疗师:你这样描述与丈夫之间的问题,听上去好像不认为会有任何改善。我们来仔细看看你们的争吵。讲讲上一次你觉得被忽视而与丈夫争吵的事吧。

O女士:比如说昨天晚上。吃完晚饭,他就到客厅里去看电视。我觉得非常难过而且生气。于是,我关掉电视,好让他注意到我。

治疗师:之后发生了什么?

O女士:他看了我一会儿,然后拿起报纸,不想搭理我。

治疗师:你有什么反应?

O女士:我觉得任何人都会像我那样做!我说:"你要是再这样对我,我就走了!"

治疗师:说到这件事,你现在看起来确实很生气。

O女士：我快气死了！他总是这样对我！

治疗师：听上去，你确实通过行动向他表达了你的感受。不过，我想知道你丈夫是否明白你的初衷是想让他关注你——承认你对他很重要。当你生气的时候，他通常有什么反应？

O女士：嗯，他通常都是回避。他的成长环境缺乏沟通，他也不喜欢冲突。

治疗师：所以当你生他的气，尤其表现在行动上的时候，他通常是回避或忽视你。听起来，表达愤怒可能不是换来倾听的有效办法。

O女士与治疗师继续讨论她的沟通方式可能对丈夫产生的影响。O先生在几周后的联合治疗中承认了他的回避反应。当O女士尝试更直接地向丈夫表达自己的需求，尤其当她不再使用威胁的语言时，她发现丈夫更愿意从情感和行动上给予支持。

实际上，引出人际事件的目的是让患者尽可能详细地再现冲突中自己与他人的具体互动。因为患者往往不会自发地描述冲突的具体内容，所以治疗师必须积极引导患者来提供信息。治疗师可以从患者陈述的一般性问题逐步进展到患者与他人具体对话的再现。治疗师不仅要询问言语互动，还应询问期间发生的非言语沟通，如使用冷暴力、摔门，以及互动中途离开。再现内容应包括患者开始互动时所说的话，对方的反应，她怎么理解对方所说的话，她接下去怎么回应诸如此类的详细描述。互动结束的情景尤其值得注意，因为许多冲突可能持续数天仍未解决，或者在之后的争论中再次出现。治疗的目标是通过一步步的叙述来了解患者表达依恋需求的方式。

视频案例（续）：人际事件

IPT治疗的中期，治疗师询问了Jennifer和她丈夫相互沟通的几个事例。在第五次治疗时，Jennifer提到，有一次她让Marc照看孩子，这样她可以去商店买点项目所需的材料。她说，当时他照顾得非常不好（事实好像确实如此），所以她感到非常生气，然后接着说道，这件事让她坚信丈夫根本不会改变，而她自己则会"永远被孩子们困住"。

然后,治疗师询问了对话的细节。Jennifer 说,当她回到家时,Marc 根本没管孩子们,Jessica 在尖叫,Laura 抱怨自己饿了。在她离开后,Marc 显然大部分时间都在听音乐和玩游戏。她说,自己当时非常生气,并将向他表示了愤怒,但感觉一切都没有改变,他仍然不明白她为什么要生气。于是,她感到更加沮丧和愤怒,甚至绝望。

这件事是沟通中经常发生的典型事例——当 Jennifer 向丈夫提出要求时,他往往欣然同意,但最后却做不到,然后她就会非常生气。互动往往以没有任何改变而告终,这通常会让她感觉更加沮丧和痛苦。

一旦引出一两次事件,治疗师就可以进行沟通分析,详细了解患者沟通的意图和效果。回到具体的对话,治疗师可以询问患者想表达的确切内容以及她如何理解伴侣表达的内容。这样可以评估沟通方式,并讨论如何通过不同的方式表达或措辞,可以使沟通更加有效和清晰。

沟通分析中关键的一点是询问患者感觉对方有多了解自己。患者几乎都会毫不犹豫地承认自己完全感觉不到理解,然后治疗师就可以开始努力让患者更好地被理解——不仅需要询问另一半不太理解的内容,还要想办法让患者更清楚地表达自己的想法。同样,在沟通更加有效的前提下,加上来自他人更多的社会支持,将帮助患者更有效地满足其依恋需求和实际需求。

视频案例(续):沟通分析

引出人际事件后,Jennifer 和治疗师开始分析她与丈夫的沟通过程。她说,她想告诉丈夫自己感到绝望,并至少在短时间内需要摆脱全职照看孩子的任务。她还想告诉他自己多么需要与朋友保持联系,因为全职在家,她已经与那些朋友失去了联系。

她意识到,当她生气时,丈夫会"疏远她",因此,他不理解自己有多痛苦。另外,她也不确定他想表达什么——拒绝提供帮助,或者只是他被动风格的典型表现。

3. 运用情感

治疗中,患者投入的感情越多,就越可能有动机改变自己的行为或沟通方式。因此,IPT执业者最重要的任务之一是关注患者的情感状态。当治疗师观察到的情感状态与患者主观报告的情感不一致时,这些时刻具有重要的意义。考察这种情感上的不一致通常可以取得治疗的突破。

在IPT中,情感可分为治疗期间体验到的情感(过程情感)和患者自述在过去某个时刻出现的情感(内容情感)(Stuart,2017;Stuart and Robertson,2003,2012)。内容情感是在所讨论事件发生时主要的情感体验。例如,患者可能会描述在重要他人去世和葬礼时感觉"麻木"。另一方面,过程情感是患者在向治疗师描述丧失相关事件时的情感体验。例如,患者可能会形容自己在葬礼上是"麻木"的感觉(内容情感),但向治疗师描述整件事的时候,患者可能会泪流满面,感觉悲伤,或者也可能是愤怒(过程情感)。当遇到这种情感不一致的时候,治疗师可以直截了当地询问内容和过程情感之间的差异。

案例:过程情感

P先生,35岁,在其父亲因胰腺癌去世的6个月后出现抑郁症状。P先生的父亲曾是一名推销员,经常出差。在治疗师看来,他的父亲是一个将工作置于家庭之上的人。尽管如此,在最初的几次治疗中,P先生始终称他的父亲为慈爱、体贴和优秀的父亲。P先生说,他对父亲的去世没有任何悲伤的感觉,并为自己没有任何他所谓"符合社会要求"的感觉而感到非常内疚。以下对话发生在第四次治疗时。

治疗师:多讲一些你在父亲葬礼上的感受。

P先生:那天很暖和,天气很好——我记得当时我在想或许应该去外面的院子里干活,而不是参加葬礼。我只是……我只是感觉麻木——仅此而已,自始至终都是。

治疗师[注意患者的悲伤情感]:那么,现在当你向我描述葬礼时,你的感受是什么样的?[注意治疗师正在区分过程和内容情感。]

P先生[开始流泪]:我不确定……我想我觉得难过,但并不像我想的那样。我可能也对我父亲感到很生气。你知道吗,他真的很少陪我。我记得大约14岁那年,我要参加一场大型的棒球比赛,当时我求他来……他说他太忙了,我记得比赛之后一整天,我都在生他的气。

P先生接着讲了他与父亲的其他几件事。在治疗期间,他对父亲有了更加全面和现实的印象,包括他的优点和缺点。最重要的是,他能够与妻子和一些朋友谈论他对父亲的感受,并感觉到他们真的在努力理解并支持他,他认为这些都给了他巨大的帮助。

4. 问题解决

沟通分析完成后,下一步就是制订和实施帮助患者改变沟通的方案。问题解决有四个基本组成部分:① 详细地考察问题;② 制订(头脑风暴)可能的解决方案;③ 选择实施方案;④ 在后续治疗中检验并完善解决方案。

具体人际问题的考察应包括所有相关的历史因素以及患者为解决问题做过的尝试。了解患者遇到类似问题时采取的方法(成功的或失败的)。治疗师应帮助患者尽可能具体地界定问题。笼统的问题解决起来是极其困难的,比如"我的婚姻关系很糟糕"之类。而具体的问题则容易得多,比如"我和配偶在谈论经济问题时遇到困难"之类。问题越具体,就越容易解决。问题解决的过程中,治疗师的任务就是帮助患者将问题分解成容易处理的部分。

解决方案应尽可能基于患者自己的想法。治疗师应该帮助患者产生需要讨论的想法,因为治疗目标不仅仅是解决急性危机,还包括帮助患者培养解决问题的技能;应该鼓励患者进行头脑风暴——提出一切想法,即使是最初看起来不切实际的想法。此阶段的目标是制订一份备选方案清单,供患者选择。

IPT的底线是必须采取行动去解决人际问题。这可能表现为多种形式——通常是改变沟通方式或扩大社会支持——但必须行动起来。下一步是评估潜在解决方案存在的相对利弊,然后决定实施方案。如果治疗师认为可能有帮助并且患者也可以接受,那么,治疗师可以在IPT中布置正式的家庭作业。

达成行动协议后,治疗师应在治疗初期经常询问患者解决方案的实施情况。这可以使治疗师的期望得到巩固,即患者将在两次治疗之间努力解决问题,并执行期望的具体解决方案。这也意味着患者有能力做出改变并解决他们的问题。

视频案例(续):问题解决

在第五次治疗结束时,Jennifer 和治疗师开始讨论她将如何处理与丈夫沟通的问题,特别是因为她强烈地感觉到丈夫并不理解她痛苦的严重程度。治疗师强调了她的优势——创造力和问题解决能力——并邀请她进行头脑风暴。最后,她认为必须找个时间和 Marc 详细地谈一谈,告诉他自己的感受。虽然有点犹豫,但她很清楚,这将是解决问题,并获得帮助的最好办法。

5. 急性期人际治疗的完成

IPT 最好的临床实施方案通常是在急性期治疗的康复阶段就延长治疗间隔(Stuart and Robertson,2003)。在每周一次的治疗持续了大部分时间后,治疗师和患者可以选择两周甚至每月进行一次治疗,直到结束。对于功能较好的患者,每周一次的治疗,持续 6～8 周就足以解决他们的急性问题。但是当他们的功能得到改善后,将治疗间隔延长至 2 周或每月 1 次往往能使他们获益更多。因为他们有机会进一步锻炼沟通技巧,巩固他们所做的改变,并在支持性关系中增强自信心,所有这些都有助于发挥更好、更稳定的功能。因此,最好协商大致的治疗次数,而不是具体的治疗周数。

一些特定的技巧可能有助于结束治疗。因为 IPT 的初始目标是减轻症状和改善人际功能,因此,治疗结束时的目标就是培养患者的自主能力和成就感。简单地说,治疗目标就是让患者不再需要治疗。这样做的目的是帮助患者意识到,他们拥有处理问题的资源和技巧,并且这些治疗所获都直接归功于患者本人。如果将来出现紧急情况,患者仍然可以联系退居幕后的治疗师,但更期待患者能够独立解决,并且有能力这么做。

任何治疗的成功都取决于患者的信念,即相信治疗师全心全意为了自己的健康。因此,如果延长 IPT 最初协商的疗程显然对患者是最有利的,那么应该延长治疗时间。遵守治疗协议和延长治疗时间之间的冲突可以通过与患者协商新的治疗协议来解决(Stuart,2017;Stuart and Robertson,2003,2012)。如前所述,即使在治疗期间,生活也在继续。治疗过程中,患者也可能会开始或发生其他问题和丧失。尽管出现这些新的问题,但仍然严格遵守固定次数的治疗并不是好的治疗方案。IPT中,心理治疗的常识应该是排第一位。

6. 维持期人际治疗

IPT急性期治疗的结束是由治疗协议规定的。在传统精神分析模式中,结束,包括治疗关系的完全断绝,但与此不同,IPT急性期治疗的结束并不意味着治疗关系的结束(Stuart,2017;Stuart and Robertson,2003,2012)。事实上,在IPT中,患者和治疗师常常约定将来继续维持治疗,并为此专门制订了条款。许多严重精神障碍(如抑郁和焦虑障碍)在自然进程上就会出现复发和缓解。此外,目前已有明确的证据表明,将IPT作为康复后的维持治疗有助于预防复发(Frank et al.,1990,2007;Kupfer et al.,1992)。IPT执业者应始终与患者讨论维持治疗(Stuart,2017;Stuart and Robertson,2003,2012)。

维持治疗有多种备选方案,例如每月或更长时间安排一次维持治疗;急性期治疗结束时达成协议,当问题再次出现时,患者可以联系治疗师;如果治疗师不在,则安排患者联系其他治疗师。不管做哪种选择,都应与患者达成具体协议。最终决定如何安排维持治疗应取决于临床判断和复发风险。

临床经验、理论和实证证据都支持将IPT作为两阶段治疗的观点,其中,更密集的急性治疗阶段聚焦于解决急性症状,而随后的维持治疗阶段旨在预防复发(Stuart,2017;Stuart and Robertson,2003,2012)。本质上,IPT可以理解为"家庭医生"或者"全科医生"的治疗模式。其中,对急性问题或应激源采取短期治疗,直到问题解决。然而,问题解决后治疗关系还没有结束,就像全科医生一样,如果出现其他危机,治疗师随时都能提供帮助,届时将进行下一次限时治疗。在间歇期,治疗师可以像全科医生一样选择定期提供健康维持治疗。

视频案例(续)：急性期治疗结束

Jennifer 和治疗师共进行了 12 次治疗,并在第二次治疗中完成评估后达成了协议。最后几次治疗是每 2 周进行 1 次。因为这是 Jennifer 第一次抑郁发作,他们明确同意没有必要定期进行维持治疗,但约定 Jennifer 可以在 4~5 个月内、症状复发或者再次备孕时与治疗师联系。最后一次治疗花了一部分时间来总结 Jennifer 需要警惕的一些症状,因为这些可能是抑郁再次发作的标志。

治疗过程中,Jennifer 与 Marc 进行了几次漫长的讨论,主要围绕她在情感和行动上需要他的支持。出乎她的意料,他非常乐意接受她的要求。尽管他对照顾两个孩子感到有点紧张,但也能够慢慢承担起更多的育儿责任。

同时,Jennifer 也付出了更多的努力来重建她的社交系统。Marc 帮忙照顾孩子让她能够与朋友独处,但她也意识到,改变约会地点是增加人际联络的好办法,比如邀请朋友到她的家里,而不是到外面。她也开始花更多的时间与有孩子并且更能理解她处境的朋友相处。

除了上述两个问题,治疗还聚焦于 Jennifer 经历的角色转变。很明显,她对两个孩子都很依恋,大部分时间喜欢待在家里。但 Jennifer 意识到她已经搁置了自己的事业,并且放弃了许多自由。于是,她开始制订计划,准备年内重返兼职工作,这样能够部分解决这个问题。

最后一次治疗中,治疗师强调了 Jennifer 在处理人际问题时所做的改变以及解决症状的方法。Jennifer 回顾了她与 Marc 的关系中发生的变化,并对未来遇到问题时解决问题的能力感到非常乐观。

五、总 结

IPT 有 4 个基本要素：聚焦于人际关系,基于生物心理社会/文化/精神压力素质模型的具体概念化,急性期治疗的时间限制,以及关注治疗外的人际关系而不是治疗关系。依恋理论是 IPT 方法的基础,患者的依恋方式应提示治疗师该患者是否适合治疗、患者的预后以及治疗中可能出现的问题。此外,患者的依恋方式还提示治疗师如何调整治疗方案对非安全型依恋的患者更有效。

人际问题和精神症状在 IPT 的生物心理社会/文化/精神框架内进行概念化。急性人际危机,如丧失、人际冲突或者困难的人生转变,使人们陷入困境的原因有两个:① 他们在重要关系中的人际沟通技巧不足以使他们获得需要的支持;② 他们的社会支持系统不足以支撑他们度过人际危机。IPT 帮助患者更有效地沟通,从而满足他们的依恋和支持需求,现实地评估他们对他人的期望并在必要时进行调整,以及从总体上改善他们的社会支持。事实上,IPT 的目的是帮助患者在其依恋模式下更有效地获得其依恋需要。这可以帮助患者解决人际问题,并减少痛苦。

依恋方式更安全和存在更具体人际问题的患者是 IPT 的最佳人选。然而,临床经验和研究证据都清楚地表明,IPT 同样适用于具有各种 DSM 诊断的患者。

为了最大限度地发挥作用,IPT 应该建立在以下 3 点的基础上。首先,IPT 的实施必须基于实证研究的支持。第二,IPT 的实施应该反映从临床经验中收集的数据。第三,也是最重要的,IPT 的实施应包括临床判断的运用:治疗师必须意识到其与每位患者的独特关系,并始终将患者的需求置于严格遵守指南之上。鉴于这些基础支持,IPT 是解决人际问题的一种高效、有效且非常有用的临床方法。

相关学习资料如下:

(1) 网站:Interpersonal Psychotherapy Institute, https: // iptinstitute. com/: resource for training, supervision, certification, and materials.

(2) 教材。

Klerman GL, Weissman MM, Rounsaville BJ. Chevron ES: Interpersonal Psychotherapy of Depression. New York, Basic Books, 1984.

McAlpine R, Hillin A, Stuart S. Interpersonal Psychotherapy for Adolescents and Young Adults: A Clinician's Guide. London, Taylor & Francis, in press.

Stuart S. Robertson M: Interpersonal Psychotherapy: A Clinician's Guide, 2nd Edition. London, Taylor & Francis, 2012.

Stuart S. Interpersonal Psychotherapy: A Clinician's Guide, 3rd Edition. London, Taylor & Francis, in press.

参考文献

［1］ American Psychiatric Association: Diagnostic and Statistical Manual of Mental Disorders, 4th Edition. Washington, DC, American Psychiatric Association, 1994.

［2］ American Psychiatric Association: Diagnostic and Statistical Manual of Mental Disorders, 5th Edition. Arlington, VA, American Psychiatric Association, 2013.

［3］ Bartholomew K, Horowitz LM: Attachment styles among young adults: a test of a four-category model. J Pers Soc Psychol 61(2): 226 - 244, 1991 1920064.

［4］ Beck AT, Rush AJ, Shaw BF, Emery G: Cognitive Therapy of Depression. New York, Guilford, 1979.

［5］ Bowlby J: Developmental psychiatry comes of age. Am J Psychiatry 145(1): 1 - 10, 1988 3276225.

［6］ Cuijpers P, van Straten A, Andersson G, van Oppen P: Psychotherapy for depression in adults: a meta-analysis of comparative outcome studies. J Consult Clin Psychol 76 (6): 909 - 922, 2008 19045960.

［7］ Elkin I, Shea MT, Watkins JT, et al: National Institute of Mental Health Treatment of Depression Collaborative Research Program: general effectiveness of treatments. Arch Gen Psychiatry 46(11): 971 - 982, discussion 983, 1989 2684085.

［8］ Frank E, Kupfer DJ, Perel JM, et al: Three-year outcomes for maintenance therapies in recurrent depression. Arch Gen Psychiatry 47(12): 1093 - 1099, 1990 2244793.

［9］ Frank E, Kupfer DJ, Buysse DJ, et al: Randomized trial of weekly, twice-monthly, and monthly interpersonal psychotherapy as maintenance treatment for women with recurrent depression. Am J Psychiatry 164(5): 761 - 767, 2007 17475735.

［10］ Frank JD: Eleventh Emil A. Gutheil memorial conference: therapeutic factors in psychotherapy. Am J Psychother 25(3): 350 – 361, 1971 4936109.

[11] Klerman GL, Weissman MM, Rounsaville BJ, Chevron ES: Interpersonal Psychotherapy of Depression. New York, Basic Books, 1984.

[12] Kupfer DJ, Frank E, Perel JM, et al: Five-year outcome for maintenance therapies in recurrent depression. Arch Gen Psychiatry 49(10): 769 – 773 1992 1417428.

[13] Markowitz JC, Weissman MM: Applications of individual interpersonal psychotherapy to specific disorders: efficacy and indications, in Textbook of Psychotherapeutic Treatments. Edited by Gabbard GO. Washington, DC, American Psychiatric Publishing, 2009, pp 339 – 364.

[14] McAlpine R, Hillin A, Stuart S: Interpersonal Psychotherapy for Adolescents and Young Adults: A Clinician's Guide. London, Taylor & Francis, in press.

[15] O'Hara MW, Stuart S, Gorman LL, Wenzel A: Efficacy of interpersonal psychotherapy for postpartum depression. Arch Gen Psychiatry 57(11): 1039 – 1045 2000 11074869.

[16] Rogers CR: The necessary and sufficient conditions of therapeutic personality change. J Consult Psychol 21(2): 95 – 103 1957 13416422.

[17] Stuart S: Interpersonal psychotherapy in historical perspective, in Comprehensive Textbook of Psychotherapy: Theory and Practice, 2nd Edition. Edited by Consoli AJ, Beutler LE, Bongar B. London, Oxford University Press, 2017, pp 121 – 136.

[18] Stuart S: Interpersonal Psychotherapy: A Clinician's Guide, 3rd Edition. London, Taylor & Francis, in press.

[19] Stuart S, Noyes R Jr: Interpersonal psychotherapy for somatizing patients. Psychother Psychosom 75(4): 209 – 219, 2006 16785770.

[20] Stuart S, Robertson M: Interpersonal Psychotherapy: A Clinician's Guide. London, Edward Arnold, 2003.

[21] Stuart S, Robertson M: Interpersonal Psychotherapy: A Clinician's Guide, 2nd Edition. London, Taylor & Francis, 2012.

[22] Stuart S, Schultz J, McCann E: Interpersonal Psychotherapy Clinician Handbook. Iowa City, IA, IPT Institute, 2014.

[23] Vesga-López O, Blanco C: Combining interpersonal psychotherapy with medication,

in Textbook of Psychotherapeutic Treatments. Edited by Gabbard GO. Washington, DC, American Psychiatric Publishing, 2009, pp 365 – 389.

[24] Weissman MM, Prusoff BA, Dimascio A, et al: The efficacy of drugs and psychotherapy in the treatment of acute depressive episodes. Am J Psychiatry 136 (4B): 555 – 558, 1979 371421.

第十二章　限时动力性心理治疗：整体视角

Hanna Levenson，Ph. D

"我们不说'治愈'，我们只说你有了'正确的情绪体验'"。电影《老大靠边闪》中治疗师 Billy Crystal 对黑帮患者 Robert DeNiro 如是说。

TLDP 是一种有时间限制的治疗方法，适用于那些以慢性、广泛性功能失调方式与他人相处的患者。通过增进人际和心理方面的体验和理解，TLDP 的分析和干预技术尤其适用于那些在短程或限时治疗中遇见的所谓难治患者。治疗的简练性提升了治疗师的务实性、灵活性和责任感（Levenson et al.，2002b）。值得注意的是，该模型也适用于长程或更加开放的治疗（LaRue-Yalom and Levenson，2001）。

此外，时间上的压力帮助治疗师以积极、直接的态度去适应限定的目标（Levenson et al.，2002a）。治疗的焦点不是症状本身的减轻（尽管这样的改善是期望发生的），而是根深蒂固的人际关系和自我关系模式或人格特质的改变。TLDP 通过聚焦个人生活中的关系互动以及他们自己内心的情感过程来创造改变。在本章中，我将回顾 TLDP 相关的理论和研究，并通过一个案例来讲解它的操作流程。

一、概　述

Vanderbilt 大学的 Hans Strupp、Jeffrey Bindery 及其同事开发了 TLDP 来帮助治疗师处理难治患者（Strupp and Binder，1984）。从 20 世纪 50 年代

开始,Strupp 的研究发现,那些经常怀有敌意、消极、过度依赖,和/或拒绝帮助的患者往往会激怒治疗师,而治疗师最终常常会通过反治疗的方式来回应,例如,以敌对的态度回应敌对的患者。

TLDP 起源于客体关系理论,旨在考察和改变患者反复出现的功能失调性人际模式。根据客体关系理论,自我与他人的形象源于人际互动,而不是生物性内驱力。寻求和维持人际关系是人类的主要动力。具体而言,自我被视为是与重要他人互动的内化的结果。这种对关系的看法与传统精神分析理论截然相反,后者强调先天心理结构在调解本能冲动与社会约束之间冲突时的作用。事实上,TLDP 对人际关系的看法反映了精神分析中巨大的范式转变,从一元心理学转变为二元心理学(Messer and Warren, 1995)。

TLDP 的原则最早正式刊登在美国国家心理健康研究所为一个研究项目(Vanderbilt Ⅱ)编制的治疗手册中,该项目针对具有挑战性的患者开发更简便的干预方法。这本手册最后以图书的形式再版,名为《心理治疗新论:限时动力性心理治疗指南》(Strupp and Binder, 1984)。10 年后,我的新书——《限时动力性心理治疗:临床实践指南》(Levenson,1995)出版。在这本书中,我将 TLDP 的原则与策略转化为对执业者更实用的思考与干预方法。在文中,我更加强调经验学习促进的改变,而不是传统精神动力学中通过解释到达内省的目标。

在更新的章节中(Levenson,2017),我对于经验学习的强调有增无减。此外,我还将依恋理论等融入了 TLDP 的人际框架,突出了情感的重要作用。具体来说,依恋理论有助于解释人们行为举止背后的原因——即动机。从"摇篮到坟墓"(Bowlby, 1980),人们天生(尤其在应激时)会向他人寻求安全感(Stroufe and Waters, 1977)。体验式情感的重点聚焦于改变的治疗过程——为了产生改变需要做出哪些转变。研究发现,无论哪种理论取向的心理治疗或精神障碍,其治疗过程中情感体验的深度都与积极的治疗效果密切相关(Greenberg, 2012;Thoma and Mckay, 2015;Whelton, 2004)。该模型的第三个组成部分——人际框架——考虑了患者与治疗师双方的贡献。现代精神分析取向的治疗师,人际神经科学家以及发展心理学家,通过功能性核磁共振脑成像研究、单个神经元记录、近距离母婴互动观察以及灵长类动物研究等得出结论："人际关系是人类大脑发育的基础和必要环节"（Cosolino，2006，pp 13）。人际关系与情感认知/调控的密不可分促进了各种理论和技术观点的融合，从而形成了一个有意义的整合模型。

二、 短程动力性治疗的特点

我再次查阅了所有分析短程疗法与长程动力性治疗之间区别的文献，然后总结出以下 10 个特点（Levenson，2017；Levenson and Buttler，1994）。

（1）有限的治疗焦点与目标。所有的短程动力性疗法都设法将治疗聚焦于某一个核心主题、话题或者问题。Binder（2004）认为短程动力性治疗师必须具备两项基本能力，即提炼与患者不适密切相关的核心问题，并且在治疗全程始终紧紧围绕这一焦点。

（2）时间管理。按照惯例，短程动力性治疗一般至少包含 8 次治疗，通常是 12～20 次（Barber et al.，2013；Levenson，1995），尽管现代短程心理治疗师很少关注实际的治疗时间，更在乎让每次治疗都发挥作用。

（3）筛选标准。根据 Freud（1904，1953）的告诫，短程疗法仅适用于症状轻的患者，所以过去通常采用严格的筛选标准，但短程心理治疗师现在往往会接纳所有患者，然后在治疗过程中判断是否需要更多的时间。

（4）治疗师行为。尽管短程心理治疗师比较主动，但他们只在需要时才主动，主要根据患者的表现、现场情境、治疗联盟的强度以及维持治疗焦点的需要。"治疗师的立场就像一位'幕后领导'"（Bannink，2007，pp 91）。

（5）迅速建立治疗联盟。当然，研究已经表明，积极的联盟对于任何治疗都是必需的（Mrtin et al.，2000），在短程心理治疗中更是必不可少的，因为很可能治疗师还没来得及修复任何关系裂痕，时间已经耗尽。

（6）快速评估和及时干预。短程心理治疗师需要尽快开始分析和干预，即使他们没有完整的数据。

（7）终止。由于治疗的限时性，结束从一开始就是工作的一部分。短程心理治疗师会在整个治疗过程中评估治疗结束后患者如何继续成长。

（8）乐观。短程心理治疗从本质上要求治疗师保持乐观。正如我在价值观和个性方面的工作（Bolter et al. , 1990；Levenson and Bolter，1988）中提到的，与更多从事长程心理治疗的同事相比，短程心理治疗师更容易认为治疗结束后改变仍会继续，并且对治疗效果持更乐观的态度，他们属于"杯子半满"的群体。

（9）合同。通常会有一份关于治疗时长和/或范围的协议（有时是正式的纸质合同）。

（10）精神分析技术和概念的调整。尽管短程动力性治疗遵循许多精神分析/心理动力学准则（如潜意识行为的重要性，移情-反移情重演，重视童年期发展），但放弃了对真相的刨根问底，取而代之的是更具叙事性、建构性的框架，通过编故事来解释和重构患者的痛苦和经历。强调患者的勇气而不是退缩，直面现实问题而不是幻想，更多谈论此时此地而不是彼时彼处。现代短程心理治疗师也会将其他模型（如认知-行为，格式塔，体验式过程）的干预方法纳入自己的技能库，并不局限于使用传统精神分析技术（如解释）。

三、 基本原则

TLDP 模型有九条基本原则，它们构成了治疗的基础。

（1）寻求和维持人际关系是人们与生俱来的动机。这是依恋理论的基石（Bowlby，1988）。为了与照料者待在一起，婴儿会表现出一系列的本能行为，成年人也会在生活中向依恋对象寻求帮助，尤其是陷入困境时（Obegi and Berrant，2008）。因此，"不同于弗洛伊德性欲的概念，'依恋需求'涉及人际关系，但与性欲无关"（Mikuliner and Shaver，pp 7）。

（2）适应不良的关系模式及其伴随的情感是早年习得的，这种模式逐步形成图式并导致多种疾病。成年后人际关系紊乱一般源自与早年照料者的不良关系。Bowlby（1973）详细地描述了与父母角色的早年经历会形成这些关系的心理表征或人际世界的内部工作模型。这些模型或图式让个体了解人际关系的本质，以及支撑和维系与他人情感联系的必需品。儿童经由图式构成的透镜来过滤世界，使得他们能够解释现在、理解过去并预测未来。通常，我们对这些早年经历仅有一种"直觉"（Gendlin，1996），并不是真正的记忆。

（3）适应不良的模式及其伴随的情感在当下得到维持。根据 TLDP 的框架，个体的人格并不是固定在某个时刻，而是在与他人的互动中不断变化的。神经生物学的研究数据似乎证实，虽然人际关系在早年起了至关重要的作用，但这种"塑造过程终其一生"（Siegel，1999，pp 4）。尽管个体功能失调的互动方式是在早年习得的，但这种方式必须在成年时得到支持，才能使人际困境得以维持。例如，如果一个孩子因为在父母专制的家庭中长大而学会了安静和顺从，那么，这样的孩子会在成年后无意识和不经意地试图通过鼓励他人对自己苛刻，来维持这种角色。

这种观点与系统取向的方法是一致的，它强调某种情境的背景和围绕背景的循环作用过程。"病理"并不存在于个体内部，而是由（病态）系统中所有部件共同创造而成。适应不良模式通过在当下的社会系统中不断上演而得以维持，因为其他人无意中复制了个体在过去困境中的熟悉反应。人与人之间的信息传递会迫使别人处于情感投入的状态（Kiesler，1996，pp 207），并且这种情感投入是由依恋恐惧和渴望驱动的。

（4）患者被视为陷入困境，而不是生病。因此，患者是在用尽自己的所有来努力做到最好——他们所拥有的只不过是对人际交往和自己在人际交往中的位置的有限观察。他们不得不舍弃或否认自己不受他人欢迎的部分。尽管这种方式在当时可能是适应性的，但逐渐会变得功能失调和令人沮丧。

（5）治疗的焦点在于转变适应不良的人际模式及其伴随的情感。TLDP 治疗师能够敏锐地从患者的表现中识别出情绪和人际方面的问题。这些特征体现在患者对过去和当前人际关系（包括与治疗师的关系）的描述以及对自己和他人（包括治疗师）的行为和感受。从 TLDP 角度看，患者的表述内容和表述方式包含了有关其内在工作模式的宝贵信息。

从人际关系角度看，移情并不是一种扭曲，而是患者对治疗师行为和意图的合理认知。同样，反移情（治疗过程中治疗师出现的情绪反应和行为）反映了治疗师对患者表现中一些起伏变化的自然反应。对于有些患者,他们的人际风格过于僵化、受限或极端,以至于治疗师与他们接触时的反应也相应地极端。

在这些案例中,治疗师往往会表现出交互反移情(Levenson,1995),从而强化患者适应不良的功能失调模式。这种交互式的互惠和互补(也即移情-反移情重演)并不意味着治疗师的失败,而是代表了他们的"角色反应"或者"人际共情"(Strupp and Binder,1984)。通常,治疗师会"沉迷"于对患者僵化和适应不良的模式做出回应。用Wachtel(1987)的话说,患者会引诱治疗师成为"帮凶"。这是一个好消息/坏消息的问题。尽管治疗师在处理这些"难治"患者时可能情绪失控,重演为治疗师和患者提供了一次重新互动的内在机会(如以更具适应性和成就感的方式)。临床医生必需重建他们可控的反应能力并帮助患者参与更健康的模式。

那些互动方式不那么僵化的患者从一开始就能够与治疗师建立更为积极的治疗联盟,因为他们的依恋对象提供了更多的"安全基地"和"安全庇护所"(Bowlby,1988)。在这些案例中,治疗过程中的功能失调性重演不会发生或者显著减少。这样,治疗师会帮助患者聚焦于他们自己对自我和重要关系的感受。

(6)治疗师既是参与者也是观察者。TLDP的关系观点聚焦于交互模式,其中,治疗师以一种参与者-观察者的身份融入治疗关系中。当治疗师更倾向于参与者角色时,他们会更加情绪化和无意识地卷入;当治疗师更倾向于观察者角色时,则更多地使用专家自我,语言中介的外显加工。

(7)TLDP聚焦于自我和交互的过程而不是内容。因此,TLDP更关注个人内在和人际之间发生的过程而不是具体内容。治疗师寻找最突出的依恋恐惧和渴望,以及它们是如何在个人和人际间表现出来的。

(8)TLDP聚焦于一种首要的问题关系模式。尽管患者可能有各种不同的人际模式,但TLDP的重点是识别患者最普遍和最棘手的关系模式。这并不是说其他关系模式就不重要。但是,聚焦于最常带来困扰的互动类型应该会影响相对不重要的人际图式,并且在时间有限的情况下尤为重要。

（9）改变的过程在治疗结束后仍会继续。短程动力性治疗师的态度就是，治疗应该调动患者的适应性人际行为和增强情感上的自我同一性。这些学习机会需要在治疗结束后继续维持。

四、目　标

TLDP 治疗师与患者寻求两个最重要的目标：新体验和新理解。此外，每个目标又可以细分为自我内在，以及自我与他人之间的转变（关系转变）。

五、新　体　验

TLDP 治疗师寻求给予患者更具功能性、适应性和豁达性的新体验，强调体验式学习突出了改变中的情感-行为部分。这部分包括治疗过程中一系列聚焦体验，患者由此收获了对自我（内在）以及与他人互动（人际）的不同认识。这些新体验帮助患者放弃旧模式并发展出新模式。

体验式学习是通过与他人互动的转变来实现的。在这一过程中，治疗师帮助患者承担风险，以便他们有机会否定他们的人际关系图式。对患者恐惧领域的体验式尝试有助于增强情感学习。当患者的表现没有引起熟悉的（但是不利的）反应时，患者就会感到紧张。这种体验式学习对于短程心理治疗非常重要，尤其对于难以建立治疗联盟或探索此时此地关系问题的患者。这让我们想起了"矫正性情绪体验"的概念（Alexander and French，1946）。通过聚焦于体验式学习的重要性，Alexander 和 French 提出，即使患者不了解他们问题的起因，改变也能发生。正如 Frieda Fromm Reichmann 所说，"患者需要的是体验，而不是解释"（Wolstein，1993，pp 182）。

这类体验式学习与其他类型治疗的理论和步骤之间存在相似之处。操作性和经典条件反射的整个暴露范式都适用。人们学着回避某些行为和感受，因为它们令人恐惧和不安。于是，回避就成了主要问题，因为人们没有利用各种机会摆脱已经形成的错误归因。例如，一个孩子因为曾经被狗咬过而回避所有狗类,他可能永远不会知道,其实大多数狗都是友好的。处理来自互惠交互过程的恐惧会更加复杂。例如,在罕见的情况下,这个小孩接触到一条狗,这时他可能会表现出害怕和失控,继而可能触发狗的攻击性反应,结果进一步向孩子证明狗确实是可怕和不安全的。这在临床上会是什么样子呢? 例如,如果患者冒险在治疗师面前保持坚定自信,治疗师会像患者预期在生活中发生的那样退缩甚至反击吗?

我现在简要说明治疗师提供新体验的第二种方法(Levenson,2017)。除了通过让患者与他人进行可怕的互动来创造改变之外,治疗师还可以帮助患者从内向外转变自己的情感。其中一种办法就是 Greenberg(2012)所述的"用情感改变情感"。在这个过程中,治疗师可以引入与原有的更加适应不良的感受不相容的新感受。例如,治疗师可以确认和强化患者在面对辱骂时健康的权利感和自信感。同样,临床医生可以激发更积极的情感,从而开阔和拓宽个体的思维和行为方式(Frederickson,2001)。

六、 新 理 解

第二个目标,提供新的理解,更具体地聚焦于认知改变,而之前讨论的第一个目标给予新体验强调情感-行为领域。患者的新理解通常包括识别和理解他们功能失调的模式(人际)和内部状态(内在)的认识和理解。

为了促进互动方面(人际)的新理解,TLDP 治疗师可以指出患者的重复模式,这些模式源自过去和现在与重要他人的,以及很可能此时此刻与治疗师的经历。治疗师揭示他们自己对患者行为的反应也是有益的。如果以积极和善解人意的态度来进行,这样的揭示使患者能够意识到自己与生活中许多不同的人都有相似的关系模式(详情见本章后续 Beverly 的案例)。这种新的视角使得患者能够意识到自己在长期功能失调互动中的积极作用。此外,TLDP治疗师尝试帮助患者理解其行为曾经的适应性,从而培养对自己和他人的同理心。

治疗师还鼓励患者形成对自我内在生活(内在)的理解。很多患者并没有意识到自己的感受以及这些感受被赋予的意义。"有了这种理解，患者就能反思他们此前未承认或被误解的情感体验，赋予它们从未存在的意义，和/或将旧意义重塑为更有成效、更清楚易懂的叙述"（Levenson，2017）。

新体验和新理解观念上的不同帮助临床医生注意到改变过程中的各个方面，这种改变的过程对于有效、有力的分析和干预都非常有帮助。体验式学习拓宽了患者的眼界，带来更多外部世界的一般规律，并允许治疗师整合一系列可能产生帮助的技术与策略。

Lilliengren 等（2016）描述了短程心理治疗系列治疗模型中类似的部分，"那些理论和技术强调治疗中的情感处理和人际动力学的疗法，更多使用解释和/或元沟通来帮助患者意识到反复出现的适应不良性人际模式"。我提出的TLDP 始终聚焦于人际动力学——与 Strupp 和 Binder（1984）提出的 TLDP一致——但更关注情感体验和表达。Smith（2012）评论说，Levenson"突出了治疗过程中对内在和人际因素重要性的关注。于是，她开始建立一种新的综合疗法，整合那些聚焦情感和人际模式的不同疗法，本身这些疗法也是很容易和其他疗法相结合"。

七、 纳入与排除标准

TLDP 的开发是为了帮助治疗师处理那些对建立治疗联盟有困难的患者，因为这些患者存在持续一生的功能失调性人际困难。但是，它也适用于任何存在关系困难（如抑郁、焦虑、空虚）的患者，这些困难可能影响他们与自我以及与他人的关系。Strupp 和 Binder（1984）提出了 TLDP 的五项筛选标准：

（1）患者必须存在情绪上的不适。

（2）患者必须赴约并与治疗师合作。

（3）患者必须愿意去思考他们的人际关系如何影响他们痛苦的症状、消极态度和/或行为问题。

（4）患者必须愿意审视自己的感受，这些感受可能会妨碍更成功的人际关系，并形成更加功能失调的关系。

（5）患者应该有能力与治疗师建立有意义的关系。

TLDP 可能对不太符合这些标准的患者也有效，只要能够引出有关循环性适应不良模式（见下节）足够多的描述即可。

八、框　架

1. 循环性适应不良模式

过去，短程心理动力性治疗师用自己的直觉、洞察力和临床领悟力勾勒出案例的框架。对于有天赋或有经验的治疗师，这些方法可能非常有效，但很难明确地教授。针对这种情况的一种补救方法就是开发一个程序用于获得动力学人际焦点——循环性适应不良模式（CMP，Binder and Strupp，1991）。

简而言之，CMP 简述了特定患者在与他人适应不良的互动中表现出特殊的恶性循环（Wachtel，1997）。这些循环或模式包括僵化、自我挫败的期望与行为以及负面的自我评价，这些都导致了与他人的功能失调和适应不良的互动。

循环性适应不良模式在治疗中的建立与运用是 TLDP 必不可少的（Levenson and Strupp，1997）。治疗师虽然没有必要与患者分享这些，但根据患者处理这些内容的能力，也可以与其分享。CMP 在指导临床医生制订治疗方案时发挥着关键作用。它提供了一种组织框架，使得大量信息变得易于理解，并由此产生丰富的假设。

CMP 不应被视为真相的压缩版，而应被看作是合理的叙述，包含个体当前和过去互动世界中的大量内容。这个框架应该为治疗提供一份蓝图。它应该描述问题的本质，勾勒目标，指导干预，并使治疗师能够在治疗互动的背景下预测重演。CMP 还提供了一种方法用来评估治疗是否走上正轨，主要依据治疗的最终效果和治疗期间的阶段效果。CMP 的焦点使治疗师能够采取最有可能产生治疗效果的干预方法。因此，治疗就可能变得更加简短和有效。

2. 构建循环性适应不良模式

构建 TLDP 框架包含三个主要任务：评估、概念化以及确定治疗计划。

在评估阶段，治疗师让患者在初始治疗时讲述自己的故事，而不是依赖于传统的精神科访谈。通过倾听患者讲述故事的方式（如犹豫地、夸张地）以及内容，治疗师能够更多地了解患者的人际模式。然后，治疗师制作一份病史记录，治疗师从患者叙述的内容开始，然后询问一系列问题来找出导致这种模式的原因。整个过程中，治疗师应关注患者叙述中的情感，以及患者的症状和目前问题的人际-情感背景。临床医生根据患者 4 个方面的个人信息来获取、组织和探索临床信息。这 4 个方面具体如下：

（1）自身的行动。这些行动包括患者对人际本质的看法、感受、动机、认识和行为。例如，"当我遇到陌生人，我想他们不会希望和我有任何关系"（想法），"我害怕升职"（感受），"我希望自己是派对中最活跃的人"（动机）。有时这些行动是有意识的，就像上面的例子；有时它们是无意识的，就像案例中那位没有意识到自己有多么嫉妒妹妹成就的女性。

（2）对他人反应的期望。这一方面包含所有有关患者想象他人会如何回应自己某些人际行为（自身的行动）反应的陈述，如"如果我犯错了，老板就会解雇我。""如果我参加舞会，没有人会邀请我共舞。"这些期望往往反映了患者的依恋恐惧——如果做真实的自己，别人会如何看待我？

（3）他人对自己的行动。这一个方面包括患者观察（或假设）和理解的他人的真实行为。"当我在工作中犯错的时候，老板一整天都避开我。""当我去参加舞会的时候，有些男孩邀请我跳舞，只是因为同情我。"

（4）自己对自己的行动（内射）。这一方面包含患者所有针对客体自我的行为和态度。患者如何对待他们自己呢？例如，"当我犯了错误，我会严厉地指责自己，以至于整晚都难以入睡。""当没人邀请我跳舞时，我告诉自己那是因为我胖、丑、不可爱。"从 TLDP 的角度，没人天生就有消极内射。相反，我们逐渐会像他人那样看待和对待自己。正如《纽约客》的卡通漫画：一只狗正在照镜子，它身边都是散落的碎纸片，嘴上还叼着的那张纸片暴露了实情。这只狗在对自己的映像说："坏狗！"

框架构建的第二个主要任务是概念化。在这一过程中，治疗师从四个方面获取信息，通过整合来发现多余的行为模式。患者在不同人物、时间和地点的互动模式中会出现共同的特征和主题。作为与患者互动的一部分，治疗师在治疗过程中需要注意自己的感受和行为——尤其注意以一种互补的方式回应患者的起伏，这种方式可能与别人对患者的反应是一致的。通过考察此时此刻的互动模式，以及运用 CMP 中"对他人反应的期望"和"他人对自己的行动"部分，治疗师会更清楚地意识到自己的反移情重演。

通过运用 CMP 的 4 个方面，以及治疗师自己对与患者建立相互关系的反应，CMP 叙述就能逐渐形成，它描述了患者主要的功能失调性互动模式。这种 CMP 可被用来预测可能阻碍治疗进展的移情-反移情重演。通过预测患者的阻抗、治疗联盟的破裂等等，治疗师能够更合理地制订计划。因此，当治疗陷入僵局时，治疗师不会措手不及，而是准备利用这种情境并最大限度地发挥其临床效果——这在时间宝贵的情况下尤为重要。

TLDP 框架的第三部分就是制订治疗计划。在这一阶段，治疗师已准备好明确治疗目标。第一个目标是确定新体验的性质。这种新体验应该包含具体的指导，从而颠覆、打破或最小化自我及人际的功能失调性模式。然后，治疗师运用 CMP 框架来确定第二个治疗目标：如何帮助患者在关系中出现功能失调模式时对其发生和功能以及内在情感的关联和意义形成新的理解。

整个治疗过程中，治疗师会不断完善 CMP。在短程心理治疗中，治疗师迅速收集所有信息，然后进行干预。随着治疗的进展，以及治疗师了解得更多，工作框架可能会被巩固、调整或舍弃。这些步骤不应被视为以线性、僵化方式应用的独立技术，而应当是供治疗师以流畅、互动方式使用的指南。

最后同样重要的是，需要考虑 TLDP 框架的文化/世界观方面的因素。治疗师在每一项预先制订的任务中都要对文化（广义的）的影响保持敏感。社会文化因素在人们表达自我、提出有关他们人际世界的假设、定义适宜性、形成认识论等方面都有重大影响——不仅对患者，对治疗师（以及他们的互动）也是如此。治疗师必须能够区分那些由个人独特经历形成的特殊适应模式和那些有重要意义的（文化方面）模式，因为它们更常见于具有某些共同特征（如性别、种族、性取向、年龄、残疾状态等）的人群。关于文化在框架和干预中的重要性和相关性的更多信息，读者请参阅 Levenson（2017）的书籍。

3. 治疗策略

干预措施并不是由"脱离实体的技术"构成（Butler and Strupp，1986）。相反，它们与人际关系密不可分。因为其焦点是体验式人际学习，理论上，任何有助于实现这个目标的干预措施都可以使用。但是，治疗师必须理解，当这些干预措施从其原先的背景中抽离出来并整合到 TLDP 时，它们的意义和效果可能发生怎样的变化。此外，任何干预手段（即便是精神动力学常用方法，如澄清和解释）都应评估其可能在多大程度上朝着偏离预期的方向改变人际交流，或者重演患者的 CMP。在短程心理治疗中，治疗师更具指导性和积极性。他们更愿意并且（希望）能够将多种可能有效的策略整合为一种治疗方法，而患者也开始期待这种更务实的态度。

在我的另一本书中（Levenson，2017），描述了具体的 TLDP 干预策略。这些策略与人际相关、基于依恋和情感聚焦的取向相一致。他们可以分为 8 类：

（1）维持治疗关系的干预措施（如非评判性）。

（2）帮助患者接触和处理情绪的干预措施（如在治疗中表达情感）。

（3）共情式探索的干预措施（如探究独特含义）。

（4）维持治疗焦点的干预措施（如保持特定的询问思路）。

（5）聚焦关系的干预措施（如分享治疗过程中的元沟通）。

（6）描述循环模式的干预措施（如询问患者的内射）。

（7）直接促进改变的干预措施（如提供新体验的机会）。

（8）强调治疗限时性的干预措施（如讨论终止）。

4. 终止

由于 TLDP 是一种根植于依恋理论的人际模型，因此，丧失问题将会交织在治疗过程中，而不仅仅出现在终止阶段。临近治疗结束时，对于 TLDP 治疗师来说，最好的建议是保持动力性焦点和治疗目标，同时，在丧失与分离问题最突出的时候，考察这些模式是如何出现的。

TLDP 治疗师如何知道患者何时获得了"足够的"治疗呢？我用 6 个问题来帮助治疗师判断何时适合终止治疗。

（1）患者是否与重要他人经历了更有意义的互动？

（2）患者内心是否有了更多的情感流动？

（3）患者是否体验到与治疗师相处更健康的方式？

（4）患者与治疗师是否更多在成人-成人的层面上进行互动？

（5）治疗师对患者的反移情反应是否变得更加积极？

（6）患者是否对自己的人际动力有了更深入的理解？

如果答案为"否"的问题不止一个，那么治疗师应该认真评估患者是否获得了足够的 TLDP 疗程。治疗师应当反思为什么这个过程没有更见成效，并考虑其他类型的治疗、下一次 TLDP 疗程、其他治疗师、非临床替代治疗等等。

与大多数短程心理治疗一样，TLDP 并不是最终或最佳的干预措施。在未来的某个时刻，患者可能会觉得需要针对类似或不同的问题获得更多的治疗。这种附加的治疗不会被视为是 TLDP 失败的证据。事实上，我们希望患者将 TLDP 视为一种资源，随着时间推移，他们可以返回使用。这种关于个体一生中存在多种短程心理治疗可用性的观点与治疗师作为家庭医生的角色是一致的（Cummings，1986）。

5. 培训

针对初级治疗师的 TLDP 培训，通常包括每周 1 个小时的教学研讨会和 2 个小时的小组督导，每次培训有 5～7 名学员，为期超过 6 个月。无论在教学还是督导方面，我坚信录像是至关重要的，因为它生动地呈现了治疗中发生的真实情况，允许考察治疗关系中的细微变化。此外，录像呈现的现实场景可以用于帮助积极地解决相关内容，这能够抵消惰性认知带来的消极影响。最重要的是聚焦于特定的治疗师—患者互动，通过使用录像中简短的片段来演示互动的顺序。这种有针对性的跟踪学习非常有效，包括具体的反馈、评估、治疗师学员的自我反思。专业咨询师的具体培训资料，详见 Anderson 和 Strupp（2015），Henry 等（1993a，1993b），以及 Levenson 和 Strupp（1999）的相关报告。此外，TLDP 是为数不多的对其培训过程和效果都进行过研究的心理治疗之一，详见 Levenson（2017）。

6. 研究

几乎每一位从事心理治疗的工作者都会使用短程心理治疗。在一项对近

4 000 名心理健康专业人员（精神科医生、心理学家和社会工作者）的调查中，约 90％的人表示曾做过限时治疗（Levenson and Davidovitz，2000）。该调查还显示，在美国，1/4 的短程心理治疗是由自称是精神动力取向的治疗师实施的。在一项有关目前动力性治疗有效性研究的综述中，Barber 等（2013）发现，大多数研究涉及短程动力性治疗，而不是长程动力性治疗或精神分析。

因为大多数关于精神动力性治疗的研究本质上都很简短，我们现在有足够的数据证明在一段相对较短的时间内能够发生显著而有意义的变化（Levenson，2017）。事实上，研究显示，"相当一部分患者在 7 次治疗后得到可靠改善，并且 75％的患者在 50 次治疗后能够达到更严格的成功标准"（Lambert，2013，p. 188）。使用"可靠改善的较低标准"，Lambert 提到，大约 50％的患者到第八次治疗时出现改善，但是 75％的患者预计至少需要 14 次治疗。其他研究（如 Hanson and Lambert，2003；Howard et al.，1986；Kadera et al.，1996）表明，50％～70％的患者在 20 次治疗之内取得了显著的临床效果。

当然，并非所有患者都以同样的速度改善。研究发现，主观幸福感首先提升，其次是症状减轻，然后是个性风格的变化。类似地，轻型抑郁障碍患者起效速度往往比重型患者更快一些。近期有关剂量效应和"足够好"模型的研究（Falkenstrom et al.，2016）表明，接受治疗次数越少的患者改善的速度越快。

荟萃分析研究得出结论，短程动力性治疗与其他心理治疗（如认知行为治疗）和药物治疗的（Abbass，2015；de Maat et al.，2008；Driessen et al.，2015；Fonagy，2015；Gibbons et al.，2012；Leichsenring et al.，2004）效果类似。即使进行了"基于研究质量的分析"，这一结论仍然成立（Gerber et al.，2011）。此外，在针对特定疾病随机对照实验的 Meta 分析中（Barber et al.，2013），针对抑郁障碍、焦虑障碍和人格障碍的动力性治疗（其中大部分是短程的）在终止和随访时被证明优于对照条件，并且与替代治疗（主要是认知-行为取向）同样有效。Leichsenring 等（2015）最近进行的一项更为严格的 Meta 分析同样发现，精神动力学治疗（大部分是短期的）对抑郁症、社交焦虑障碍、边缘性障碍、躯体形式疼痛障碍和神经性厌食也有效。此外，Rosso 等

(2009)的综述得出结论,短程动力性心理治疗与药物治疗的联合治疗比单独使用药物更有效。

并非所有人都能做短程心理治疗。在一项有趣的研究中,Heinonen 等(2012)发现更外向和人际交往更积极的治疗师在短期治疗中获得更好的效果,而更内向和谨慎的治疗师在长期动力性条件下效果更好。Levenson 和 Davidovitz(2000)发现,男性比女性更愿意进行短期治疗,而女性比男性更愿意做更长程的治疗。关于患者,Ogrodniczuk(2006)发现,男性从解释性短程精神动力学治疗中获益多于支持性短程精神动力学治疗,而女性则相反。

专门针对 TLDP 的研究已经得出了越来越多的实证结果。从心理治疗结果的角度,Travis 及其同事(2001)发现,患者在接受 TLDP 治疗后,明显转变了他们的依恋方式(从不安全到安全),并显著增加了他们安全依恋主题的数量。在一项疗效研究中,79 名 HIV 阳性的男性在社区心理健康诊所接受为期 20 周的 TLDP 疗程后,抑郁和焦虑、人际关系困难、工作和学习问题获得了显著改善(Pobuda et al.,2008)。

退伍军人管理局短程心理治疗研究项目(VAST 项目)在具有多种问题(如抑郁症、药物滥用、人格障碍)的人群中检验了 TLDP 的过程和有效性。Levenson 和 Bein(1993)发现,89 名男性患者中约有 60% 在 TLDP(平均 14 次治疗)后获得了积极的人际或症状效果。治疗终止时,71% 的患者觉得他们的问题有所改善,五分之一的患者在人际问题的测试中进入了正常的分数范围。

在 VAST 项目长期随访研究(Bein et al.,1994)中,患者在 TLDP 后平均 3 年进行重新评估。研究结果表明,患者从治疗中获得的受益(通过症状和人际问卷测量)得以维持并略有增加。此外,在随访期间,80% 的患者认为治疗帮助他们更有效地处理问题。患者越是认同治疗聚焦于 TLDP 相一致的策略(如试图了解他们与人交往的典型模式,探索童年期关系,以及尝试以更新更好的方式与治疗师建立关系),他们就越可能重视自己的治疗。

通过 VAST 项目数据分析,Hartmann 和 Levenson(1995)发现了患者的 CMP 与临床过程和结局的各方面之间的重要关联。具体来说,在评估者认为应该在治疗中讨论的人际问题(仅基于患者的 CMP)与治疗师所说的实际讨论过的话题之间发现了明显的统计学关联。或许最有意义的是发现,当这些治疗始终聚焦于患者的 CMP 时,治疗会获得更好的结局。因此,这些初步研究结果提示,TLDP 案例框架向不熟悉案例的临床医生传递了可靠的人际信息,指导治疗中讨论的问题,并在治疗师能够坚持的情况下带来更好的结果。

关于心理治疗过程,20 世纪 70 年代 Vanderbilt 大学(Vanderbilt Ⅰ)的一系列研究表明,当患者消极和敌对时,治疗师也会陷入消极、敌对和不尊重的反治疗反应。这是创立 TLDP 及其附带治疗手册的主要原因(Strupp and Binder,1984)。相关的实证研究(Henry et al.,1990)确实发现,在结局较差的案例中,治疗师会有更多的敌对沟通,并且这些消极的表述与自责有关。在最近一项使用相同 Vanderbilt Ⅱ 数据集的研究中,Anderson 及其同事(2012a,2012b)检验了 TLDP 中微妙的人际敌对的力量。他们发现,治疗师运用解释可能通过消极的方式间接责怪患者。研究者认为他们的数据提示,在中度敌对事件中,"治疗师采取解释性、信息提供的立场——或讲述而不是倾听"。当然,正如作者所指出的那样,由于数据是相关关系而不是因果关系,因此,很可能是"愤怒、攻击和指责患者诱导治疗师进行微妙的敌对性人际交流"。

其他研究同样发现,在短期治疗中,患者的心理活动趋同于他们认为治疗师对待他们的方式(Quintana and Meara,1990)。Hilliard 等(2000)发现患者和治疗师如何看待他们自己(内射)会影响治疗过程,从而导致不同的结局。作为证据,这些研究阐明了自我如何影响人际,反之亦然。

为了检验短程动力性治疗有效性这一更大的问题,Friedlander 等(2016)逐行分析了我写的 6 次治疗 TLDP,该治疗是美国心理学会专家治疗师 DVD 系列的一部分。这 6 次治疗并不是一个完整的短程动力性治疗,尽管如此,我认为这项工作有效阐述了 TLDP 的许多概念和干预措施。通过应用一种涉及 4 项独立研究的多方法分析,Friedlander 及其同事希望识别治疗中发生的矫正性情绪体验。他们使用叙事情绪过程编码系统(NEPCS;Angus 叙事性情绪标志实验室,2015)对我与真实患者 Ann 的整个 6 次治疗中的语言和非语言治疗互动进行了逐分钟编码,以评估 Ann 的 CMP("老故事")是否以及何时转变为一种新的、更实用的对自我与他人的观点。他们还发现了即时事件（即Ann 和我讨论我们进展的关系的时间）并追踪我们如何使用家庭治疗联盟观察系统（SOFTA-o；Friedlander et al.，2006）建立工作联盟。此外，他们研究了我在 DVD 里的采访和我写的关于短程心理治疗的书（Levenson，2017）中详细阐述关于这个案例的想法。

总之，这四项研究的结果表明，Ann 与我的关系是独特而有意义的，并且与她的其他关系截然不同。此外，她的"老故事"从第一次到第六次治疗有了明显下降，并在接近尾声时（第五次和第六次治疗）出现了两个变化标志（意外结局的故事——带着惊讶和自豪描述新的适应性行为；和发现的故事——阐明对自我、他人和/或模式的新理解），此时她新的认知、情感和人际变化特别明显。此外，对我们联盟的分析结果表明，患者和我在整个治疗过程中始终保持积极的联盟关系，其中，第五次治疗中的安全评分（如患者的开放性、脆弱性、舒适感）最高。此外，即时干预的频率和深度都在提高。

7. 总结案例

在下面的案例中，"Beverly"本身并不是一个真实的患者，而是我多年来接触到的几位患者多方面的整合。通过这种方式，我能够说明 TLDP 的核心原则，而不会侵犯任何人的隐私或秘密。

Beverly 是一位 45 岁的已婚白人女性，因为内科医生怀疑她可能患有抑郁症，所以建议她去看心理治疗师，于是她给我打电话预约。在我们第一次会面之前，我对她一无所知。我们第一次见面时，我的方法是多方面的。首先，我需要评估 Beverly 是否符合 TLDP 的筛选标准，以及这种基于依恋的体验式方法是否对她有帮助。其次，我想看看我是否能在她的故事中听到互动主题——我能开始了解她所说的关于她与自我和他人互动的模式吗？第三，如果存在这样的模式，它们是否形成了一个相互作用的循环性适应不良模式？最后，同样重要的是，我想开始与她建立治疗联盟，向她展示我可以接纳、尊重和共情地倾听。

Beverly 直截了当地讲述了她的故事。我注意到她早早赴约，坐得笔直，并且很冷静。尽管她穿着随意，但她的表现却有一种谨慎的、几乎恰到好处的特点。她不认为自己抑郁了。

治疗师：嗨，Beverly。很高兴见到你。找到这里有困难吗？

Beverly：不，你这儿的指示很清楚。

治疗师：很好。我知道我们在电话里简短地交谈过。你说你是某位医生推荐来的。

Beverly：是的，Ford 医生。他觉得我抑郁了，所以我过来只是为了让他满意。他认为这对我有帮助，所以我过来了。

治疗师：Ford 医生发现了什么让他觉得你可能抑郁了？

Beverly：我不太确定他是怎么冒出这个想法的。但我去找他是因为我一直有一些胃病。此外，我慢慢开始头痛，而且最近变得更糟。我一直难以入睡。我似乎可以入睡，但我总是在夜里醒来。所以我去找他更多的是因为躯体上的毛病。

治疗师：好的。以前有过这样的感觉吗？有没有胃和睡眠问题？

Beverly：有的，从我记事起就断断续续地出现。

治疗师：哦，真的吗？甚至还是孩子的时候？

Beverly：实际上，在我很小的时候就有，但最近情况更糟了，这就是我去看 Ford 医生的原因。但我不明白这与抑郁有什么关系。

治疗师：你并不觉得自己抑郁。

Beverly：是的，我的生活很好，家庭也很好。我结婚 26 年了，我有两个可爱的儿子，我们有一个美好的家。我认为一切都很好，我看不出我有什么可抱怨的。

治疗师：抱怨。您有这些躯体症状，但除此之外，您生活中的一切都进展顺利。

Beverly：对。

治疗师：嗯。

从治疗的最初几分钟开始，我注意到 Beverly 过来"只是为了取悦"她的医生,尽管她一生中有如此多的躯体症状,但她似乎急于让我知道一切都很好,她没有什么"可抱怨的"。我很想知道这种"愉快和满意"的表现是否会继续下去。

随着与 Beverly 继续深入交谈,我了解到自从她儿子被大学开除回家后,她的胃病变得更糟了。她"非常担心"他,并且一直在半夜醒来,想着如何帮助他自立。我告诉她,非常关心儿子就意味着要承担很多的责任。当她同意时,我问她这种关心、负责的态度是否是她的特点,她欣然同意,似乎因为我注意到而松了一口气。此刻,我开始按 CMP 的类别来收集、组织和探索可能与 Beverly 主要功能失调性情绪-互动模式框架制订有关的信息。接下来发生的事情包含了很多信息。

治疗师:你知道,我对你根本不了解,但是这种关心、负责任的处世方式,是不是你的特点? 是不是有点……

Beverly:我想是的。我想这是我的一个特点。你的意思是这有什么问题吗?

治疗师:嗯,好的,我不是故意这样说。我说的话让你觉得不舒服吗?

Beverly:我不知道。我猜你说我承担了很多责任。我觉得我真的很想支持我的儿子。我相信你知道你在做什么,但我猜你是在暗示这太过了——或者也许这对他有害。

治疗师:我明白了。我有点越界了,很高兴你提醒了我。

Beverly:我并不想以任何方式冒犯你。你是医生,所以我相信你有理由问所有问题。

治疗师:现在我说的话让你觉得你可能冒犯了我,或者你说了一些不恰当的话。

Beverly:嗯,我希望没有,冒犯你或质疑你作为专业人士的角色。

治疗师:所以这是你的另一个方面,Beverly,这是你在世界上的另一种方式,确保你不会说错话或冒犯任何人? 这是否又是你的特点——非常小心?

Beverly:我想是的。这是我被教导为有礼貌并确保对他人友善的方式的一部分。这是一个重要的价值观——对别人好。

　　治疗师：谁教你的？你从哪里学来的这种方式？

　　仅几分钟的交谈，我觉得我已经陷入了 Beverly 的主要互动循环的重演。通过陈述我的看法——她习惯性为他人的福祉承担责任——我意图对 Beverly 的善意进行共情。然而，她觉得我在批评她。后来发现，她以自我为中心的母亲在小时候对她寄予厚望，当她没有达到某些不切实际的期望时，她母亲常常对她很苛刻。

　　Beverly 认为我在挑她的毛病，这在精神分析文献中被经典地描述为移情——Beverly 会将她生命中重要他人的特征投射到我身上。另一方面，更符合 TLDP 的人际框架的是，也许我的语气或问题的措辞向 Beverly 传达了我的感受和想法——这种为他人谋幸福的行为对她太苛刻了，因此需要改变。这可以被视为我的交互式反移情。当我与 Beverly 一起探索我是如何让她在治疗的此时此地感到"不舒服"时，我推测我可能正在满足她的一个恐惧：她的关怀行为永远不够，这些行为永远也不会让她在别人眼里看到价值。

　　此时，我假设可能会发生一些移情-反移情重演。这种可能的治疗联盟破裂是 Safran 和 Segal（1990）关于认知治疗中的人际交往过程论述中所说的"进入患者主观世界的有用窗口"。从 TLDP 的角度来看，它使治疗师有机会更全面地理解患者 CMP 背后的图式，并提示患者对自我和他人的潜在特征进行解释。有了这些信息，治疗师可以了解如何为患者提供一种小型的新体验，旨在调整维持其 CMP 的适应不良图式。

　　为了修复治疗联盟中的裂痕，我转向处理当下正在发生的事情（关于我们之间人际交往过程的元交流）。当我探究我所说的话是否让她感到不舒服时，Beverly 表示她对我暗示她为她儿子做的事是错的而感到生气。我没有为我的立场辩护（"你误解了我的意思"）或解释我们两个之间发生的事情，而是利用这个机会来提供我所感觉到的，从而带给她一种新体验——我是很高兴她让我知道我"越界了"。我注意到 Beverly 立即向我保证（"我无意以任何方式冒犯你"）并尊重我的立场（"你是医生"）。我再次让她注意此时此地发生的事情的过程,并推测这是她的另一个方面("确保你不会说错话或冒犯任何人")。我接着问她是如何"学会这种生活方式的?"这是我最初尝试了解她讨人喜欢的照顾态度的起源。

　　具体来说,我特别关注照顾他人满足了她的什么依恋需求。正如我们将了解到的那样,Beverly 的母亲希望她年幼的女儿是一个非常负责的孩子,这是 Beverly 从母亲那里获得一些积极(但微薄)关注的方式,Beverly 只是太过着急。我的提问(故意)暗示她这方面的行为是习得的并且值得注意。这种锚定的病史记录示范了一种持续的、有条理的、有聚焦的询问,它是一般短程心理治疗方法的一部分,特别是此处。

　　稍后在同一次治疗中,我得知 Beverly 有一个盲人弟弟,而且不足为奇,她也很担心他。

　　Beverly:我有一个比我小 2 岁的弟弟 Ben,实际上他是另一个我有时会担心的人。我们现在联系不多。我的弟弟生下来就失明,所以我在照顾他时,实际上是在扮演另一个角色。在他年轻的时候,我照顾他比较多。他真的是一个非常棒的人,事实上,他必须处理这么多事情,而且年幼时经常受人欺负,我不得不介入,然后让他们住手。对他说伤害的话是不行的。

　　治疗师:你真的是大姐姐。

　　Beverly:我几乎就像他的第二个妈妈。

　　治疗师:真的吗?

　　Beverly:是的,我早上会叫他起床,帮他整理衣服。

　　治疗师:是吗?

　　Beverly:是的,我母亲虽然在家,但她更多地忙于教会工作之类的事情。

　　治疗师:我明白了。

　　Beverly:所以我的职责是在家里做很多事情,照顾我的弟弟。

　　治疗师:那是你的角色,你就像第二个妈妈。

　　Beverly:是的。这样一直持续得很好,从幼儿园到八年级,我们在同一所学校。我叫他起床,我们俩一同出门,因为他很随和,他很有幽默感,没有抱怨。

治疗师：没有抱怨。听起来你们有点像出自同一个模子。我看不出你是一个会抱怨的人。

Beverly：是的，不会的。

治疗师：所以这些是你非常珍视的价值观，是你习得的生活方式——照顾他人，不要抱怨，为你所拥有的感到高兴。

Beverly：没错，为我所拥有的感到高兴。是的，上帝保佑。

治疗师：当你这么说的时候，你看起来有点难过。

Beverly：是吗？

治疗师：我们就这一点探讨一下吗？

此刻，我再次倾听主题，有几个已经是多余的了。我决定与 Beverly 分享这些，为帮她了解所习得的这些"存在方式"如何影响了其内在和人际功能。这是维持关系焦点和描述循环模式的一部分，对 TLDP 非常关键。最后，也就是第一次治疗只剩 10 分钟的时候，我开始评论此时的情感——与她确认她是否感到难过。这种干预旨在帮助患者意识到可能处于意识边缘的情感，从而最终认识到它们的重要性（与"接触与处理情绪"有关的一般策略类别的一部分）。Beverly 解释说，她一直是一个"有些矜持的人"。当我询问她现在的生活时，她告诉我她很担心她的丈夫，因为她的丈夫"创业"很难。她还谈到了她是如何在一家办公用品商店工作的，她是"将这个地方黏合在一起的胶水"。尽管尽心尽责做了 20 年，但没有得到晋升。

接下来，我将询问 Beverly 的"乐趣"是什么。这种对快乐力量和能力的探索对每位患者都很重要，而且我认为对 Beverly 来说尤其重要。我正在塑造她的形象，她是一个孝顺女儿，以服务他人为首要，自己的享受不仅是次要的，甚至可能是禁忌。

治疗师：关于现在的生活，还有什么可以跟我说吗？你平时有什么活动？娱乐？交友？还是……

Beverly：嗯[停顿]。嗯，有，你知道，有……我不怎么去休闲娱乐。我一直喜欢艺术，小时候经常涂鸦。

治疗师：涂鸦？

Beverly：是的。我妈妈过去常说"你又开始涂鸦了"。

治疗师：究竟是什么？我不确定涂鸦是什么。

Beverly：我喜欢画画。

治疗师：你喜欢画画吗？

Beverly：我会画钢笔画和铅笔画。有一段时间，我对粉彩非常着迷，画了一些油画、水彩画之类的东西。

治疗师：你现在搞艺术创作吗？

Beverly：现在没那么多了，小时候多一些。

在成为临床医生之前，我从事学术研究，因此，我认为"数据收集"是案例框架的第一步。然后，随着治疗的进展，案例框架可以提示需要"检验"的假设（形成归纳-演绎循环）。过了一会儿，我再次问 Beverly，现在做什么会给她的日常生活带来乐趣，她回答说："这是个好问题。我想也许只有照顾我的家人。当还有其他事情需要做时，艺术可能是一件毫无意义的事情。"我的假设正在得到验证——除了对他人的奉献，Beverly 无法说出任何能给她带来快乐或放松的东西。因为她告诉我她喜欢画画（她母亲贬义地称之为"涂鸦"），我想知道艺术是否可以用来唤醒她已经休眠的一部分。我并非表示有特定的方式（如艺术）可以激发患者的活跃情绪，但我想到艺术可以作为一个务实的切入点，因为 Beverly 提到过她曾经喜欢这项活动。

随着第一次治疗接近尾声（双关语），我喜欢为患者总结我所听到的内容以及治疗可能如何起效。如果适用，我将尝试用故事的形式总结描述患者的主要功能失调性情感交互模式。这在 Beverly 的案例中尤为重要，因为她接受治疗表面上是为了取悦她的医生并使躯体症状得到一些缓解。

治疗师：所以，Beverly，今天是时候在这里结束我们的治疗了，我知道你对这种谈话是否有好处持保留意见。我这样说：我听到了你生活中的一些主题——你给予了很多的照顾，很多的付出，你的肩膀上背负了很多的责任，一些曾经在你无忧无虑的时候带给你快乐幸福的事情越来越淡了，因为你的生活变得非常充实，你的责任也扩大了。我想知道是否可以留出一些时间来谈谈这些主题以及它们如何影响你的生活，如果这能有所帮助，再看看这些躯体症状是否有其他的意义。我不知道，有时我们的身体会以这些方式发送信号。也许你的胃部不适、你睡得不好、头痛可能告诉你一些关于责任和关怀分量的事情，也许还有一些越来越淡的快乐。我不知道。是这样吗？

Beverly：我从来没有这么想过。我想这是可能的。我很担心生活中的很多人。你说的有道理，我猜，这会带来压力。

治疗师：所以也许我的建议是我们再见2到3次，然后停下来看看我们在哪里，看看这是否有帮助。

Beverly：好的。我愿意试一试。

治疗师：好的。所以请允许让我去拿预约手册，我们会找到下一次见面的时间。

Beverly：好的。

治疗师：太好了。

第一次治疗结束时，我需要考虑 Beverly 是否适合 TLDP。根据 Strupp 和 Binder(1984)的5个筛选标准，她显然处于情绪不适状态，尽管似乎努力控制自己的痛苦情绪。虽然她没有发现自己的躯体问题具有心理基础，但这本身并不是排除使用 TLDP 的原因。这种方法并不需要有自知力或心理感受性。与任何心理治疗一样，我需要了解她的身体检查结果（如她是否存在可能导致其症状的潜在胃肠道疾病？）以及药物和成瘾性物质的使用情况，这可能会使情况更复杂。

Beverly 很可能会来赴约并与我进一步深入交流。虽然她没有谈论人际问题，但与他人关系似乎是最重要的，因此，她可能非常愿意进行有关人际关系的讨论，并最终考虑其与躯体痛苦的相关性。Beverly 表示生活中"一切都很好",但已经准备好谈论她的担忧。因此,我认为她愿意谈论她的感受,特别是如果从她对他人的担忧入手。

最后,我没有看到任何现实检验的损害或者对她与我建立有意义关系的障碍。然而,我对适合性的主要担忧,即承诺进行如此注重人际关系的谈话治疗,可能会让 Beverly 感到太陌生(某种程度上,威胁)。第一次治疗结束时,Beverly 主动表示她可能正在经历一些"压力",这是一个很好的迹象,表明她可能认识到了与我交谈的价值。还需要注意,Beverly 同意在接下来的几次治疗见到我可能是她取悦他人态度的一部分,而不是她的真实需要。

至于制订 CMP,我正围绕 CMP 4 个类别寻找重复主题。此外,我注意到了自己的反移情。为了描述 Beverly 的互动主题,我将 CMP 的各部分与我自己的反应串联起来,讲述了她角色关系模式的故事。这阶段,它只是一个初步的、初级的故事,但短程动力性治疗师不能等"所有数据"完备了再制订框架。那些跨时间、跨情境并与不同人之间出现的主题自然变得突出。

Beverly 的肠胃和头部都出现疼痛,而且大部分时间里都是如此。由于母亲更多关心自己的事情,父亲又经常不在家,她明白自己作为长女需要成为"被看见而不被听见"的孝顺女儿。她试图从自己的作品中找到创造性的表达,这些作品遭到母亲的嘲笑,并最终与她的活力一起消失。Beverly 认识到,如果她顺从、讨人喜欢和超级负责(自我行为),也许会被喜爱并得到一点关注和认可(对他人的期望)。她害怕在生活界限之外冒险。其他人(他人行为)只是喜欢让她努力工作以满足他们的需求。随着他们对她的期望越来越高,认为她是理所当然的,并对她的要求越来越高,她既放松(她知道这个角色),又感到内疚(她想为自己得到更多)。胃痛和头痛可能在表达她原本无法表达的东西(一切都不好),她的症状也许能让她得到一些她渴望的关注。Beverly 将自己(内射)视为帮助者、行动者、可以信赖的人——也许在这种角色中,她可以被爱和被重视。所以她应该满足,而不是抱怨。

在我框架中的一个重要部分是我的交互式反移情——在我与这位患者的互动关系中,我如何被推搡和牵拉?我发现 Beverly 非常吸引人,我对与她一起进行治疗的前景感到兴奋。尽管她尽力掩饰她不接受的情感,但如果我允许，她似乎更容易接触到更活跃的情感（更多核心感受）。我发现自己想看她的作品，我猜想这里面有关于她的一些非常真实的东西。

我觉得 Beverly 会努力做一个"好患者"；她可能会尽力照顾她认为是我的需求。我也感觉到一些危险，如果她觉得她离我太近或她对自己的情绪失去控制，她可能会退出治疗。我担心如果治疗过程中发生了一些负面的事情，她可能不会直接让我知道。我可以看出她讨人喜欢的态度可能会让我感到紧张，而她无私、道德优越的立场可能会让我感到愤恨和觉得自己自私。我心里已经有一部分想提醒她，告诉她不要做这样的受气包。

我意识到我希望 Beverly 过上更充实的生活，她可能会感受到我的这种牵拉力。为什么我不能接受她的本来面目，而这正是她所需要的——有人能爱她现在的样子？我希望在我们的合作中，她能够直面我（或者至少对我感到恼火）并直接告诉我，这样我就可以向她表明，我可以处理（甚至欢迎）她对我产生消极感受。

关于多元文化问题，我是一名白人女性，年龄足以成为 Beverly 的母亲，有两个成年儿子，他们也在兼顾事业和家庭。Beverly 在某些方面让我想起了一个更年轻、更保守的自己。我想我可能有一个现成的身份，反之亦然。这是一个好消息/坏消息的例子。虽然我可能对 Beverly 这样处境的女性是什么样子有一些见解，但我们也有可能分享一些盲点。我还需要特别注意不要假设我了解 Beverly 的宗教背景（天主教），这与我自己的（犹太教）不同，尽管愧疚感在二者中都很重要。

从社会文化的角度来看，重要的是要认识到生活中的性别歧视是普遍社会背景因素。在我们的社会中，女孩经常被抚养长大，以顺从拥有更多特权的男性同龄人。Beverly 谈到在工作中被要求做一些琐碎的工作，而她的男性同事却能升职。这种情况可能与她的个性风格关系不大，更多的是与职场对女性的歧视有关。对这些文化影响的探索可能会给 Beverly 一个不同的（即不那么自我批评的）视角。

在这个框架中，我考虑哪些新体验和新理解将有助于打破 Beverly 根深蒂固的思想。尽管我认为 CMP 已经很成熟了，但它其实还在实验阶段。下一次治疗中得到的信息可能完全破坏或巩固目前的理解。

1）新体验

（1）内在的。目标是让 Beverly 体验全方位的感受，而不是感到如此束缚。如果她能体验到更活跃的情感（如快乐、愤怒、对生活的热情、好奇心、投入），她就会更多地感受到自己的力量和创造力。

（2）人际的。Beverly 的目标是明白对方（如与她治疗中的我）会接受（甚至欣赏）她全方位的感受和行为，尤其是让她更加自信而且不那么"愉快"的。例如，如果她生气不报复，不被她的依赖吓到，不羞辱她健康地展示自己。

2）新理解

（1）内在的。目标是让 Beverly 了解自己的情绪和感受力（她的感觉），这些对她来说是非常宝贵的信息来源——将帮助引导她确定自己需要什么以及什么会让她获得更充实的生活。

（2）人际的。目标是让 Beverly 明白她可能会允许她最害怕的事情发生（即被认为是理所当然的）。这种认识的一部分是欣赏她试图变得完美并让每个人都开心的适应性本质。这是她小时候获得认可、安全和保障的一种方式。这是她获得控制感的一种方式，去控制那些可能令人恐惧的经历。

在第三次治疗结束时，Beverly 很高兴有机会来谈论一直困扰她，但她没有对自己或他人说的事情。我们同意在一起参与为期 12 次的短程心理治疗。在第四次治疗中，Beverly 首先描述了她的老板是如何在周末叫她上班的。我可以看到（到目前为止）熟悉的互动模式正在出现。在本次治疗中，我聚焦于接触和处理 Beverly 的情感，然后探讨她的行为对人际关系的意义。大约 5 分钟后，我与她分享了我是如何陷入对她功能失调模式的反移情重演的。这个小插曲的结尾是我帮助 Beverly 形成一种新的叙述，其中融入了她更具适应性的感受、想法和行为。

Beverly：所以，上周末我没怎么休息，因为我的经理 Sam 周六早上在家打电话给我，需要我去公司，因为有人没来处理本该完成的剩余工作。所以我周六去了，大部分时间都在那里，周日不得不再去，因为我们没有完成预期的工作,周日将近4点才完成。所以我觉得没有周末。

治疗师：确实你没有了周末。

Beverly：是的。但是当这个人没有出现时,他真的陷入了困境。所以,这很烦人,但我处理了它,并且我觉得我们已经处理好了一切。

治疗师：这种情况很常见吗? 你的部分职责是周末去上班吗?

Beverly：不,实际上,我没有安排周末班。但事情确实发生了,就像我之前告诉过你的,我有点像胶水,所以我就是他们打电话找的人。有时我不得不在下班后的晚上回去加班。

治疗师：真的吗? 被召唤并放弃大部分周末或晚上的时间对你来说是什么感觉? 这对你来说是什么感觉?

Beverly：我很高兴我在那儿的时间比 Sam 长,我一直在忙前忙后,所以他们会打电话给我是有道理的,但这种事让我很累。我真的很期待有一些时间让我放下,我想我告诉过你我又开始涂鸦了,我想对此给予一些关注。因此,放弃它可能有点困难。

治疗师：是的,当他们打电话说我们需要你这个周末过来,Beverly,说"不"时会是什么感觉?

Beverly：啊,我无法想象拒绝。

治疗师：你无法想象?

Beverly：嗯,不知道我拒绝之后,他们会怎么做?

治疗师：确实。也许我们可以把它变成一个带感情色彩的问题(身体前倾)。如果你说不,他们会怎么做? 他们会怎么做?

Beverly：我想 Sam 可能不得不过去。

治疗师：好的,他会自己处理或想其他办法。

Beverly：是的,但我……我不知道。我想如果我说不,他可能会生气。

治疗师：哦,我明白了。那意味着什么? 他会很生气。20 年后你不怕丢工作。那意味着什么?

Beverly：如果他打电话给我,我会感到内疚,并且出现了某种小的心理危机。我会说不,但那只是因为我还有其他想做的事情吗?

治疗师：对，你会感到内疚。

Beverly：我会感到内疚，是的。

治疗师：你不能说不。简直不敢想象。

Beverly：实际上，我从来没有想过说不。

治疗师：如果你真的因为某些特殊的原因拒绝了，那么 Sam 会生你的气，生你的气，然后这会让你感觉很糟糕？

Beverly：对。

过了一会儿，在同一治疗过程中，我向 Beverly 披露了一些自己的事情。

治疗师：Beverly，我想和你分享一些事情。这可能有点奇怪——一些分享——但是当第一次治疗见到你时，我在电话中解释说我对我的大部分治疗都进行了录像。这只是练习的一部分。而且我时不时会看看，这有助于我做得更好。现在有一个机会，出版商联系了我，说想要一张 DVD 来配合这本书的章节，你愿意吗？所以我想问问谁会愿意让我将视频用于商业。但，嗯，我并不为此感到自豪，Beverly，我必须告诉你，在我认识的那些不愿拒绝的人中，你排在第一位。我想起了你，经过考虑，我想我知道你不会拒绝。所以找 Beverly 会更容易，是吗？所以这也是你在谈论的事情一样——这里正在发生的事情——就我对你的反应以及你与我相处的方式而言。这听起来有点像召唤你，"你可以指望 Beverly，她会做到的。"犹如你母亲指望你照顾弟弟——Beverly 会做到的。

Beverly：我喜欢人们觉得他们可以信赖我。

治疗师：是的，但是感觉怎么样？Beverly，当我刚刚对你说我把你放在名单上时。我的感觉是，你可以问 Beverly，她不会说不。我认为这有点利用了你的善良和关心他人的意愿，包括我。我认为出于我的目的，出于教学目的，正在利用这点。我想知道，告诉你这些后你是什么感觉？

Beverly：感觉有点难听。我的意思是，就像我说的，我喜欢人们觉得可以依靠我，但是当你这样说的时候，它可能会是占便宜，那感觉就不太好了。

【几分钟后】

治疗师：我分享我的观点，但我对你的观点非常感兴趣，以及当人们说"Beverly，做这个""Beverly，我需要你做那个"时的感觉。那是什么感觉？我知道你的一部分感觉，"哦，很高兴被需要。我可以做这个。"但我在那里得到了一些其他的感受。对吗？我有没有说错？

Beverly：是的，就像我说的，接到电话我很生气。我真的不想去。其实，我根本不想去。

治疗师：你根本不想去。

Beverly：是的。

治疗师：是的。能再说一遍吗？

Beverly：我根本不想去。

治疗师：我希望你再说一次，但我真的希望你注意你身体某些地方发生了什么，因为你真的拥有它，正如你所说的那样。你会试试再说一次"我真的一点都不想去"吗？

Beverly：我真的不想去。[停顿思考]我觉得有点紧绷的感觉。

治疗师：紧绷？哪里？你指着哪里？

Beverly：在我的胃里，紧缩，束缚。

治疗师：所以先坚持住。你能坚持下去吗？"我真的一点都不想做。"你有这种感觉吗？

Beverly：是的，我感觉到了。它有时会变得有点热，灼热的感觉。

治疗师：嗯。所以，我要请你做另一件事。想象一下，那种灼热的感觉正在对你说话。紧握的束缚感正在对你说些什么，它在说什么？那个声音从那里传来，那种紧绷感，对你说什么？

Beverly：它说的是，"请不要让我那样做"。

治疗师：请不要让我那样做。

Beverly：我听到它是这么说的。

治疗师：那是什么意思？"请不要让我那样做。"那是什么，Beverly？（向前倾）

Beverly：我想就像我说的那样，我真的不想进去。

治疗师：所以那部分是在说："不要让我去上班。"

Beverly：是的。

治疗师：我说对了吗？我不希望你把话憋在心里。

Beverly：是的。当你问我时，那就是我听到的——请不要让我那样做。

治疗师：请不要让我那样做。是的。所以你现在可以用"我"说吗？我不想那样做。

Beverly：我不想那样做。

治疗师：我不想那样做。

Beverly：我不想那样做。

治疗师：感觉对吗？

Beverly：感觉有点奇怪(叹气)。

治疗师：感觉很奇怪。沉重地叹息。是的。

Beverly：我的肚子现在没那么紧了。

治疗师：现在没那么紧了。那是不是很有趣？你让它对你说话，你听它说，"好吧，你明白了。别让我进去。我不想。"是吗？

Beverly：我真的不想。

治疗师：你真的不想。因此，承认这一点很重要。你是一个非常有爱心的人，一个非常负责任的人，一个好人。你说，"有些事情我不想做，这不会让我成为一个坏人。如果我不注意这一点，我可能会变得紧张。我可能会很热。"

Beverly：我真的很感谢你把这些话放在一起。因为这就是我的感觉，如果我说我不想那样做，那么我就会成为一个坏人。

治疗师：那是一种恐惧。我想你很久以前就学到了一些东西，对吧？我猜可能从小时候就知道，"如果我不付出，不关心他人，不按母亲想要的方式、不按照我弟弟需要的方式去做，我不会成为一个好人"(停顿)。你可能已经认同了，并且在你一生的大部分时间里都在实践它。但在这里，这个房间里，你实际上是在说另一部分，那就是"我也可以说出我想要和我不想要的，这并不

意味着我是一个坏人。"（Beverly 叹了口气）

治疗师：又是一大口气。你现在看起来很伤心。

Beverly（停顿）：听到（泪流满面，伸手去拿纸巾）你知道——我不是一个坏人，即使我不想一直是我做完所有的事情。

治疗师：嗯嗯。关于这件事，让你感到有点难过。

Beverly［停顿］：嗯，这就是我这辈子一直的方式。

治疗师：我明白了。好吧，不是今天（微笑）。

Beverly：在你的帮助下。

治疗师：嗯，在你的胃的帮助下。让我们表扬一下该表扬的地方。

Beverly：是的。

在第六次治疗中，Beverly 和我谈到"家庭作业"，这样她可以在外部生活中练习治疗中所做的事情（即感受更全面的感受并冒险分享它们）。虽然在精神动力性治疗方面布置家庭作业并不常见，但我认为这种务实的方法非常符合短程心理治疗的宗旨。本次治疗开始时，我问她关于作业的事情。

治疗师：嗨，Beverly，很高兴见到你。我一直在想，你有机会做作业吗？

Beverly：是的，我做到了。我问了 Tom 把闲置卧室改成艺术工作室的事，他不太喜欢这个主意。他只是说，"好吧，我们需要备用卧室。当客人过来时，我们将那个房间用作我们的备用卧室。"但我一直在推动。我告诉他我们不经常有客人，实际上还有另一个房间可以用作客房。所以我们绕了一圈又一圈，还没有解决，但我也没有退缩。

治疗师：所以当你说你没有退缩时，告诉我，我有点想知道发生了什么。所以你鼓起勇气去找 Tom 说……

Beverly：我说，"有件事我想和你讨论。"他正在用电脑工作，我不得不再说一遍，"有件事我真的很想与你讨论；能耽误几分钟吗？"然后他转过身来。我一直在想我们的谈话，因为即使在我这样做的时候，我内心也有一种想要放弃的念头，但我坚持下去了，而且我让他知道了。我说我们那个空余房间并没有真正被使用,我想把它变成一个艺术工作室,这样我就有更多的空间,也许可以重新开始绘画。他说,"嗯,你知道,你可以在课堂上做这些事情。"就在那时,他开始真正对它成为客房、家庭客房的想法产生兴趣。这有点令人恼火。

治疗师:很烦人?

Beverly:是的,但我确实告诉他,有一个可以让我开展更多工作的地方对我来说很重要。

治疗师:这对你很重要。

Beverly:是的,我不知道他是不是真的……我想我有点害怕他会嘲笑我,但他没有。他并没有真正采取那种方式或其他的,不过转来转去一段时间,我觉得对他很生气,所以我们同意让它暂停,我说,"好吧,想一想,再谈吧。"所以我没有屈服。

治疗师:对。你没有从他那里得到"我对此感到不舒服"的信息——"哦,好吧,别担心,我会把它拿回来。我不需要画草图,我可以在课堂上做到,别让我打扰你,让我们保持备用卧室的原始状态。"你没有退缩。

Beverly:我没有。

治疗师:还没有完全解决。

Beverly:对。

治疗师:真的感觉很冒险吗?

Beverly:确实如此。我一直在想,不这样"笑"会容易很多。但我知道你会问我,而且我知道关于为重要的事情挺身而出,我们已经谈论了很多。

治疗师:所以让我检查一下,因为你刚刚说你知道我会问。你这样做是为了取悦我吗?你是否想要创作这些艺术作品并拥有自己的空间,因为这是Hanna所期望的?这是让Hanna高兴的事情吗?是否存在这种因素?

Beverly:我不是很想做。因为我认为这件事会让你开心。但我觉得我们正在共同努力。所以有一种方法,我想我有点希望你会为我的坚持感到自豪,这感觉很好。我真的很想在我的家里有一个艺术空间,那是专属我的。

治疗师:那是专属你的。所以你有一种我会感到自豪的感觉,这是我们一直在共同努力的事情。但这不仅仅是为了取悦我。

Beverly：没有。

治疗师：你想要这个。

Beverly：对，我愿意。

治疗师：嗯。当你这么说的时候，你听起来很确定。这听起来并不令人困惑，就像你真的想要这个一样。

Beverly：是的，当我想到它时，我可以想象自己在那里。我有一些想要努力实现的想法，所以想象它会感觉很刺激。

治疗师：哇，恭喜！我会继续看看将发生什么。

Beverly：好的。

在这次互动中，我与 Beverly 核实了她想拥有一间艺术工作室的可能性，因为她觉得这是我希望她做的事情。我要继续询问以确保这不是她取悦他人行为的重演。Beverly 向我保证，虽然她怀疑我会为她的成长感到自豪，但这是她为自己需要所做的事情："我真的很想在家里有一个艺术空间，所以那是专属我的……想象一下感觉很兴奋。"在这里，我们看到 Beverly 挺身而出，冒着风险自信地争取她想要的东西，而她担心的结果（对方会生气）并没有发生。虽然她的丈夫没有立即确认或同意她的想法，但她并没有退缩："我没有屈服。"Beverly 有机会否定她自己的病态信念（Weiss and Sampson，1986）。这种治疗外的新体验（就她的人际交往和内心感觉更加活跃而言）是治疗师用以评估治疗是否在正确轨道上的方法之一。

在整个治疗过程中，包括终止阶段，TLDP 治疗师始终关注焦点。这是我们的倒数第二次治疗。治疗开始时，Beverly 带来了她刚刚完成的一件艺术品。

Beverly：我今天带来了一些东西和你分享。你说很想看我的作品。所以这是我在治疗期间完成的一部分。（治疗师身体前倾，这样两人就可以共同握住画布）这是一座离我家很近的桥，我很喜欢它周围的风景。最近受到了桥的启发，我可能会做一个系列。我想和你分享。

治疗师：太棒了。我很高兴你把这个带来。哇（靠在后面）。当我第一次见到你时，没有想过这里会有一件艺术品。

Beverly：我知道。这看起来有点疯狂。当我第一次见到你并开始治疗时，我并没有真正考虑创作艺术作品。

治疗师：对，是的。但是当你在第一次治疗中谈论它时，我看到你的眼睛亮了。

Beverly：是的，这一直是我所珍视的东西。

治疗师：（叹气）好吧，这是我们的倒数第二次治疗，Beverly。

Beverly：我知道。很难想象说再见，我们不会再见面了。我感觉发生了很多事情。（治疗师点头）回想起我想知道"这将如何运作"时，这真是太奇怪了。但现在似乎很难想象不来见你。

治疗师：所以这会有点损失。对我来说也是。你觉得你可以继续画桥吗？以这种如此美好的方式开始。您是否担心以某种方式无法继续成长？

Beverly：我的意思是，是的，有些担心如果我在您这儿治疗，我可能会沦陷，或者其他什么，但我觉得我可以回想起我们共同完成的很多工作，就像有点犹豫是否把它带进来（指这幅画）。所以我想我也许可以做到——想象一下。我还想和你分享一下，我实际上已经报名参加了绘画课。

治疗师：哦，太棒了！

Beverly：所以我觉得这是朝着继续发展迈出的一步。

治疗师：当然，绝对是的。

随着治疗接近尾声，Beverly 显然符合终止治疗的 6 项准则（参见前面的"终止"部分）。在治疗即将结束时，我通常提出即使治疗结束，患者将如何继续这项工作。TLDP 的时间限制性背后的假设是，患者需要继续承担人际风险，与不同人交往中引起不同的反应，而这些不同的反应将促进患者承担更多风险——一种循环性适应模式。此外，Beverly 告诉我，她可以在脑海中想象我（即她会带我一起），并且她已经报名参加了绘画课，这都是很好的前兆。

九、总　结

在本章中,我对 TLDP 进行了概述,它源于客体关系理论与实践。然而,我目前关于 TLDP 的想法将基于依恋、情感聚焦和体验式视角整合成为一种关系框架。这个模型中,治疗师需要转变患者在人际和个体内在发生的过程。通过存在和实践(体验式),而不仅仅是讨论的学习方式存在高度依赖性,可以提高理解力和自知力。情感觉察和反思的结合突出了模型的自上而下和自下而上的特点。

TLDP 强调与他人(包括治疗师)和自我关系的重要性,对促进和改变适应不良性行为和人格模式的模型至关重要。本章回顾了 TLDP 模型的基本假设(聚焦于新经验和新理解)。最后,我讨论了患者筛选的标准,以及方案制订指南、治疗干预策略和一个解释性案例来说明。TLDP 的实证研究同样也被我提及。以上希望能鼓励读者更多地了解这种综合模型。

相关学习资料如下:

Levenson H：Time-Limited Dynamic Psychotherapy：A Guide to Clinical Practice. New York，Basic Books，1995.

Levenson H：Brief Dynamic Therapy. Washington，DC，American Psychological Association，2017.

Levenson H：Brief Dynamic Therapy Over Time［video］(Psychotherapy in Six Sessions). Washington，DC，American Psychological Association，2010. Available at：http：//www. apa. org/pubs/videos/4310871. aspx.

Levenson H：Time-Limited Dynamic Therapy［video］. Mill Valley，CA，Psychotherapy. net. Available at：www. psychotherapy. net.

参考文献

［1］Abbass A：Reaching Through Resistance：Advanced Psychotherapy Techniques.

Kansas City, MO, Seven Leaves Press, 2015.

[2] Alexander F, French TM: Psychoanalytic Therapy: Principles and Applications. New York, Ronald Press, 1946.

[3] Anderson T, Strupp HH: Training in time-limited dynamic psychotherapy: a systematic comparison of pre-and post-training cases treated by one therapist. Psychother Res 25(5): 595 – 611, 2015 25120136.

[4] Anderson T, Crowley MEJ, Patterson CL, Heckman BD: The influence of supervision on manual adherence and therapeutic processes. J Clin Psychol 68(9): 972 – 988, 2012a 22777891.

[5] Anderson T, Knobloch-Fedders LM, Stiles WB, et al: The power of subtle interpersonal hostility in psychodynamic psychotherapy: a speech acts analysis. Psychother Res 22(3): 348 – 362, 2012b 22417083.

[6] Angus Narrative-Emotion Marker Lab: Narrative-Emotion Processes Coding System Manual, Toronto, ON, Canada, York University, 2015.

[7] Bannink FP: Solution-focused brief therapy. J Contemp Psychother 37: 87 – 94, 2007.

[8] Barber JP, Muran JC, McCarthy KS, Keefe JR: Research on dynamic therapies, in Handbook of Psychotherapy and Behavior Change. Edited by Lambert MJ. New York, Wiley, 2013, pp 443 – 494.

[9] Bein E, Levenson H, Overstreet D. Outcome and follow-up data from the VAST Project. Paper presented at the annual international meeting of the Society for Psychotherapy Research, York, UK, June 1994.

[10] Binder JL: Key Competencies in Brief Dynamic Psychotherapy. New York, Guilford, 2004.

[11] Binder JL, Strupp HH: The Vanderbilt approach to time-limited dynamic psychotherapy, in Handbook of Short-Term Dynamic Psychotherapy. Edited by Crits-Christoph P, Barber JP. New York, Basic Books, 1991, pp 137 – 165.

[12] Bolter K, Levenson H, Alvarez W: Differences in values between short-term and long-term therapists. Prof Psychol Res Pr 21: 285 – 290, 1990.

[13] Bowlby J: Attachment and Loss, Vol 2: Separation, Anxiety, and Anger. New

York, Basic Books, 1973.

[14] Bowlby J: Attachment and Loss, Vol 3: Loss, Sadness, and Depression. New York, Basic Books, 1980.

[15] Bowlby J: A Secure Base: Clinical Applications of Attachment Theory. London, Routledge, 1988.

[16] Butler S, Strupp HH: The role of affect in time-limited dynamic psychotherapy, in Theory and Practice of Brief Psychotherapy. Edited by Budman SF, Gurman AS. New York, Guilford, 1986, pp 83 – 112.

[17] Cosolino, L: The Neuroscience of Human Relationships: Attachments and the Developing Brain. New York, Norton, 2006.

[18] Cummings NA: The dismantling of our health system: strategies for the survival of psychological practice. Am Psychol 41(4): 426 – 431, 1986 3717750.

[19] de Maat S, Dekker J, Schoevers R, et al: Short psychodynamic supportive psychotherapy, antidepressants, and their combination in the treatment of major depression: a mega-analysis based on three randomized clinical trials. Depress Anxiety 25(7): 565 – 574, 2008 17557313.

[20] Driessen E, Hegelmaier LM, Abbass A, Barber JP, et al: The efficacy of short-term psychodynamic therapy for depression: a meta-analysis update. Clin Psychol Rev 42: 1 – 15, 2015 26281018.

[21] Falkenström F, Josefsson A, Berggren T, Holmqvist R: How much therapy is enough? Comparing dose-effect and good-enough models in two different settings. Psychotherapy (Chic) 53(1): 130 – 139, 2016 26928273.

[22] Fonagy P: The effectiveness of psychodynamic psychotherapies: an update. World Psychiatry 14(2): 137 – 150, 2015 26043322.

[23] Fonagy P, Roth A, Higgitt A: Psychodynamic psychotherapies: evidence-based practice and clinical wisdom. Bull Menninger Clin 69(1): 1 – 58, 2005 15899755.

[24] Fredrickson BL: The role of positive emotions in positive psychology: the broaden-and-build theory of positive emotions. Am Psychol 56(3): 218 – 226, 2001 11315248.

[25] Freud S: Psycho-analytic method, in Collected Papers of Sigmund Freud: Early papers, Vol 1. Edited by Jones E. Translated by Riviere J. London, Hogarth Press,

1904/1953, pp 264 - 271.

[26] Friedlander ML, Escudero V, Horvath AS, et al: System for Observing Family Therapy Alliances: a tool for research and practice. J Couns Psychol 53: 214 - 225, 2006.

[27] Friedlander ML, Angus L, Wright ST, et al: "If those tears could talk, what would they say?" Multi-method analysis of a corrective experience in brief dynamic therapy. Psychother Res 27: 1 - 18, 2016 27232068.

[28] Gendlin ET: Focusing-Oriented Psychotherapy: A Manual of the Experiential Method. New York, Guilford, 1996.

[29] Gerber AJ, Kocsis JH, Milrod BL, et al: A quality-based review of randomized controlled trials of psychodynamic psychotherapy. Am J Psychiatry 168(1): 19 - 28, 2011 20843868.

[30] Gibbons MBC, Thompson SM, Scott K, Heintz L, et al: Supportive-expressive dynamic psychotherapy in the community mental health system: a pilot effectiveness trial for the treatment of depression. Psychotherapy (Chic) 49 (3): 303 - 316, 2012 22962971.

[31] Greenberg LS: Emotions, the great captains of our lives: their role in the process of change in psychotherapy. Am Psychol 67(8): 697 - 707, 2012 23163464.

[32] Gunst VK: V. Memoirs—professional and personal: a decade with Frieda FrommReichmann. Psychiatry 45(2): 107 - 115, 1982 27724804.

[33] Hansen NB, Lambert MJ: An evaluation of the dose-response relationship in naturalistic treatment settings using survival analysis. Ment Health Serv Res 5(1): 1 - 12, 2003 12602642.

[34] Hartmann K, Levenson H: Case formulation in TLDP. Presentation at the annual international meeting of the Society for Psychotherapy Research, Vancouver, BC, Canada, June 1995.

[35] Heinonen E, Lindfors O, Laaksonen MA, Knekt P: Therapists' professional and personal characteristics as predictors of outcome in short-and long-term psychotherapy. J Affect Disord 138(3): 301 - 312, 2012 22335889.

[36] Henry WP, Schacht TE, Strupp HH, et al: Effects of training in time-limited

dynamic psychotherapy: mediators of therapists' responses to training. J Consult Clin Psychol 61(3): 441 - 447, 1993a 8326045.

[37] Henry WP, Strupp HH, Butler SF, et al: Effects of training in time-limited dynamic psychotherapy: changes in therapist behavior. J Consult Clin Psychol 61(3): 434 - 440, 1993b 8326044.

[38] Hilliard RB, Henry WP, Strupp HH: An interpersonal model of psychotherapy: linking patient and therapist developmental history, therapeutic process, and types of outcome. J Consult Clin Psychol 68(1): 125 - 133, 2000 10710847.

[39] Howard KI, Kopta SM, Krause MS, Orlinsky DE: The dose-effect relationship in psychotherapy. Am Psychol 41(2): 159 - 164, 1986 3516036.

[40] Kadera SW, Lambert MJ, Andrews AA: How much therapy is really enough? A session-by-session analysis of the psychotherapy dose-effect relationship. J Psychother Pract Res 5(2): 132 - 151, 1996 22700273.

[41] Kiesler DJ: Contemporary Interpersonal Theory and Research. New York, Wiley, 1996.

[42] Lambert MJ: The efficacy and effectiveness of psychotherapy, in Handbook of Psychotherapy and Behavior Change. Edited by Lambert MJ. New York, Wiley, 2013, pp 169 - 218.

[43] LaRue-Yalom T, Levenson H: Long-term outcome of training in time-limited dynamic psychotherapy. Paper presented at the American Psychological Association Convention, San Francisco, CA, August 2001.

[44] Leichsenring F, Rabung S, Leibing E: The efficacy of short-term psychodynamic psychotherapy in specific psychiatric disorders: a meta-analysis. Arch Gen Psychiatry 61(12): 1208 - 1216, 2004 15583112.

[45] Leichsenring F, Leweke F, Klein S, Steinert C: The empirical status of psychodynamic psychotherapy—an update: Bambi's alive and kicking. Psychother Psychosom 84(3)129 - 148, 2015 25833321.

[46] Levenson H: Time-Limited Dynamic Psychotherapy: A Guide to Clinical Practice. New York, Basic Books, 1995.

[47] Levenson H: Brief Dynamic Therapy. Washington, DC, American Psychological

Association, 2017.

[48] Levenson H, Bolter K: Short-term psychotherapy values and attitudes: Changes with training. Paper presented at the American Psychological Association Convention, Atlanta, GA, August 1988.

[49] Levenson H, Butler S: Brief psychodynamic individual psychotherapy, in Textbook of Psychiatry. Edited by Hales R, Talbot J. Washington, DC, American Psychiatric Press, 1994, pp 1009 – 1033.

[50] Levenson H, Bein E: VA Short-Term Psychotherapy Research Project: outcome. Paper presented at the annual international meeting of the Society for Psychotherapy Research, Pittsburgh, PA, June 1993.

[51] Levenson H, Davidovitz D: Brief therapy prevalence and training: a national survey of psychologists. Psychotherapy: Theory, Research, Practice, Training 37: 335 – 340, 2000.

[52] Levenson H, Strupp HH: Cyclical maladaptive patterns in time-limited dynamic psychotherapy, in Handbook of Psychotherapy Case Formulation. Edited by Eells TD. New York, Guilford, 1997, pp 84 – 115.

[53] Levenson H, Strupp HH: Recommendations for the future of training in brief dynamic psychotherapy. J Clin Psychol 55(4): 385 – 391, 1999 10348400.

[54] Levenson H, Butler SF, Bein E, et al: Brief dynamic individual psychotherapy, in The American Psychiatric Publishing Textbook of Clinical Psychiatry, 4th Edition. Edited by Hales RE, Yudofsky SC. Washington, DC, American Psychiatric Publishing, 2002a, pp 1151 – 1176.

[55] Levenson H, Butler SF, Powers T, et al: Concise Guide to Brief Dynamic and Interpersonal Psychotherapy. Washington, DC, American Psychiatric Publishing, 2002b, pp 1151 – 1176.

[56] Lilliengren P, Johansson R, Lindqvist K, et al: Efficacy of experiential dynamic therapy for psychiatric conditions: a meta-analysis of randomized controlled trials. Psychotherapy (Chic) 53(1): 90 – 104, 2016 26390013.

[57] Martin DJ, Garske JP, Davis MK: Relation of the therapeutic alliance with outcome and other variables: A meta-analytic review. J Consul Clin Psychol 68(3): 438 – 450,

2000 10883561.

[58] Messer SB, Warren CS: Models of Brief Psychodynamic Therapy: A Comparative Approach. New York, Guilford, 1995.

[59] Mikulincer M, Shaver PR: Attachment in Adulthood: Structure, Dynamics and Change. New York, Guilford, 2007.

[60] Obegi JH, Berant E: Introduction, in Attachment Theory and Research in Clinical Work With Adults. Edited by Obegi JH, Berant E. New York, Guilford, 2008, pp 1 - 14.

[61] Ogrodniczuk JS: Men, women, and their outcome in psychotherapy. Psychother Res 16: 453 - 462, 2006.

[62] Pobuda T, Crothers L, Goldblum P, et al: Effects of time-limited dynamic psychotherapy on distress among HIV-seropositive men who have sex with men. AIDS Patient Care STDS 22(7): 561 - 567, 2008 18479227.

[63] Quintana SM, Meara NM: Internalization of the therapeutic relationship in short term psychotherapy. J Couns Psychol 37: 123 - 130, 1990.

[64] Rosso G, Crespi C, Martini B, Maina G: Combining brief dynamic therapy with antidepressants in major depressive disorder. Clinical Neuropsychiatry 6: 56 - 62, 2009.

[65] Safran P, Segal ZV: Interpersonal Process in Cognitive Therapy. New York, Basic Books, 1990.

[66] Siegel DJ: The Developing Mind: Toward a Neurobiology of Interpersonal Experience. New York, Guilford, 1999.

[67] Smith JD: A tapestry of red thread and emotional blueprints. Psychodyn Pract 18: 71 - 91, 2012.

[68] Stroufe LA, Waters E: Attachment as an organizational construct. Child Dev 48: 1184 - 1199, 1977.

[69] Strupp HH, Binder JL: Psychotherapy in a New Key: A Guide to Time-Limited Dynamic Psychotherapy. New York, Basic Books, 1984.

[70] Thoma NC, McKay D: Introduction, in Working With Emotion in Cognitive Behavioral Therapy: Techniques for Clinical Practice. Edited by Thoma NC, McKay

D. New York, Guilford, 2015, pp 1 - 8.

[71] Travis LA, Binder JL, Bliwise NG, et al: Changes in clients' attachment styles over the course of time-limited dynamic psychotherapy. Psychotherapy 38: 149 - 159, 2001.

[72] Wachtel PL: Action and Insight. New York, Guilford, 1987.

[73] Wachtel PL: Psychoanalysis, Behavior Therapy, and the Relational World. Washington, DC, American Psychological Association, 1997.

[74] Weiss J, Sampson H: The Psychoanalytic Process: Theory, Clinical Observation and Empirical Research. New York, Guilford, 1986.

[75] Whelton WJ: Emotional process in psychotherapy: evidence across therapeutic modalities. Clin Psychol Psychother 111: 89 - 106, 2004.

[76] Wolstein B: Sandor Ferenczi and American interpersonal psychoanalysis: historical and personal reflections, in The Legacy of Sandor Ferenczi. Edited by Aron L, Harris A. Hillsdale, NJ, Analytic Press, 1993, pp 175 - 183.

第三部分

特殊主题

第十三章　远程精神病学

Peter Yellowlees，M. D. ，M. B. B. S.

远程精神病学的实践，通常指的是使用视频会议进行精神病学会诊，其实践历史已有近 60 年。当前，随着云计算系统、移动计算机处理技术的出现，商业远程医疗服务公司的影响越来越大，加上越来越多的循证精神病学和远程精神病学研究的出现，阻碍远程精神病学应用的技术和经济方面的障碍几乎消失了。现在，我们可以使用目前与大多数电子病历并行运行的视频系统，在笔记本电脑或平板电脑上以最小的成本安全地、高清地观察患者，但毫无疑问，在不久的将来，这些视频系统将被集成到电子病历中。心理健康专业人员能通过远程精神病学进行简短的心理治疗，这已经使成千上万的患者受益。在未来，许多精神科医生可能会越来越多地采用混合模式来工作，结合线上和线下两种方式的优势来改善患者的治疗。科技正在逐渐改变精神科医生和患者之间的关系，软化这种关系的界限，使之成为一种"随时随地"的合作伙伴关系，这对于一系列简短心理疗法十分有帮助。

大量的研究已经证明，远程精神病学的优势不仅仅是增加个体获得治疗的机会，而且远程精神病学治疗的患者满意度评分较高，并实现了与线下治疗相当的治疗结果（Bashshwr et al. ，2015）。多种类型的短期疗法实验，特别是动态疗法和认知行为疗法，已经证明能和线下治疗取得同等效果；针对患有创伤后应激障碍（PTSD）的退伍军人进行的循证延长暴露疗法，其治疗效果就优于线下治疗（Fortney et al. ，2015b）。年轻的患者往往倾向于远程精神治疗而不是当面接触。远程精神病学鼓励亲密交谈（Yellowless et al. ，2015），具备独特的临床观察机会,例如能观察到患者的家庭环境,这可能比传统的临床会诊更适合偏执、焦虑或创伤后应激障碍患者(Chan et al.,2015)。

远程精神病学已经被广泛应用于家庭以外的各种场合。针对门诊患者,它被用于包括药物管理和个人心理治疗在内的诊断和治疗,也可用于一系列心理健康专业人员参与的团体心理治疗。它还可以用于初级保健的会诊、急诊科和专科诊所(如疼痛、肥胖)和外科诊所。越来越多的医院和精神卫生机构利用远程精神病学用于心理咨询和教育,在惩教、药物使用、康复场所,还有制药公司在药物实验中均能用到该技术。这项技术已经应用于所有年龄段(儿童、成人和老年人),在需要外语或手语翻译的场景中尤其有用。

一、 利用远程精神病学改善心理治疗效果

远程精神病学的相关临床和研究文献表明,对许多患者来说,某些远程心理治疗效果可能比线下治疗更好。远程精神病学获得的满意度非常高。在这个越来越以患者为中心的时代,关于远程精神病学的科学文献已经非常引人注目,因为一旦患者有了远程精神病学体验,其满意度就会持续很高(Hilty et al.,2013)。虽然影响患者满意度的因素有很多,但有一个因素在文献中被反复提到,那就是患者感觉他们可以与他们的在线治疗师建立共情联系。有人认为,这是因为与线下咨询相比,视频咨询往往有更直接、更频繁的眼神交流。还有其他原因能促进高满意度,其中就包括将地点选择在初级保健医生的诊所中,由于诊所距离患者的家更近,可以有效减少患者的焦虑,而且,在那里患者能更好地获得专业照顾,减少了路途时间,节约了成本,这也促进了高的满意度。

临床医生-患者之间的权力关系中存在一个微妙的点。在线下面对面的关系中,治疗师通常处于权威的一方,因为他(她)在自己的诊所环境中有心理优势。但是在视频会诊过程中,患者往往会感觉"一切尽在掌控之中",因为如果他们愿意,他们可以在最后"关掉"治疗师(关掉视频链接),离开会诊,并不会觉得尴尬或者丢脸。关于临床医生-患者之间的权力问题观点有很多(Hilty et al.，2013；Shore，2013)，在大多数情况下，网络关系比线下关系更倾向于平等，这是现在的患者非常看重的东西，他们需要更多以患者为中心的治疗方法，这点在短程的心理治疗中尤为重要。

与传统的面对面临咨询相比，视频会诊的另一个显著优势是：可以使患者、患者家属和当地治疗人员之间的团队工作更加高效(Fortney et al.，2015a；Hitty et al.，2013；Hudson et al.，2015；Shore，2013)。在一家初级保健医疗机构，Myers 等(2015)展示了如何将短期疗法整合到一个基于协作团队的儿童注意缺陷/多动障碍照顾模式中。Fortney 等(2015b)证明，如果将远程心理健康认知行为心理治疗添加到常规治疗中，则可提高现场治疗的效果。最近的一项研究表明，对于创伤后应激障碍患者来说，视频心理治疗比线下面对面的心理治疗更有效，而循证在线心理治疗比线下的心理治疗有更好的保真度。Fortney 和他的同事还对这组典型的患有创伤后应激障碍的老兵进行了研究，他们发现，使用这种在线和亲自咨询的混合模式，实际上提高了患者的参与度，改善了治疗效果。

线上关系增加了一种新的有益临床的成分，这在面对面的关系中是不存在的，这种成分就是患者和医生之间虚拟空间的存在和使用。身体和心理作为虚拟空间的两个组成部分同时影响着治疗师和患者。就身体而言，对于医生来说，视频会诊将物理空间分隔开来，增强了他们的安全感，尤其是当他们看到有暴力倾向或居住在潜在危险环境(如惩教机构)的患者时，视频会诊让医生感到相对安全(DesLich et al.，2013)。有趣的是，这种安全感也让医生能够给患者更直接的反馈。从患者的角度来看，额外的距离也会有所帮助，因为这减少了在当地社区偶遇治疗师的可能性，也减少了患者的尴尬。

而心理空间的疏离更为重要，这对治疗师和患者都会产生不同的影响。通过视频会议，人们有可能拥有高度亲密和共情的关系。许多异地恋都是通过 Skype、FaceTime、Google Hangouts 和类似的视频会议软件平台开始和维持的。在咨询中，双方最初注意到的心理上的额外距离往往会在几分钟后显著减少。对于治疗师来说，心理空间允许他们同步成为咨询的一部分，也更多地成为咨询的客观观察者，当看到有行为障碍的孩子时，治疗师更容易成为参与者和观察者。我的经验是：让父母向孩子们学习历史，与此同时，我通过视频观察他们孩子的行为、孩子和父母之间的互动、父母的养育和管教技巧，他们没有意识到我是同时参与和观察的。如果能在视频中看到孩子们在家里的样子，心理距离就会得到明显的改善，因为在家里，孩子们比在诊所里更放松，戒备心更少（Pakywrek et al. , 2010）。

心理空间对患者来说更为重要，与身体检查相比，心理空间往往能让他们与治疗师进行更亲密的交谈，这对于短期治疗尤为重要。当谈论的话题可能令人尴尬、羞耻或窘迫时，人们发现在视频或网络上讨论它更容易。与线下会谈相比，当有少量的"虚拟距离"或"虚拟空间"时，患者往往能更诚实地回答问题。例如，一名刚刚遭遇性侵的女性患者和男性治疗师在同一个房间会谈可能会让女性患者感到不舒服。在很多情况下，在远程视频中谈论个人经历比当面谈论更容易。一些研究人员认为（Yellowless，2008），多数情况下，视频会议实际上比面对面治疗更能促进亲密关系和情感强度。

二、 患者倾向于在线治疗的原因

患者倾向于在线治疗的主要原因是方便和节省时间、减少工作时间的成本以及简单的个人偏好（特别是年轻患者）。对于有特殊专长的治疗师，或者是治疗类型比较特殊的治疗师，患者希望他们是居住在离自己很远的地方，而不是住得很近。

此外，还有两个次要原因也不容忽视。第一个是有些个体对于自身存在心理健康问题和需要看治疗师或精神科医生怀有包袱。尤其是社区领导人、专业人士和名人，这些人在便利条件下接受在线短期心理治疗，是受益最大的一群人。由于种种原因，他们往往更愿意在极其隐秘的情况下进行咨询，希望在家中接受咨询，付款时使用现金支付，这样一来，他们的精神病史就不会出现在保险公司的数据库中，也避免了出门在外被人拍照。

另一个原因涉及特定群体的患者，他们要么有精神障碍，要么有自身的个性风格，导致他们不太可能第一时间寻求治疗。这些人不仅包括那些焦虑、逃避、内向或偏执的人,也包括那些错过最佳治疗时期的人,如年轻男性。许多年轻人认为视频互动很正常,他们也更倾向于在网上会诊。很多人害怕看精神科医生,但如果他们可以在初级保健诊所或者更多的是在家里进行视频会诊,整个治疗过程他们会平静很多。

三、 远程精神病学与心理治疗的核心共同因素

上一节讨论中我们已经知道,在线临床医生-患者关系和治疗方法往往会对心理治疗的核心共同因素起到支持和增强的作用,这些共同因素我们在第二章"成功心理治疗的基本要素"中已经有了定论:关系因素、患者因素、安慰剂、希望和期望效应。我们知道,与面对面的治疗相比,患者通常对视频治疗的满意度更高,因为在某些情况下,他们可以更容易地与他们的治疗师建立起牢固的、亲密的临床医生-患者关系。

这个过程中有趣的是安慰剂、希望和期望效应,并且这些效应在视频咨询的患者身上可能会得到加强。当一个"专家"从远处被"传送过来"时,会增加患者的安慰剂效应的程度。同样,视频咨询本身的额外距离甚至会让那些知名和值得信任的人显得更遥远,从而减少威胁。这个因素能够增加希望和期望效应,提高短期治疗效果(Bashshur et al. , 2015)。

最后,计算机相关的科学文献中充满了人机交互的研究,这些研究证实,相较于面对面的面试或填写问卷的方式,人们在回答有关污名化话题的问题时,通过电脑回答时会更诚实、更不容易尴尬(Yellowless,2008)。这一因素对需要问卷调查和远程数据监控的短期认知行为疗法尤为重要,因为较高的诚实水平可能比当面见患者更能支持患者的希望和期望(Yellowless et al. , 2015)。

四、 短程心理治疗在线媒介的优势和挑战

本书描述了许多短期疗法,所有这些疗法,都可以以这样或那样的方式,

部分或全部在治疗关系中进行,而这种治疗关系越来越不受时间和空间的限制。在现实中,大多数的治疗可能是由治疗师使用混合的方法(在线的和线下的)来进行的。无论是针对个人、团体还是家庭治疗,方法都取决于患者和治疗师的便利情况和自身愿望。大量关于在线开展认知行为疗法的结果研究都表明,在线治疗与面对面治疗一样有效(Bashshur et al.,2015)。

在线短程疗法的主要挑战与治疗师需要做出的改变有关,这改变不仅是态度上的还有实际操作上的。虽然患者满意度很高,但治疗师满意度就不那么高了,治疗师对远程精神病学的满意度通常比患者低 20% 左右(Yellowless,2008)。这是因为医生必须改变他们的惯例,学习新的技术和技能,忍受在线看病带来的额外的管理上的复杂性。某些类型的治疗师诸如年轻的母亲、接近退休的老年治疗师、在临床实践之外有主要爱好或兴趣的人,以及那些想增加自己职业生活灵活性和多样性的人,更有可能在实践中使用远程精神病学。这些治疗师正在寻找一种新的工作方式,这种方式比传统的全职办公室工作更令人满意,这对他们的许多患者也有更好的效果。

在线治疗对于临床医生-患者关系有什么影响呢? 在"远程精神病学改善心理治疗结果"一节中提到了几个问题,然而"始终在线"对于临床医生-患者关系来说本质是什么呢? 也许是说治疗师一天 24 小时,一周 7 天,无论是线上还是线下,都能联系上。这种始终在线的状态可能是一些治疗师所希望的,比如那些以前台接待模式工作的治疗师。然而,对于大多数治疗师来说,如果患者可以通过电子邮件、电话、短信或安全信息联系到他们,那"始终在线"就成了一个主要问题。因此,无论是面对面的还是在线的治疗,治疗师对于他们的实践有一些基本的规则是很重要的。

五、 通过远程精神病学改善心理治疗结果

在线进行短程心理治疗的主要指征与面对面治疗完全相同:患者希望有一个达到特定目的的治疗,治疗师有资格并愿意提供它。任何人无论患有任何疾病,都可以寻求在线心理治疗(Bashshur et al.,2015)。

患有焦虑、抑郁或物质相关障碍的人最可能接受短程心理治疗,但如果治疗得当,患有精神病或严重情感障碍的人也能得到同样好的治疗。我有过两次非常有趣的治疗互动,一次是能从屏幕上接收到幻听的患者,我们在视频会话时需要帮助他分清哪些声音是幻听,哪些声音是我的。还有一次是一个有严重妄想症的患者,他不希望镜头对着他的方向打开,于是在视频会话中,他能听到和看到我,而我只能听到他的声音却看不到人。

使用在线治疗有一些具体的禁忌证,例如,当遇到患者拒绝说话(无论出于什么原因)、很有侵略性、在会话中攻击他人或是自伤等情况,需要停止在线治疗。会话中的安全是很重要的,具体如何管控,在美国远程医疗协会发布的可用指南中有所涵盖。有些患者在面对面的环境中很难进行评估,在线状态下也难以评估。例如,有早期认知障碍、轻度精神病症状的人,或是做作性或转换症状,在这些情况下,可能需要进行多次评估(包括线上和线下)。

最后,从心理治疗的角度来看,很少有文献报道对具有 B 类人格障碍的患者进行网络心理治疗。对于这些患者,界限问题和行为问题是基本的难题,因为治疗师和患者之间的界限可能没有那么明确,所以在混合型关系中可能更难控制。因此,应当慎重对待此类治疗,以确保临床医生-患者之间接触次数增多后,患者不会对治疗师做出更危险或冲动的行为。

六、 成功的在线治疗所需的临床和组织技能

在线治疗需要各种各样的沟通技巧。治疗过程中,治疗师需要运用人际关系、积极的倾听、解释、移情和决策等技能。在和患者家属打交道时(可能是通过视频对话),治疗师需要精通引导技术、指引群体参与和提供指导。

对于任何想在远程精神病学领域工作的治疗师来说,美国远程医疗协会的年度会议通过其心理健康轨道进行在线治疗的报告。该协会的网站(www.americantelemed. org)提供了 2009 年和 2013 年的两份免费心理健康指南,详细涵盖了所有技术、临床、行政和法律问题,这些问题是治疗师成功实施在线心理健康护理(包括短期心理治疗)所需要注意的。此外,还可以下载所有

50 个州的许可条例和规则的详细列表。以下有几种类型的实际问题,治疗师实践远程精神病学需要考虑。

1) 行政管理问题

• 为视频会话和远程会诊的全面实施制订计划。

• 提供(或获得)远程会诊必要的技术和媒体培训。

• 了解必要的临床政策,了解安全指南,知道如何实施管理。

• 为诊所可能的人员配备和角色变化做好准备。

• 确保在使用电子病历、抄送处方、实验室指令和必要的病程记录方面的隐私和保密性。

• 将必要的技术与其他临床或管理软件和应用程序集成。

• 确保适当的许可证发放、责任和医疗事故保险以及安全协议。

• 考虑相关的业务方面(例如业务计划方面的需要、法律问题的了解、许可证、当地法规和资格认证、账单及付款事宜)。

2) 临床政策和程序

• 告知患者(相关政策与程序),并根据医生所在州的要求获得知情同意。

• 建立接收程序和预约时间表,并在不同地点同步安排时间表。

• 审查工作人员的角色和职责,包括配备足够的工作人员护送患者到病房,保证在诊疗期间始终有一名工作人员或家庭成员能随时拨打热线电话,以防出现紧急情况。

3) 安全指南(由美国远程医疗协会修改)(Turvey et al., 2013; Yellowless et al., 2010)

• 注意安全问题,在发生技术故障或临床紧急情况时,要始终有办法联系患者或附近的人。如果患者是在家中就诊,请提供商定的患者支持人员的电话和详细信息,以便在紧急情况下拨打电话,并提供当地警方的联系信息。

• 建立一个清晰的程序来管理可能在远程医疗期间出现的意外和紧急的临床问题。

• 确认患者就诊时的地址,并确认治疗师在患者接受治疗的所属行政区域持有专业执照。

- 确保了解患者所在州的心理健康"持证"的要求。

4）技术问题

- 验证要使用的技术类型，必须符合 HIPAA（健康保险携带和责任法案）并有足够的带宽。

- 确保有信息技术部门的支持可以随时用于故障排除。

5）视频会话管理

- 为每一次会话做计划（提前阅读过去的笔记，并在会话期间定期做好总结）。

- 管理会议环境（私人、舒适的房间、良好的照明和最小的阴影、整洁的背景）。

- 介绍并征得房间里所有人的同意。

- 尽量减少凝视角度（位于患者的摄像机和患者在屏幕上看到的地方之间）。

- 给出最后的总结和反馈。

七、结　论

由于在线的短程心理治疗使用方便、成本低廉，受到患者的青睐。这种治疗方式不再只是针对那些地理位置偏离或身体孤立的患者，而是越来越多患者选择在任何时间、几乎任何地点进行。越来越多的证据表明在线治疗正在受到欢迎。越来越多的咨询机构开始采用混合方式进行咨询，当面咨询和在线咨询可以灵活选择。患者的需求推动了在线治疗的发展，今后也将继续发展下去（Yellowless，2008）。

参考文献

［1］Bashshur RL，Shannon GW，Bashshur N，Yellowlees PM：The empirical evidence for telemedicine interventions in mental disorders. Telemed J E Health Dec 1, 2015 [Epub ahead of print] 26624248.

[2] Chan S, Parish M, Yellowlees P: Telepsychiatry today. Curr Psychiatry Rep 17(11): 89, 2015 26384338.

[3] Deslich S, Stec B, Tomblin S, Coustasse A: Telepsychiatry in the 21(st) century: transforming healthcare with technology. Perspect Health Inf Manag 10: 1f, 2013 23861676.

[4] Fortney JC, Pyne JM, Turner EE, et al: Telepsychiatry integration of mental health services into rural primary care settings. Int Rev Psychiatry 27 (6): 525 – 539, 2015a 26634618.

[5] Fortney JC, Pyne JM, Kimbrell TA, et al: Telemedicine-based collaborative care for posttraumatic stress disorder: a randomized clinical trial. JAMA Psychiatry 72(1): 58 – 67, 2015b 25409287.

[6] Hilty DM, Ferrer DC, Parish MB, et al: The effectiveness of telemental health: a 2013 review. Telemed J E Health 19(6): 444 – 454, 2013 23697504.

[7] Hudson TJ, Fortney JC, Pyne JM, et al: Reduction of patient-reported antidepressant side effects, by type of collaborative care. Psychiatr Serv 66 (3): 272 – 278, 2015 25727115.

[8] Myers K, Vander Stoep A, Zhou C, et al: Effectiveness of a telehealth service delivery model for treating attention-deficit/hyperactivity disorder: a community-based randomized controlled trial. J Am Acad Child Adolesc Psychiatry 54(4): 263 – 274, 2015 25791143.

[9] Pakyurek M, Yellowlees P, Hilty D: The child and adolescent telepsychiatry consultation: can it be a more effective clinical process for certain patients than conventional practice? Telemed J E Health 16(3): 289 – 292, 2010 20406115.

[10] Shore JH: Telepsychiatry: videoconferencing in the delivery of psychiatric care. Am J Psychiatry 170(3): 256 – 262, 2013 23450286.

[11] Turvey C, Coleman M, Dennison O, et al: ATA practice guidelines for videobased online mental health services. Telemed J E Health 19(9): 722 – 730, 2013 23909884.

[12] Yellowlees P: Your Health in the Information Age: How You and Your Doctor Can

Use the Internet to Work Together. New York, iUniverse, 2008.

[13] Yellowlees P, Shore J, Roberts L; American Telemedicine Association: Practice guidelines for videoconferencing-based telemental health—October 2009. Telemed J E Health 16(10): 1074 - 1089, 2010 21186991.

[14] Yellowlees P, Richard Chan S, Burke Parish M: The hybrid doctor-patient relationship in the age of technology: telepsychiatry consultations and the use of virtual space. Int Rev Psychiatry 27(6): 476 - 489, 2015 26493089.

第十四章　基于互联网的短程心理治疗

Gerhard Andersson Ph. D.

Per Carlbring Ph. D.

一、　一般性原则

随着现代信息技术的出现,短程心理治疗也迎来了新机遇。自 20 世纪 90 年代末以来,各种基于互联网的心理治疗方法已被研究开发出来,并在随机对照实验中得到检验(Andersson et al. , 2016)。基于互联网的干预措施增长非常迅速,且在一些医疗条件和社会心理问题上有大量的证据(Andersson,2016)。而这种爆炸性增长产生的一部分结果是,这一直是一个支离破碎的分支学科,因为术语是混乱且不一致的。例如,基于网络的心理治疗、线上疗法、数字干预和电子治疗等术语的使用不一致且可互换,这使得人们很难掌握这一领域的情况(Barak et al. , 2009)。在本章中,基于互联网的治疗我们指的是一种心理治疗的传递形式,其中线上资源构成干预基础。因此,我们对基于互联网的治疗和远程精神病学进行了区分(见第十三章)。远程精神病学是在网上进行的面对面的治疗,而基于互联网的治疗是在指导下使用基于网络的资源,如进行自我指导治疗的手册。

Marks 认为,计算机化的干预措施必须至少将治疗的某些方面授权给计算机(Marks et al. , 2007),这一推论可以延伸到基于互联网的治疗。因此,另一个术语是互联网支持治疗,但由于信息技术在现代社会中无处不在,在常规治疗中至少使用一些计算机化和/或在线支持(如医疗文件、预约系统、网络资源的使用)越来越普遍。本章的重点将是基于互联网的心理治疗,其中治疗的主要部分是通过网络上的文字、声音、视频和/或自动功能在线提供的。最近,融合治疗这一概念被用来描述面对面的治疗与计算机和/或移动电话组件相融合的治疗(van der Vaart et al.,2014)。为了缩小本章的范围,我们不会对这一发展做进一步的评论,而是将重点放在有治疗师辅助的自我指导的互联网治疗上,即可以称为有指导的自我帮助。我们也将撇开基于互联网的注意力和诠释偏差训练,因为它是一种明显不同的治疗形式,与本章中提到的治疗方法相比,其结果不太乐观(Cristea et al.,2015)。

二、 基于互联网的治疗过程

各种基于互联网的治疗方法,取决于目标人群(如预防与治疗)和服务提供模式(如开放的网站、互联网诊所)。以聊天为基础是互联网治疗的一种形式,并且是实时进行的。这接近于现实生活中的治疗,也可以通过视频提供(Andersson,2014)。然而,对于大多数研究和临床实践来说,治疗方案都是以文本和屏幕为基础(有可能是打印的),辅以流媒体视频和音频文件。许多基于互联网的治疗门户网站包括在线问卷评估,与纸笔相比,已经发现产生了良好的心理测量特征(van Ballegooijen et al.,2016)。在我们进行的研究和临床实践中,自我评估是通过电话访谈或在诊所的现场评估会议上完成的。这在诊断有精神障碍的患者和有安全问题的患者,以及在处理有躯体问题如慢性疼痛的患者时特别重要。

一般来说,基于互联网的治疗在 5 个方面与传统的面对面的工作不同(Andersson,2016)。

(1) 提供治疗的方式。大部分治疗是基于网上提供的文本、视频和其他资源,而不是通过患者与治疗师的直接接触。

(2) 治疗的内容。许多基于互联网的治疗都是以手册为基础,分成若干模块,不依靠直接的人际交流。

(3) 有治疗的最后期限。基于互联网的治疗方法通常来自手册,因此有一个确定的治疗结构,有确定的最后期限。

(4)减少了治疗师的失误。使用结构化的治疗资源意味着在基于互联网的治疗中,治疗往往是高度标准化的,没有在传统治疗中常见的实践差异。

(5)灵活性的提供服务。由于基于互联网的治疗资源对患者来说是全天候的,因此可以灵活地安排治疗时间和节奏,以满足患者的需求。

所有短程疗法的关键是相对快速地发展治疗联盟。如果患者在治疗过程的早期没有参与改变的努力,就不可能迅速取得显著的成果。在基于互联网的治疗中,这种参与发生在材料的呈现方式上。正如最近的一篇评论(Andersson,2016)所指出的,基于文本的治疗模块必须以可理解的风格编写。书面和视频材料必须具有吸引力,并广泛适用于一系列的患者。获得与治疗师的沟通和支持也有助于在基于互联网的工作中获得经验。

基于互联网的治疗平台必须是安全的(Bennett et al.,2010)。这一点在患者获得治疗以及与临床医生沟通时尤为重要。在线环境通常与在线支付账单时使用的系统具有相同的功能和外观,这意味着它们是加密的,并可能在登录时使用双重认证程序。安全和加密的通信被用来重新降低身份盗窃和黑客攻击的概率(Vlaescu et al.,2015)。治疗方案在很大程度上来自认知行为疗法(基于印刷的自助书籍治疗)或标准的认知行为疗法(CBT)手册。这意味着大多数基于互联网的治疗持续时间为5~15周,这与面对面的短程心理治疗相类似(Andersson,2016)。一个疗程的时间与基于手册的短程心理治疗大致相同,但取决于所治疗的病情。例如,恐慌症的治疗通常会持续10周。像许多短程心理治疗方法一样,基于互联网的治疗通常有每周作业和家庭作业的结构。一个常见的结构是包括心理教育、练习(例如,治疗焦虑症的行为实验和/或现实的暴露)、家庭作业的反馈以及预防复发的建议。不同课程的文本长短数量各不相同,但很多是有一本书那么长。有些书目包含较少的文字,并且使用预先录制的视频讲座和在线幻灯片。此外,还使用了漫画插图等图像元素(Imamura et al.,2014)。

值得注意的是,并非所有的基于网络的治疗工作都是通过线上实施的。例如,特定恐惧症的治疗不一定涉及在电脑或智能手机前的自我暴露(虚拟现实治疗除外),而是提供了关于自我暴露的指导(Andersson et al.，2013)。这些自我暴露练习对应于常规面对面课程的家庭作业。

已调查过支持性临床医生的角色,大多数研究发现,与全自动程序相比,增加每周简短支持和对家庭工作的反馈会带来更强的依从性,更少的终止和更好的结果(Baumeister et al.，2014)。然而,这项研究表明,支持者并非必须是治疗师,因为绝大多数的支持都是以鼓励的形式,并不是严格意义上的治疗。有趣的是,通常会形成与在线治疗师的治疗联盟,但这种联盟似乎并不像面对面的心理治疗那样与结果持续相关(Sucala et al.，2012)。然而,这并不意味着与支持性人员不相关,因为一些研究表明,治疗师的行为(即临床医生写的文案)与结果有关(Paxling et al.，2013)。

如前所述,基于互联网的治疗的另一个方面是为完成治疗和治疗后的结果评估规定了明确的期限。这被称为"最后期限效应",似乎可以提高依从性并减少评估的中途退出(Andersson et al.，2009)。此外对基于互联网的指导性治疗的依从性与面对面的治疗没有区别(van Ballegooijen et al.，2014),而无指导性的开放性治疗往往与大规模脱落有关(Eysenbach，2005)。最近,人们发现带有自动再提醒功能的程序在维持治疗依从性方面是有效的(Dear et al.，2015a),这就提出了一种可能性,那就是未来的在线治疗可以具有适应性,即它们会识别出需要更多还是更少程度支持的患者。

基于互联网治疗的重点和结构化方面与治疗的简短性是一致的。事实上,正如 Andersson(2016)所指出的,基于互联网的治疗的异步性使患者能够回顾和重复在线会话,并以自己的速度完成治疗单元。因为大部分基于互联网的治疗都是自我导向的,尽管有支持,处于改变准备的高级阶段的患者更可能从在线心理健康服务中受益。随着高速下载和流媒体在大部分人口中的普及,通过电脑和智能手机、视频以及文本提供的基于互联网的治疗,可以提供短程心理治疗中典型的主动参与和情感影响。

现在有许多针对广泛的疾病和状况的互联网项目,包括大多数焦虑症、有针对特定恐惧症、恐慌症、社交焦虑症、广泛性焦虑症、严重健康焦虑症、创伤后应激障碍和强迫症的项目(Andersson,2016)。事实上,最近一项关于基于互联网的 CBT 治疗焦虑症的 Cochran 综述发现了明显的治疗效果(Andersson,2016)。此外,最近一项对照研究显示,基于互联网的躯体变形障碍治疗是有效的(Enander et al.,2016)。还有一些针对饮食障碍(Loucas et al.,2014)和各种成瘾(Riper et al.,2014)的项目,包括赌博障碍(Carlbring et al.,2012)。目前有大量针对轻度至中度抑郁症的方案和研究(Cuijpers et al.,2015),还有少数针对其他情感障碍的方案,如双相抑郁症。此外,还有针对一系列躯体疾病的项目,包括慢性疼痛和头痛、耳鸣、失眠、与癌症有关的社会心理困扰以及肠易激综合征(Andersson,2016)。另一个干预目标是严格意义上不属于诊断的具体问题。最近的例子包括关于拖延症、完美主义、人际暴力和孤独的计划和正在进行的研究(Andersson,2016)。

鉴于各病症之间存在明显的并发症,已经开发并测试了两种不同的基于互联网治疗的跨诊断方法。其中一个聚焦于符合统一协议方法的通用治疗成分,这已被发现对情绪和焦虑症有效(Titov et al.,2011)。另一种方法是由我们小组开发的,在某种程度上也适用于其他一些项目,可根据症状特征、临床判断和患者的偏好来调整治疗。这种治疗形式已经在一系列的实验中对几种疾病(如焦虑症、抑郁症)和一些躯体疾病(如慢性疼痛)进行了测试(Andersson,2016)。一个早期的定制例子是在治疗耳鸣方面,其中针对失眠、噪声敏感和听力问题的模块是定制的,而其他模块,如应用放松,是强制性的(Kaldo et al.,2008)。大多数项目和研究都是针对成年人的,但针对儿童(Vigerland et al.,2016)、青少年(Ebert et al.,2015)和老年人(Dear et al.,2015b)的项目在大多数情况下都显示出结果很有前景。

就理论方向而言,绝大部分的研究和计划都是基于 CBT 的。然而,至少有四项基于心理动力学原理在线治疗的对照研究(Johansson et al.，2013)，显示出与 CBT 研究相同的效果(如中到大效应量)。此外,基于人际心理疗法、正念、接纳承诺疗法(CBT 的一种形式)的研究和项目已经被开发出来,并在对照实验中进行检验(Andersson，2016)。一个粗略的估计是,至少有 200 个基于互联网的治疗的对照实验,而且对于某些精神病的互联网实验可能比面对面的实验还要多。

就效果而言,大量系统性综述直接研究对比了面对面治疗与有指导的互联网治疗,表明这两种治疗形式可以同样有效(Andersson et al.，2014)。这不仅包括治疗后立即观察到的效果,也包括在长期随访中观察到的效果,如治疗完成后 5 年(Hedman et al.，2011)。

最后,人们还研究了治疗方法在受控疗效实验中的效果(有媒体招募)与它在普通诊所的正常情况下的表现(所谓的有效性研究)之间的区别。越来越多的大型数据集被公布,表明基于互联网的治疗在现实生活中通常是有效的(Andersson and Hedman，2013)。

四、 基于互联网的治疗对谁有效?

一些研究已经调查了在线实验中结果的预测因素和中介因素(Andersson,2016)。虽然很明确互联网治疗并不对所有患者都有效,但在不同的研究中,几乎没有一致的预测因素。例如,遗传学、认知功能、年龄、性别、教育和其他一些特征都没有被发现可以获得一致的预测结果(Andersson,2016)。某些亚群和某些条件可能有例外,但文献的一个问题是在寻找预测因素时缺乏的理论基础。研究结果的中介因素的一个可能的方法是结合数据集,进行患者水平的 Meta 分析。这产生了更好的统计功效来检测预测因素,但可能忽略了特定结果治疗和患者群体的结果的特定中介因素。广义的治疗因素,例如可信度和依从性,可能更能预测结果,特别是当它们在临床环境中被调查时(ElAlaoui et al.，2015)。关于结果特定中介因素的文献要少得多,但可能更有参考价值,比如在一项比较两种干预肠易激综合征的研究中使用了控制条件和重复测量(Ljotsson et al., 2013)。

将基于互联网的疗法视为最简短的治疗方法是很有趣的,其中简短性体现在治疗资源的简约性上,而不仅仅是在治疗中花费的时间。当治疗是在网上指导而不是面对面进行时,对治疗师的时间要求就会缩短,即使治疗过程有很多个星期。如前所述,最能从这种简洁中受益的患者可能是那些对改变有高度准备并对要解决的焦点问题有明确认识的人。相反,需要高度情感支持的患者,如从创伤和重大丧失中恢复的患者,以及经历认知混乱和/或多种交叉困难的患者,可能从面对面接触和结构中更能受益。

最后,"什么对谁有用"的问题不仅与患者有关,也与从业者的态度有关。有一些关于对基于互联网治疗的态度的研究。有些人指出,患者和社区的人可能比临床医生有更积极的态度,特别是当涉及融合服务,尤其是儿童工作时(Andersson, 2014)。患者和临床医生之间也可能存在文化上的差异,以及各国医疗法律上的差异,这些都会影响基于互联网的治疗的传播和接受度。

五、 与基于互联网治疗相关的陷阱以及处理方法

与所有的治疗一样,我们需要调查和记录负面效应。关于基于互联网的疗法中的负面影响的共识声明已经发表(Rozental et al., 2014)。最近的一篇综述发现,少数患者的治疗经历是负面的(Andersson, 2016),其程度可能取决于基于互联网治疗的环境和提供的临床医生接触的程度。例如,在阶梯式治疗方法中,基于互联网的治疗可以以低强度的干预措施呈现。如果这不起作用,可以提供不同的、更密集的治疗方式。一些患者在遭遇治疗失败时可能会感到失望。对于低强度的干预和高强度的治疗来说,对这种失败的反应可能是不同的,因为就患者所需付出的努力而言,高强度的治疗与面对面的治疗一样要求很高。当基于互联网的治疗越少需要治疗师指导时,越难以发现患者的进展和失望,而且可能不会当时发生,导致次优的结果。

中途退出是基于互联网的治疗中需要处理的另一个问题,特别是当治疗师的指导很少时。一个共同的挑战是,许多患者(至少在我们的治疗研究和我

们的诊所中)服用药物(如抗抑郁药),而护理的效果可能并不总是最佳。通常情况下,我们要求患者在进入互联网治疗时,其药物治疗要稳定,但有时患者会被转介到专门的药物治疗和医疗护理,这会干扰干预互联网治疗。当治疗师对治疗的参与减少时,与多个护理者的护理协调就特别困难。

最后,一些接受心理治疗的患者可能不会说治疗师的语言(或他们居住的国家),这意味着他们可能被排除在在线治疗之外。基于互联网的治疗方法越来越多地被翻译成不同的语言,就可能会增加移民和喜欢用自己的语言接受治疗的患者得到治疗的机会。对心理治疗的文化态度和以性别为媒介的关系需求也可能对接受基于互联网的治疗产生影响。

六、 基于互联网治疗的未来发展方向

基于互联网的治疗是一个快速发展的领域,每月都会进行新的实验。我们现在已经到了这样一个阶段:新的心理治疗方法很可能首先在互联网研究中进行测试,这样做效率很高,而且有可能有大量的研究参与者。在心理治疗方面有几个悬而未决的问题可以在未来的研究中解决,包括基于互联网 CBT之后的知识获取以及药物治疗和互联网治疗的结合。基于互联网治疗值得研究的一个潜在优势是,它可以以高度的保真度持续提供,使治疗师出现的失误最小。不过,总有一些患者喜欢面对面地观察治疗师。然而,鉴于网上资源的广泛使用,以及将不同治疗形式融入患者生活的便利性,未来的心理治疗很可能会以量身定做的方式将现代信息技术和现场干预结合起来,将治疗效率和效果融为一体。

参考文献

[1] Andersson G: The Internet and CBT: A Clinical Guide. Boca Raton, CRC Press, 2014.

[2] Andersson G: Internet-delivered psychological treatments. Annu Rev Clin Psychol 12:

157 - 179, 2016 26652054.

[3] Andersson G, Hedman E: Effectiveness of guided Internet-delivered cognitive be havior therapy in regular clinical settings. Verhaltenstherapie 23: 140 - 148, 2013.

[4] Andersson G, Carlbring P, Berger T, et al: What makes Internet therapy work? Cogn Behav Ther 38 (suppl 1): 55 - 60, 2009 19675956.

[5] Andersson G, Waara J, Jonsson U, et al: Internet-based exposure treatment vs. one-session exposure treatment of snake phobia: a randomized controlled trial. Cogn Behav Ther 42: 284 - 291, 2013 24245707.

[6] Andersson G, Cuijpers P, Carlbring P, et al: Guided Internet-based vs. face-to face cognitive behavior therapy for psychiatric and somatic disorders: a sys tematic review and meta-analysis. World Psychiatry 13(3): 288 - 295, 2014 25273302.

[7] Andersson G, Carlbring P, Lindefors N: History and current status of ICBT, in Guided Internet-Based Treatments in Psychiatry. Edited by Lindefors N, An dersson G. Cham, Switzerland, Springer, 2016, pp 1 - 16.

[8] Barak A, Klein B, Proudfoot JG: Defining Internet-supported therapeutic inter ventions. Ann Behav Med 38(1): 4 - 17, 2009 19787305.

[9] Baumeister H, Reichler L, Munzinger M, Lin J: The impact of guidance on Inter net-based mental health interventions—a systematic review. Internet Inter ventions 1: 205 - 215, 2014.

[10] Bennett K, Bennett AJ, Griffiths KM: Security considerations for e-mental health interventions. J Med Internet Res 12(5): e61, 2010 21169173.

[11] Carlbring P, Degerman N, Jonsson J, Andersson G: Internet-based treatment of pathological gambling with a three-year follow-up. Cogn Behav Ther 41(4): 321 - 334, 2012 22620990.

[12] Cristea IA, Kok RN, Cuijpers P: Efficacy of cognitive bias modification interventions in anxiety and depression: meta-analysis. Br J Psychiatry 206(1): 7 - 16, 2015 25561486.

[13] Cuijpers P, Riper H, Andersson G: Internet-based treatment of depression. Curr Opin Psychol 4: 131 - 135, 2015.

[14] Dear BF, Staples LG, Terides MD, et al: Transdiagnostic versus disorder-specific and

clinician-guided versus self-guided Internet-delivered treatment for generalized anxiety disorder and comorbid disorders: a randomized controlled trial. J Anxiety Disord 36: 63 - 77, 2015a 26460536.

[15] Dear BF, Zou JB, Ali S, et al: Clinical and cost-effectiveness of therapist-guided Internet-delivered cognitive behavior therapy for older adults with symptoms of anxiety: a randomized controlled trial. Behav Ther 46(2): 206 - 217, 2015b 25645169.

[16] Ebert DD, Zarski AC, Christensen H, et al: Internet and computer-based cognitive behavioral therapy for anxiety and depression in youth: a meta-analysis of randomized controlled outcome trials. PLoS One 10(3): e0119895, 2015 25786025.

[17] El Alaoui S, Ljótsson B, Hedman E, et al: Predictors of symptomatic change and adherence in Internet-based cognitive behaviour therapy for social anxiety disorder in routine psychiatric care. PLoS One 10(4): e0124258, 2015 25893687.

[18] Enander J, Andersson E, Mataix-Cols D, et al: Therapist guided Internet based cognitive behavioural therapy for body dysmorphic disorder: single blind ran domised controlled trial. BMJ 352: i241, 2016 26837684.

[19] Eysenbach G: The law of attrition. J Med Internet Res 7(1): e11, 2005 15829473 Hedman E, Furmark T, Carlbring P, et al: A 5-year follow-up of Internet-based cognitive behavior therapy for social anxiety disorder. J Med Internet Res 13(2): e39, 2011 21676694.

[20] Imamura K, Kawakami N, Furukawa TA, et al: Effects of an Internet-based cognitive behavioral therapy (iCBT) program in manga format on improving subthreshold depressive symptoms among healthy workers: a randomized controlled trial. PLoS One 9(5): e97167, 2014 24844530.

[21] Johansson R, Frederick RJ, Andersson G: Using the Internet to provide psychody namic psychotherapy. Psychodyn Psychiatry 41(4): 513 - 540, 2013 24283446 Kaldo V, Levin S, Widarsson J, et al: Internet versus group cognitive-behavioral treatment of distress associated with tinnitus: a randomized controlled trial. Behav Ther 39(4): 348 - 359, 2008 19027431.

[22] Ljótsson B, Hesser H, Andersson E, et al: Mechanisms of change in an exposure

based treatment for irritable bowel syndrome. J Consult Clin Psychol 81(6): 1113 - 1126, 2013 23750460.

[23] Loucas CE, Fairburn CG, Whittington C, et al: E-therapy in the treatment and prevention of eating disorders: a systematic review and meta-analysis. Behav Res Ther 63: 122 - 131, 2014 25461787.

[24] Marks IM, Cavanagh K, Gega L: Hands-on Help: Computer-Aided Psychother apy. Hove, UK, Psychology Press, 2007.

[25] Paxling B, Lundgren S, Norman A, et al: Therapist behaviours in Internet-delivered cognitive behaviour therapy: analyses of e-mail correspondence in the treat ment of generalized anxiety disorder. Behav Cogn Psychother 41 (3): 280 - 289, 2013 22717145.

[26] Riper H, Blankers M, Hadiwijaya H, et al: Effectiveness of guided and unguided low-intensity Internet interventions for adult alcohol misuse: a meta-analysis. PLoS One 9 (6): e99912, 2014 24937483.

[27] Rozental A, Andersson G, Boettcher J, et al: Consensus statement on defining and measuring negative effects of Internet interventions. Internet Interventions 1: 12 - 19, 2014.

[28] Ström M, Uckelstam C-J, Andersson G, et al: Internet-delivered therapist-guided physical activity for mild to moderate depression: a randomized controlled trial. PeerJ 1: e178, 2013 24109561.

[29] Sucala M, Schnur JB, Constantino MJ, et al: The therapeutic relationship in e-therapy for mental health: a systematic review. J Med Internet Res 14(4): e110, 2012 22858538.

[30] Titov N, Dear BF, Schwencke G, et al: Transdiagnostic Internet treatment for anxiety and depression: a randomised controlled trial. Behav Res Ther 49(8): 441 - 452, 2011 21679925.

[31] van Ballegooijen W, Cuijpers P, van Straten A, et al: Adherence to Internet-based and face-to-face cognitive behavioural therapy for depression: a meta-analysis. PLoS One 9(7): e100674, 2014 25029507.

[32] van Ballegooijen W, Riper H, Cuijpers P, et al: Validation of online psychometric

instruments for common mental health disorders: a systematic review. BMC Psychiatry 16: 45, 2016 26915661.

[33] van der Vaart R, Witting M, Riper H, et al: Blending online therapy into regular face-to-face therapy for depression: content, ratio and preconditions accord ing to patients and therapists using a Delphi study. BMC Psychiatry 14: 355, 2014 25496393.

[34] Vigerland S, Ljótsson B, Thulin U, et al: Internet-delivered cognitive behavioural therapy for children with anxiety disorders: a randomised controlled trial. Behav Res Ther 76: 47 - 56, 2016 26649465.

[35] Vlaescu G, Carlbring P, Lunner T, Andersson G: An e-platform for rehabilitation of persons with hearing problems. Am J Audiol 24(3): 271 - 275, 2015 26649528.

第十五章　短程心理治疗技能评估

John Manring，M.D.

John Norcini，Ph.D.

Mantosh J. Dewan，M.D.

　　与别的心理治疗培训一样，这本书的目标是培养出优秀的治疗师。问题在于，如何判定我们是否达成目标了？有个越来越普遍的共识就是：可以从我们想要达成的最终目的出发去定义一个好的治疗师。简单来说，好的治疗师就是一名可以治愈患者的治疗师，他们能持续地为患者提供可衡量的好的临床效果。这其实是一个超越当前实践的重大观念转变，在评估治疗的效果时，我们衡量的指标不再是治疗师对于模型的依从性，而是患者的治疗结果。

　　通常，衡量心理治疗培训者是否能胜任治疗师的指标有两个。首先，知识量的评估可以通过 MCQ（多项选择题）测试完成，这个测试不仅能有效评估培训者的知识量，也可用来设置（治疗师）准入指标。不过，治疗师 MCQ 测试的分数并不总是和他的患者治疗效果挂钩。与文献一致，哥伦比亚全国性的心理治疗考试结果并未与临床标准的技能评分挂钩（Satish et al.，2009）。

　　其次，通过同步观察培训师的治疗过程，或者不同步查看会话记录，培训师的临床技能可在严密的监督中得到评估。对于技能的保真度和胜任能力的最终评估，监督都是至关重要的。优化监督的方法也变得越来越精准（Sudak，2016）。如果培训者的治疗工作做得很好，那么他（她）的患者将从中获益，从而症状得到改善，这是合情合理的期望。然而，没有研究表明督导对于治疗师的评分可以预测患者的预后。Lambert 有个研究（2007）招募了那些被督导评定为表现优异的培训者,根据他们的患者临床评分量表,发现这些技能得到肯定的培训者中有一小部分人的治疗结果一直很差。由此出现了"精神毒害医生"这个概念,指的是对患者的治疗产生反面效果的治疗师。Lamber 建议内部监督者凭借患者的客观临床效果去评估治疗师的治疗,但是很少有监督者按此操作(Lambert and Shimokaus,2011)。

很明显,以上提到的多选题测试和监督者评估对于治疗师技能的评估都是必要非充分的。Norcini 等(2010)曾犀利地指出:许多针对毕业生(培训者)能力的探讨大都聚焦于质量方面的教育(如 MCQ 测试),但关键问题是:这些治疗师手里的患者在临床效果方面(也会像测试评分一样)有差异吗(Norcini et al.,2010,pp.1462)?然而 Norcini 这个建议没有被采纳。因为这太复杂了,尤其因为微妙的相互作用长期看来是多层次的,因此对于常规医疗教育和精神治疗培训来说这种改变都是一个巨大的挑战。我们最近提出了第一个心理治疗训练的模型,这个模型就包括了有意义的、客观的患者临床效果这一部分(Dewan et al.,2017)。

评估临床效果是很有必要的,方法也有很多,这些评估方法可能都差不多,但有一些相对会更合适。有一个模型可以从中筛选出那个较为合适的评估方法,叫柯氏培训评估模型(Kirkpatrick,1994)。50 多年来,这个模型在教育和工业领域用于评估培训项目,最近才被引入医学教育文献,并用于评估个人表现(Dewan et al.,2017)。柯氏培训评估模型将那些越来越有意义却也越来越难以评估的培训效果划分为 4 个等级。(见表 15 - 1)

表 15 - 1　柯克帕特里克等级在心理治疗培训中的应用

评估等级	被评估对象	评估背景	评估方式
第一级 反应评估级	培训教师	教室	对教师或课程进行满意度调查
第二级 学习评估级	受训者	在培训的早期阶段建立基础理论能力是非常重要的	课堂测试情况:多项选择题测试,OSCE,EPA,对视频的响应

评估等级	被评估对象	评估背景	评估方式
第三级 行为评估级	受训者	常规临床实践：对于在培训后期阶段评估能力至关重要	主管、同行、患者评分，直接观察，记录会话，通过工作联盟库存评估共同因素，通过认知治疗评分量表、IPT依从性量表或比较心理治疗过程量表评价利用指数及具体技术
第四级 结果评估级	患者	常规临床实践：评估所必需的，评估结果和能力，最好用于培训的后期阶段	经过验证的患者结局量表（抑郁：BDI-II，PHQ-9，焦虑：BAI，GAD-7，一般维度量表：希恩残疾量表）

第一级是反应评估级，也是最基础的一级。这一级包括培训者、患者的满意度调查，我们可以从中了解到施训者的表现，但无法知道受训者学了什么以及学得如何，培训知识是否被运用到了临床以及培训是否对患者产生了影响都是无法得知的。对于更具体的问题，可以在美国医学院协会的 MedEd 门户网站找到有用的新颖的评估问卷（网址：https：//www. mededportal. org/）。反应评估级用于针对医学教育本科生和研究生培训计划的有效性调查是"高风险"的：如果评估结果是低分，可能导致该学科或项目被搁置或取消。

第二级是学习评估级，这一级评估的是培训者学到的知识或技能。通常可以设置一个及格线，培训结束时在教室进行评估。属于学习评估级的有普遍使用的 MCQ 测试和更偏向临床导向的 OSCE（优化后成为美国医疗执照考试第二部分的临床技能部分）。

第三级是行为评估级，评估的是培训者接受培训后在治疗方面的行为、态度或技能的改变。这一级可以由监督者、患者或者同行进行评估，评估过程中，每一个部分都使用有效的量表以便于得到详细的反馈，这样评估的准确度也得到了提升。第三级评估是大多数心理治疗培训项目的核心。考核人员现场或者通过音视频对受训者的治疗行为进行评估，围绕受训者对特定行为的依从性和循证治疗知识的依从性进行等级评定。我们能从第二级和第三级评估结果中了解到受训者的表现,但是无法知道患者对整个治疗的反馈。

第四级评估的是患者的临床结果,叫作结果评估级,是最有意义的评估级。使用的都是经过有效性验证的患者临床效果评估问卷,如贝克抑郁量表第二版(BDI‑Ⅱ),患者健康问卷(PHQ‑9)和结果问卷(OQ‑45)。而这些量表评估的是患者的情况,看的是受训者如何帮助患者提升健康而不是注重受训者做了什么。我们建议,想要针对受训者心理治疗能力进行有意义的评估,必须要包含第二级和第三级的评估,这些虽然很有必要,但也还是不够完整,要增加内容,必须增加患者临床效果这一级。每个较低级别的评估都是为了让受训者达到最终目标——帮助患者恢复健康的能力。

一、 基于测量的能力认证模型

这里概述的是一个全面的评估模型,针对前面提到的表 15‑1 中每一个评估级都提供了示例。该模型适用于所有短程心理治疗的培训。为强调模型的重要性,我们从最有意义的第四级开始介绍。

1. 第四级——结果评估级

通过基于测量的护理运动,第四级评估得到了进一步的验证,该运动提出"系统地管理症状评分量表",并使用结果来驱动患者个体水平的临床决策(Torthey et al. , 2017,pp 179)。

我们列出了基于量表治疗提升患者临床效果的几个关键点:

(1) 所采用的症状评定量表必须针对正在治疗的疾病,或者是经过验证的整体功能评定量表。

(2) 评定量表必须经过心理测量层面的有效性检验,并确保其有较好的重测信度。

(3) 量表对症状的变化敏感度较高。

(4) 收集的数据须与患者相关,并在与患者会话期间提供给临床医生。

(5) 临床医生必须会处理所收集的数据。

(6) 应当经常评估患者症状的严重程度,以便临床医生在会议中获得会话期间最新的治疗信息。最好是让患者在每次会话前完成症状评定量表。

使用症状评定量表进行能力评估时,以上 6 点同样十分重要。多项研究表明,只通过治疗师并不能准确判断患者的治疗进展如何,须详细询问患者本身(Lamber, 2007)。使用连续症状评定量表,监督者和培训者可以注意到那些病情没有好转甚至恶化的患者,从而加以关注。通过直接观察和会话记录(Manring et al., 2011),可以对患者病情恶化的病例进行检查,判断其是否遵守治疗模型(第三级评估)或归因于外部环境恶化。

患者如果病情得不到好转甚至恶化,这就提示监督者应当关注培训者的治疗,就像汽车的仪表盘起的告警作用一样。但如果对于这样的病例进行审查后,没有发现治疗师有明显的技术偏差,监督者就可以申请使用"治疗急救箱":治疗师重新诊断、重新分配合作人员、评估患者的病情变化阶段、根据特定患者调整定制不同的治疗方案(Norcross 2011;Norcross and Wampold 2011;Prochaska et al., 1992)。患者症状评定量表还可以明确病情没有改善甚至恶化的患者(如男性或老年人)的模式或类型。

除了能在特定治疗中评估技能,培训生最显著的优势是他(她)在治疗过程中能从患者那里得到直接、连续、客观、真实的反馈。

培训者使用可靠的临床效果调查问卷,为他们在专业领域的终身学习提供了基本的工具。但这有好也有坏,好处就是:患者的直接反馈有助于治疗方法的创新,也允许治疗师的治疗和既定的方案不同。然而,一旦治疗不遵循方案,该类型的治疗效果测量就不能用于评估治疗师的技能。因此,心理治疗培训应当保留第三级评估,以确保治疗师遵守所指定的协议。

尽管培训者的治疗技能和患者的临床效果因人而异,可一旦开始收集某个培训者所治疗的所有患者的临床结果数据,经过统计,那些疗效显著差于其他人的培训者数据在统计学上的差异就变得很明显。随着培训时间增加,可以依据数据的积累制订培训者、患者和诊所的行为规范,也可以快速锁定那些患者病情没有好转的培训者,那些也许并不适合从事心理治疗的培训者也能被发现。理想状态下,将形成症状评定量表的使用规范,可供培训人员用以对照,这与心理治疗新技术开发的研究方式大致相同(Gregory et al., 2008,

2010)。按照目前的经验,临床效果量表的使用如果与第三级依从性衡量标准和第二级知识衡量标准相结合时,将成为培训者能力评估和培训计划本身的黄金标准。培训机构可以利用每个短程心理治疗中患者的临床效果来提升培训水平。

最初作为简短的诊断筛查问卷被开发的抑郁症筛查量表——PHQ-9(Patient Health Questionnaire)——也属于广泛使用的第四级结果评定量表(Kroenke and Spitzer,2002)。诸如贝克抑郁量表(BDI-Ⅱ for depression)(Beck et al.,2012)、广泛性焦虑障碍量表(the Generalized Anxiety Disorder 7-Item,GAD-7;Spitzer et al.,2006)、贝克焦虑量表(Beck Anxiety Inventory,BAI;Steketee et al.,1996)、耶鲁-布朗强迫症量表(Y-BOCS,Steketee et al.,1996),这些量表的优点是相当具体地关注患者可能正在接受治疗的症状,因此依赖于精确的诊断。有多种合并症的患者往往被排除在临床实验之外,但那些人正是诊所里常见的患者,受训者及其监督者将要决定选择采用何种量表。希恩伤残量表是一种由患者完成的结果量表(Leon et al.,1997),该量表对一般功能进行了更广泛的评估,但没有相应的理论支撑。为了明确精神障碍诊断中的维度概念,精神疾病诊断与统计手册(DSM-5 Diagnostic and Statistical Manual of Mental Disorders)包括了两项跨越诊断类别的测量:一个是DSM-5自我评估一级交叉症状测量,该量表适用于6~17岁的儿童和成人;另一个是世界卫生组织残疾评估附表2.0(WHODAS 2.0;see World Health Organization,2012)。

心理咨询效果评估量表(OQ-45)和青少年调查结果问卷(YOQ)都是交叉诊断类别的专有问卷(YOQ;Wells et al.,1996)。心理咨询效果评估量表(OQ-45)测量的是成年患者的整体痛苦水平,青少年调查结果问卷(YOQ)通过行为量表测量儿童患者的痛苦。这些量表有团体方面的优点,可以招募无压力人群用以和正常压力值内的患者进行比较和讨论。这些量表对于短时间内的变化相当敏感,这也就便于人们频繁地进行测量。除了测量,这些量表还具有持续开发多个平台的优势,人们可以在这些平台上进行管理——纸和铅笔手绘图页或可扫描的填充气泡页,可直接在笔记本电脑或平板电脑上上传,或直接通过自助服务终端在线上传,测量结果可以以各种图形格式存储和显示。

2. 第三级评估(行为评估级)

评估受训者应用循证心理治疗原则和技术的能力,应当使用第三级评估或依从性量表。行为评估级是为了确保受训者足够胜任,可以使用所教授的疗法,进而确保通过第四级评估。依从性量表在临床实验中经常使用,是用来确保参与训练的治疗师遵循所教授的技术,这样一来,技术可成为循证心理治疗的疗法。使用最广泛的例子是 Aaron Beck 的认知治疗评级量表(Cognitive Therapy Rating Scale; CTR - S; Blackburn et al. , 2001)。该量表中,监督者或盲审员,审查受训者与患者会话期间的记录,以评估受训者对于所教授和使用的疗法的依从性。

对于人际治疗,人际心理治疗协会使用的 IPT 质量和依从性量表使用十分广泛,可以在该协会的网站上找到: https://iptinstitute.com/ipttraining-materials/ipt-quality-adherence-scale/。

Hilsenroth 等(2005)开发了一种比较心理治疗过程量表(CPPS—Comparative Psychotherapy Process Scale),该量表区分了心理动力学,人际关系和认知行为疗法。这可能会有助于教授这 3 种心理疗法的培训机构采用一种依从性评级量表,从而简化他们的工作。

尽管已经有许多量表用于心理动力学心理治疗的研究,但没有一个单一的量表脱颖而出。对于限时动力性心理治疗,依从性量表可以在手册中找到(Binder, 2004)。更一般的心理动力学治疗(不一定有时间限制)的依从性量表可以在麦克马斯特大学的心理治疗电子资源(PTeR)中的在线心理治疗教学资源中找到(https:// pter. mcmaster. ca/),这是我们见过的最完整的在线培训资源。PTeR 使用一种优雅简单的第三级技术来评估支持、认知行为、人际关系和家庭治疗的依从性。受训者如果想取得能力认证,那么他们必须就特定的疗法提供会话当中前期和后期的录音。然后,这些记录由教员进行评估(教员对于样本记录的顺序未知),同时使用标准化量表来评估治疗关系(如工作联盟清单和 Truax 同理心量表)和治疗师的技术能力(如认知治疗量表和治疗师策略评级表）。受训者是否掌握了这些技能，可以根据会话前期和后期之间分数的变化来评判（Weerasekera，1997，2003）。

在第十六章"短程心理治疗：回顾与综合"中，我们列出了所有循证治疗培训机构公认的技能，并将它们与短程心理治疗的 3 个阶段相匹配。Beitman 和 Yue（2004）的工作中还包括了其他几套一般心理治疗技能，这些技能是必要非充分的，包括积极倾听的能力、在管理界限的同时发展治疗联盟、识别思维、情感和行为模式、介入治疗、处理治疗障碍、处理自己的情绪和患者的情绪并理解他们、明智地监管、终止治疗等。然而，展示这些一般技能并不能证明受训者了解或掌握了任何特定类型的短期治疗能力。Pierce 等（1983）为家庭和夫妻治疗制作了一种有用的评分量表，它可以适应于更具体的夫妻治疗模式，如认知-行为夫妻治疗。人们还可以采用由患者完成的过程量表，以对所有循证心理治疗中的重要过程进行评估。这些量表包括工作联盟量表（Working Alliance Inventory）（Horvath and Greenberg，1986）、加州心理治疗联盟量表（California Psychotherapy Alliance Scales，CalPAS；Gaston and Marmar，1994），以及巴雷特-伦纳德关系量表（Barrett-Lennard Relationship Inventory）（Barrett-Lennard，2014），该量表衡量受训人员发展工作联盟的能力，是完成心理治疗最重要的因素。边界普遍存在于循证心理疗法中，但在对受训者进行评估时人们经常忽视边界。Epstein 等（1992）开发的剥削指数可用于量化治疗师侵犯、突破甚至亵渎患者界限的程度，同时也明确了多种会侵犯、突破甚至亵渎患者边界的情况。尽管剥削指数的定义不是为了频繁地评估，剥削指数仍然可以有效澄清边界含义，剥削指数的存在也表明了治疗师对患者边界的尊重。

3. 第二级评估（学习评估级）

在医学教育领域，学习评估级用于评估能力。有许多 MCQ 测试、OSCEs 和其他临床模拟可用来测试学员的知识和认知能力。精神病学中，尽管精神病学住院医生培训考试（PRITE）在心理治疗领域的覆盖范围有些薄弱，但这是美国评估精神病学知识的主要考试。PRITE 由美国精神病学家学院开发，现在由 Prometric 管理。由哥伦比亚大学开发的心理动力学心理治疗能力测试(psychodynamic psychotherapy competency test，PPCT)是另一个具有国家规范的临床导向的多项选择测试(Mullen et al. ，2004)。在此，建议在教学前进行初步测试，然后在培训结束后再进行测试以评估所获得的知识。

4. 第一级评估(反应评估级)

大多数医院和医学院都有满意度量表，用来衡量消费者对所提供的服务(如医疗保健、教学)的满意度。通常，这些满意度调查旨在推动教学内容或教学对象，或作为认证医疗保健设施、医学院(LCME)或研究生医学教育项目(ACGME)的监管决策的一部分。这些测试使用既方便也省时，然而，测试评估的是培训老师和教学环境，我们无法从中得知关于受训者或患者的任何信息。

二、 评估要点

在对心理治疗培训进行最低限度的综合评价时，Kirkpatrick 将 4 个层次的心理治疗训练提炼为要点，其中包括对以下要素的评价：

- 教师的技能和学习氛围(一份留有评论空间的标准满意度问卷)。
- 课堂知识转移(PRITE，哥伦比亚心理治疗考试)。
- 对治疗技术的遵守(共同因素的工作联盟量表和开发指数；特定技术的 CPPS)。
- 通过广泛测量(OQ‐45)或诊断特异性测量(PHQ‐9)得到的患者临床结果。

三、 总　结

心理治疗培训项目目前采用越来越复杂的量表和技术来仔细评估学习者。有临床导向的 MCQ 检查，通过讨论和对共同因素(如工作联盟)与特定治疗技术(如坚持精神动力学模型或 CBT)的评级，对治疗过程进行分段监督。这个耗时和仔细的过程是为了确保受训者的能力，保证基本上所有的学员毕业后都是称职的治疗师。另一个至关重要的步骤是需要将基于信念的能力认证转变为有证据支持的能力认证：增加患者的临床结果。常见的患者预后量表（如 BDI-Ⅱ，OQ-45）可用于所有的患者。这个量表，可以证明这些治疗师治疗的患者病情得到了改善，并始终保持良好的疗效，从而证明培养出了优秀的治疗师。

<h1 align="center">参考文献</h1>

［1］Accreditation Council for Graduate Medical Education：Resident/Fellow Survey. Chicago，IL，Accreditation Council for Graduate Medical Education，2015. Available at https：//www. acgme. org/Portals/0/ResidentSurvey_ContentAreas. pdf. Accessed September 6，2016.

［2］American College of Psychiatrists：Psychiatry Resident-In-Training Examination （PRITE）. Baltimore，MD，Prometric，2016 American Psychiatric Association：Diagnostic and Statistical Manual of Mental Disorders，5th Edition. Arlington，VA，American Psychiatric Association，2013.

［3］Barrett-Lennard GT：Appendix 1：the relationship inventory forms and scoring keys，in The Relationship Inventory：A Complete Resource and Guide. Chichester，UK，Wiley. 2014. Available at：http：//onlinelibrary. wiley. com/ doi/10. 1002/9781118789070. app1/pdf. Accessed January 27，2017.

［4］Beck AT，Epstein N，Brown G：An inventory for measuring clinical anxiety：psychometric properties. J Consult Clin Psychol 56(6)893-897，1988 3204199.

［5］Beck AT，Steer RA，Brown GK：Beck Depression Inventory—Second Edition. Los Angeles，CA，National Child Traumatic Stress Network，2012. Available at：http：//nctsnet. org/content/beck-depression-inventory-second-edition. Accessed January 27，2017.

［6］Beitman BD，Yue D：Learning Psychotherapy，2nd Edition. New York，WW Norton，2004.

［7］Binder J：Key Competencies in Brief Dynamic Psychotherapy：Clinical Practice Beyond the Manual. New York, Guilford, 2004.

[8] Blackburn IM, James IA, Milne DL, et al: The Revised Cognitive Therapy Scale (CTS-R): psychometric properties. Behav Cogn Psychother 29(4): 431 - 446, 2001.

[9] Dewan M, Walia K, Meszaros Z, et al: Using meaningful outcomes to differentiate change from innovation in medical education. Acad Psychiatry 41(1): 100 - 105, 2017.

[10] Epstein RS, Simon RI, Kay GG: Assessing boundary violations in psychotherapy: survey results with the Exploitation Index. Bull Menninger Clin 56(2): 150 - 166, 1992 1617326.

[11] Fortney JC, Unützer J, Wrenn G: A tipping point for measurement-based care. Psychiatr Serv 68(2): 179 - 188, 2017 27582237.

[12] Gaston L, Marmar CR: The California Psychotherapy Alliance Scales, in The Working Alliance: Theory, Research, and Practice. Edited by Horvath AO, Greenberg LS. New York, Wiley, 1994, pp 85 - 108.

[13] Gregory RJ, Chlebowski S, Kang D, et al: A controlled trial of psychodynamic psychotherapy for co-occurring borderline personality disorder and alcohol use disorder. Psychotherapy (Chic) 45(1): 28 - 41, 2008 22122363.

[14] Gregory RJ, DeLucia-Deranja E, Mogle JA: Dynamic deconstructive psychotherapy versus optimized community care for borderline personality disorder cooccurring with alcohol use disorders: a 30-month follow-up. J Nerv Ment Dis 198(4): 292 - 298, 2010 20386259.

[15] Hilsenroth MJ, Blagys MD, Ackerman SJ, et al: Measuring psychodynamicinterpersonal and cognitive-behavioral techniques: development of the Comparative Psychotherapy Process Scale. Psychotherapy: Theory, Research, Practice, Training 42(3): 340 - 356, 2005.

[16] Horvath AO, Greenberg LS: The development of the Working Alliance Inventory, in The Psychotherapeutic Process: A Research Handbook. Edited by Greenberg LS, Pinsoff WM. New York, Guilford, 1986, pp 529 - 556.

[17] Kirkpatrick DL, Kirkpatrick JD: Evaluating Training Programs. San Francisco, CA, Barrett-Koehler, 1994.

[18] Kroenke K, Spitzer RL: The PHQ-9: a new depression diagnostic and severity measure. Psychiatr Ann 32(9): 509 – 515, 2002.

[19] Lambert M: Presidential address: What we have learned from a decade of research aimed at improving psychotherapy outcome in routine care. Psychother Res 17: 1 – 14, 2007.

[20] Lambert M, Shimokawa K: Collecting client feedback. Psychotherapy (Chic) 48(1): 72 – 79, 2011 21401277.

[21] Leon AC, Olfson M, Portera L, et al: Assessing psychiatric impairment in primary care with the Sheehan Disability Scale. Int J Psychiatry Med 27(2): 93 – 105, 1997 9565717.

[22] Manring J, Greenberg RP, Gregory R, Gallinger L: Learning psychotherapy in the digital age. Psychotherapy (Chic) 48(2): 119 – 126, 2011 21639655.

[23] Mullen LS, Rieder RO, Glick RA, et al: Testing psychodynamic psychotherapy skills among psychiatric residents: the Psychodynamic Psychotherapy Competency Test. Am J Psychiatry 161(9): 1658 – 1664, 2016 15337657.

[24] Norcini JJ, Boulet JR, Dauphinee WD, et al: Evaluating the quality of care provided by graduates of international medical schools. Health Aff (Millwood) 29(8): 1461 – 1468, 2010 20679648.

[25] Norcross JC (ed): Tailoring the therapy relationship to the individual patient: what works in particular, in Psychotherapy Relationships That Work: Evidence-Based Responsiveness, 2nd Edition. New York, Oxford University Press, 2011, pp 261 – 419.

[26] Norcross JC, Wampold BE: What works for whom: tailoring psychotherapy to the person. J Clin Psychol 67(2): 127 – 132, 2011 21108312.

[27] Piercy FP, Laird RA, Mohammed A: A family therapist rating scale. J Marital Fam Ther 9(1): 49 – 59, 1983.

[28] Prochaska JO, DiClemente CC, Norcross JC: In search of how people change: applications to addictive behaviors. Am Psychol 47(9): 1102 – 1114, 1992 1329589.

[29] Satish U, Manring J, Gregory R, et al: Novel assessment of psychiatry residents: SMS simulations. ACGME Bulletin, January 18 – 22, 2009.

[30] Spitzer RL, Kroenke K, Williams JBW, Löwe B: A brief measure for assessing generalized anxiety disorder: the GAD-7. Arch Intern Med 166(10): 1092 - 1097, 2116, 2006 16717171.

[31] Steketee G, Frost R, Bogart K: The Yale-Brown Obsessive Compulsive Scale: interview versus self-report. Behav Res Ther 34(8): 675 - 684, 1996 8870295.

[32] Sudak DM: Support for psychotherapy training in psychiatric residency. Psychiatric News, July 1, 2016.

[33] Weerasekera P: Postgraduate psychotherapy training: incorporating findings from the empirical literature into curriculum development. Acad Psychiatry 21(3): 122 - 132, 1997 24442897.

[34] Weerasekera P: Competency-based psychotherapy training: can we get there? Presented at the annual meeting of the American Association of Directors of Psychiatric Residency Training, San Juan, Puerto Rico, March 2003.

[35] Wells MG, Burlingame GM, Lambert MJ, et al: Conceptualization and measurement of patient change during psychotherapy: development of the Outcome Questionnaire and Youth Outcome Questionnaire. Psychotherapy: Theory, Research, Practice, Training 33(2): 275 - 283, 1996.

[36] World Health Organization: WHO Disability Assessment Schedule 2. 0 (WHODAS 2.0). Geneva, Switzerland, World Health Organization, 2012.

第四部分

整 合

第十六章 短程心理治疗：回顾与综合

Brett N. Steenbarger，Ph. D.

Roger P. Greenberg，Ph. D.

Mantosh J. Dewan，M. D.

本书中，我们从不同的角度审视了短程疗法，并探索了一系列短程疗法。通过文本和视频，我们将短程疗法带入生活，并为新手和有经验的临床工作者创建一个全面的资源。如果说本书的最重要的贡献，那就是短程疗法适用于很大范围的心理问题，从抑郁、焦虑到人格障碍。我们越来越多地看到，一些短程的工作正在适应患者生活的文化背景和他们获取信息的多种方式；我们也看到短程心理治疗模式结合其他方法可以解决复杂的人类问题，其中包括短期治疗和精神药理学的结合。

在前两章中，我们提出了这样一个案例，即短程心理治疗与长期和不限期治疗并无根本区别。在第二章中，作者强调，短程心理治疗的工作之所以能做到简明，是因为集中了所有心理治疗中有利结果的因素。短程心理治疗师是治疗过程中的积极参与者，其维持积极的治疗联盟，保持明确和有限的治疗重点，并充分利用治疗间隔的时间。短程心理治疗的特点是做/说的比例相对较高：让患者从认知和情感上积极参与进来的过程中，它促进了问题模式的改变和新的建设性模式的内化。在第三章中，作者认为这种改造（做/说的比例相对较高）代表了一个心智化的过程，重塑了自我和他人的表征。正如我们在第一章中看到的，为了达到这个结果，需要不同的疗程。通过仔细的评估和密切的合作，短程心理治疗师和患者达成了一种默契的关系，其简洁和连续的程度适合目前患者的主诉。

在本书的前一版中,我们描述了短程心理治疗中三组重要的能力:人际关系技能、操作技能和改变技能。我们提出这些技能存在于短程心理治疗的每个阶段:参与(形成治疗联盟和治疗焦点),差异(提供新的理解和经验,破坏旧的模式,促进新的、有益的做事和观察方式形成),巩固(把初始改变内化,然后将这些新的经验整合到正在做的事上)。事实上,使每种短程心理治疗方法与众不同的正是每种方法都利用人际关系、操作和改变技能来催化和巩固改变的方式。如第十五章所述,这些胜任力以多种模式被讲授和评估,从测试到模拟,以直接观察临床工作。我们认为,短程心理治疗胜任力的核心在于整合人际关系技能、操作技能和改变技能。

一、 技能集合一: 人际关系技能

正如 Greenberg 在第二章中所强调的,所有治疗中有效治疗的标志是临床医生-患者联盟(治疗联盟)。短程心理治疗师必须具有相同的核心关系技能,这种技能对所有形式的咨询和治疗都是很重要的,但是——基于时间限制(短程的特点)——必须特别积极地发展和保持正性的工作联盟。各个章节的作者都提到他们达成改变是依赖于在临床医生-患者之间成功形成治疗联盟。实际上,正如第十一章和第十二章提到的,当患者缺乏有利于形成临床医生-患者联盟的人际关系史和依恋模式时,短程心理治疗的工作会变得非常困难。许多作者用到的术语是"合作性",短程心理治疗师积极地让患者参与治疗计划和治疗执行的所有方面。Wilks and Linehan(第九章)使用"彻底的真诚"来表达治疗联盟是合作而不是"谁比谁地位高"的权威等级。Beck 和 Hindman(第七章)描述了协作经验主义,这是认知治疗的基础,因为治疗的各方共同参与了一个引导认知发现的过程。在第四章中,Aggarwal 和 Lewis-Fernández强调,当治疗谈到患者的文化价值观、信仰和经历时,结果是合作感和支持感增强。Paris 和 Martino(第六章)将动机式访谈中的不评价、合作和共情的立场称为 MI 精神。

特别是在认知和行为治疗中，心理教育的努力促进了这种联盟：教育患者关于问题的起源、治疗的基本原理和使用的方法（第七章和第八章）。Gallagher 和他的同事（第八章）强调心理教育是合作的一个关键因素，因为了解治疗的患者最有可能有兴趣地投入治疗。Levenson（第十二章）指出了乐观在治疗中的重要性，因为对改变抱有希望推动了积极的改变。如果进行得当，心理教育可以成为建立乐观和希望的有力手段。

积极地建立治疗联盟所包括的核心治疗元素是温暖、真诚和共情，这些在所有成功的、有帮助作用的干预中都可以发现。然而，短程心理治疗超越了这些元素。在短程心理治疗中，发展患者积极的参与感和切实的团队感遍及治疗的每一方面。短程心理治疗好的方面不是对患者做什么，而是和患者一起做什么。焦点解决短程治疗（第十章）、动机式访谈（第六章）和人际心理治疗（第十一章）以及整合文化和心理治疗（第四章）都是通过在"患者带给治疗的风格和框架内"工作来完成的。例如，注意到 Aggarwal 和 Lewis-Fernández 所描述的对患者文化的表面适应和深层适应之间的区别（第四章）。表面上的适应避免了偏见的语言，引起了普遍的共鸣；深层适应的短程心理治疗师使用"助人关系"来展示对文化价值观的理解和将文化相关的治疗过程纳入治疗的能力。

即使治疗师不在现场，人际关系技巧的重要性仍然存在。例如，在基于互联网的短程心理治疗（第十四章）中，强调了为患者制作书面和视频材料。当有机会与治疗师一起现场工作时，这类短程的工作特别有效，增加了治疗的依从性。Yellowees（第十三章）指出，在远程精神病学中，在线媒体实际上可以通过给予患者在关系中感知更大的控制感，来增强治疗的关系体验。无论是通过书面文字还是视频媒体，助人关系作为改变推动者发挥着核心作用。

精神卫生专业的学生常常以一种模式来学习他们的技术，在这个模式中时间并不是治疗计划中一个清晰的维度。这有利也有弊。有利的方面是，没有时间压力地学习治疗可以使个人更好地掌握基本的关系技能——本质上，在走和跑之前先学习爬。不利的方面是，没有时间的约束会使治疗师倾向于失去紧急性，使他们停留于温暖、关注声誉，而不是积极地寻求合作的立场。

表 16-1 提出了贯穿于短程心理治疗中合格的合作行为的标志。在培训中这些可作为标准并用此进行评估，甚至在许多并没有时间限制的工作中也是适用的。表 16-1、表 16-2 和表 16-3 组成了短程心理治疗变化阶段的标志，在第一章中已概况性地提出了这些标志。这些结果可能对读者的自我评估特别有帮助，它为读者"去做"短程心理治疗提供了许多启发。

表 16-1　短程心理治疗师的关系技能

阶　段	关　系　技　能
开始阶段	√治疗师在引出背景信息的过程中对患者显示出温暖、真诚和共情。 √治疗师积极使患者参与到教育中，描述问题模式是怎样形成的以及在治疗中怎样去解决，并有帮助地对患者的问题和担忧进行反应。 √治疗师也主动接受患者教育，引出对患者独特的教育、社会经济、文化、种族和性别背景的理解，从而有助于建构他们的经历。 √治疗师积极地让患者参与制订治疗方法和治疗结果，确保对治疗的责任和期望的理解是由临床医生-患者双方共同承担的。
差异阶段	√治疗师在治疗过程中积极表达和征求患者的反馈，确保改变的速度适用于每个患者。 √治疗师回避复杂的、负性的移情反应和阻抗，而不是聚焦于它们。
巩固阶段	√即使在治疗结束时，治疗师也保持一个合作性的立场，接受间断性的随访，并且当患者需要和要求时，给予持续的帮助。

对本书提出的短程模型的检验发现，短程心理治疗不能治疗所有的问题或人格的所有方面，这个观点已经被广泛接受。大家也认为短程干预开始了一个改变的过程，但不是必须完成这个改变，"治愈"并不是该治疗的目标。合作是短程心理治疗的标志，也渗透到了治疗终止中，因为治疗师以间歇性治疗代替了"治疗终止"这个概念。如 Stuart（第十一章）和 Levenson（第十二章）通过将短程心理治疗与家庭治疗类比，注意到短程人际治疗和限时动力性心理治疗中的间歇性治疗的价值。通过让治疗师参与"增效的"治疗会面，短程心理治疗即使在定期会谈结束后也能保持合作的立场。Stuart（第十一章）将治疗分为 2 个阶段（急性期和维持期）的观点，在这方面是有意义的，将维持期无限延长以适应患者进一步的需要。

最后,合作的概念也强调有些是短程心理治疗师所不能做的。长程心理治疗师可能将他们自己卷入到冗长的阻抗和移情反应分析中,而短程心理治疗师倾向于认为这样的工作是达不到预期目标的。例如,在第十章中,Steenbarger 注意到焦点解决短程治疗师努力用患者容易掌握的方式来定义目标,得以确保患者参与到任务的完成和练习中。相似地,在第十一章中 Stuart 观察到短程人际治疗师努力地回避移情反应的发展,这些移情反应会将注意力从最初的治疗焦点上分散开。即使在限时动力性心理治疗中(第十二章)是积极运用移情的,但该治疗中强调的并不是分析移情而是在此时此刻提供新的关系体验。在第二章中,Greenberg 指出,强调移情解释会导致不那么理想的治疗结果。这种强调可能会无意中造成治疗师和患者之间的分歧,破坏对短程心理治疗的成功至关重要的合作关系。在短程心理治疗中,治疗的内容和过程都是为建立合作关系而设计的,如果治疗过程的各方没有紧密一致的努力,就不可能有短程。

二、 技能集合二： 操作技能

短程心理治疗的积极目标取向是各章节作者都提到的一个普遍主题。短程心理治疗师必须聚焦于任务,积极收集有助于短程心理治疗的信息,积极收集有助于选择和保持正确的治疗焦点的信息。

正如我们在第一章中所提及的,短程心理治疗并不适用于所有的患者或所有问题,比如慢性和严重的问题,尤其伴有人际关系障碍的问题需要持续干预和支持。在这些案例中,短程心理治疗可能有些用,但需要连续治疗才能取得长期效果,就像辩证行为治疗(第九章)。自本书第二版以来的一个主要转变是：短程的方法被广泛应用于患者的程度。例如,在有关限时动力性心理治疗(第十二章)中,Levenson 指出,只要治疗师能够从患者身上得出明确的周期性适应不良模式,传统的纳入(患者)标准就不会一成不变。更广义地说,这表明纳入与排除(患者)标准的重要部分是：患者在短程框架内工作的能力。正如 Greenberg 在第二章中指出的,这涉及"改变准备"的问题,但也涉及"改变能力"的问题。例如,Wilks 和 Linehan 强调辩证行为疗法(第九章)的大部分工作包括讲授技能和提供患者可以从中受益的经验。同样,Gallagher 和他的同事所描述的行为疗法(第八章)的特点是分级暴露来激活恐惧结构,并在设计练习时具有高度的灵活性和创造性。动机式面询(第六章)本身可以被视为增加改变性谈话和增加患者改变能力的一种方法。

简而言之,在许多情况下,短程咨询的患者的纳入或排除这一议题已经被"使用短程疗法来解决患者已经准备好的、可以承受的,并为未来改变做好准备"这一议题所取代。短期治疗师所需的工具性技能是持续更新的评估,评估患者可以做什么,以及在给定的时间内做什么最有益(见表 16-2)。这表明评估和治疗计划是动态的、持续的过程,而不是治疗过程中的一次性阶段。例如,在焦点解决的短程心理治疗中(第十章),患者不能完成的任务被其他更可行的任务所替代。治疗师的角色是赋能,这需要治疗师对患者的即刻需求和能力特别敏感。

表 16-2　短程心理治疗师的工具技能

阶　　段	工　具　技　能
开始阶段	√治疗师进行短程心理治疗适应证和禁忌证相关因素的全面评估,和患者一起做出恰当的转诊和(或)制订治疗计划,患者会从其他延长的治疗形式中获益更多。 √治疗师对患者的焦点性和结构化的评估有助于形成短程心理治疗的潜在目标。 √治疗师确保以清晰和具体的方式开始治疗,因此在治疗过程中能被各方清晰地理解和认可。
差异阶段和 巩固阶段	√治疗师在每个治疗时段内的有利行为确保持续保持目标取向,包括治疗失去了焦点后。 √再次定向、总结治疗进步、布置任务和练习。 √治疗师以相互理解和有弹性的"游戏计划"开始每次治疗,这种"游戏计划"来自患者的目标,治疗师要确保这个计划的实施以及在需要时对计划进行修正。

在表 16-2 中,我们提出治疗师的一项重要的工具性技能是:将需要接受进一步的延长性干预的患者迅速地引导到最有希望的帮助形式中,这包括确

定需要更广泛、持续干预以及药物干预的患者。在第五章中 Dewan 引用证据说明，对一些特定的问题，合并进行精神药物干预（药物）与心理社会干预（心理治疗）时会产生显著的治疗效果。比如，对近期有创伤应激或有惊恐障碍急性发作的患者，这样的干预是有帮助的。运用药物来控制压倒性的焦虑常常有可能使患者聚焦于短程心理治疗的目标。对治疗师来说，一项重要的技能是知道何时以及如何进行短期治疗。

　　完整评估的第二个作用是确定具体的治疗焦点。各个章节的作者都一致同意：为了使治疗在一定时间内有效而设定和保持一个焦点是非常重要的。通常，通过一个涉及患者经历的所有方面的、结构化的评估来设定这个焦点。在认知治疗（第七章）中，认知概念框图概括了患者的自动思维模式及其起源、后果。Levenson（第十二章）描述了循环性适应不良模式，从而为限时动力性心理治疗提供了蓝图；Stuart（第十一章）在短程人际关系工作中确定了悲伤和损失、纠纷和角色转换的核心主题；Aggarwal 和 Lewis-Fernández（第四章）解释了文化定式访谈如何帮助临床医生理解问题的文化维度；Gallagher 和他的同事（第八章）评估了焦虑症患者的核心恐惧结构。在每一个案例中，完整的评估被用来组织和理解患者的经历，并确定重点模式作为改变的目标。

　　这些结构化的评估方式为患者评估提供了一个焦点，这有助于阐明共同目标的快速模式搜索方法，从而可以快速开始治疗的行动阶段（Beitman and Yue，2004）。这种标准化的评估方式也确保新的治疗师能了解在他们特定的模式下哪些是评估中最重要的方面，Manring 及其同事（第十五章）提到这也是为了保证治疗师能力培训的目标与训练要求一致。在暴露疗法（第八章）、辩证行为疗法（第九章）和限时动力性心理治疗（第十二章）中值得注意的是，他们愿意使用不同治疗方法来满足特定的患者变化需求。这传达了关注点和治疗目标的灵活性，解决患者最迫切需求的能力，以及帮助患者达到足够好的改变水平的能力（第一章）。

　　最后，对短程心理治疗师来说一个相关的能力标志是能在一个具体期限内形成治疗目标。这有助于确保患者和治疗师一起理解治疗的结束，这对治疗联盟来说是很重要的一个因素——但在治疗中通过持续关注于"任务"而在一定时间内有效地推动治疗。事实上,许多短程心理治疗是高度结构化的,从而保证这样的一个目标取向,就像在治疗手册中一样。上述短程疗法的合作姿态确保了患者和治疗师的目标是一致的:双方都清楚地了解正在做什么以及如何做会让治疗成功。我们在第一章中看到,因为其有限制的焦点和具体的目标取向,短程心理治疗能获得疗效。这没有为过分地注重细节、探索和讨论留出空间,因为这些在无时限的治疗中会削弱改变的努力。短程心理治疗也代表了临床医生的重要工具技能。

尽管这种结构化的方法明显是有利的,但还是有一些重要的提醒:第一,在 Prochaska 等(1994)的论著中所提到的,并不是所有的患者都准备做积极的改变。他们在一种相对矛盾的状态中来治疗,不确定他们是否想要或需要做出努力来改变长期存在的模式,也可能患者进入治疗时太被情绪所占据而不能开始对治疗目标进行确定和工作。动机式面询(第六章)关注这种矛盾心理可以帮助激励患者致力于有针对性和有意义的(对他们来说)改变。第二,患者来治疗的需要是不同于治疗师的需要的,其特定的需要是由他们的性别或文化所决定的(第四章)。在由高度工具化的任务和练习所组成的治疗中,为寻求支持和理解而来的患者可能会感到沮丧。标准化的评估是非常聚焦以至于不能评估非常个人和社会文化的因子,而这些因子有助于确定个体的个性。短程的治疗师有可能非常专注于简短的操作性任务,会轻视基本的关系建立。

这意味着短程心理治疗师一直在走钢丝,这正是 Wilks 和 Linehan 所提出的辩证法(第九章)。一方面,治疗师必须积极地建立和保持治疗联盟,因而治疗师的工作是高度合作性的和易于掌握的;另一方面,治疗师在评估和治疗中都必须特别地聚焦于任务。固然,短程心理治疗并非唯一一个混合这些表达性和工具性需要的事物。举个普通的例子,教师和父母常常必须给孩子提供直接的指导,即使在他们保持强烈的情感和合作性联结时也是这样。然而,在短程心理治疗中有时间限制这个因素又导致了一个需要特别注意的挑战:合格的短程心理治疗师必须以目标取向的方式保持关心和合作,持续为改变共同打造治疗计划。

三、 技能集合三： 改变技能

在短程心理治疗中,治疗师作为积极的"改变代言人"这种观念取代了治疗师作为"镜子"的这种理想状态。短程心理治疗师必须具有很多的技能,从而在此时此地再现患者的思维、感受和行为模式,为理解和改变这些模式提供机会。

正如第一章所述,本章作者的一个共同主题是,在治疗内外创造积极的学习经验,可以让经验不断累积和加强改变。在很大程度上,不同形式的短程心理治疗似乎是为患者创造新的学习体验的一种"技术"。短程心理治疗能力的一个重要标志,如表 16 - 3 所示,是通过创造实际体验和重新处理问题的机会来改变问题的能力,而不仅仅是谈论问题的能力。

表 16 - 3 短程心理治疗师的改变技能

阶　段	改　变　技　能
开始阶段	√通过敏感的询问、意象和经验的方法,治疗师引出存在的问题模式,包括伴随的思维、感受和行为。
差异阶段	√治疗师要积极地想办法以确保治疗访谈中情感的张力既非低得不利于体验性的学习,也非高得完全吓到患者及挫败患者改变的努力。 √治疗师需要非常熟悉一种或多种治疗形式及技术,在治疗中进行应用以激发和修正患者的问题模式,并产生有利的体验。 √治疗师在应用他(她)的治疗技能时是有弹性的,这样,如果一组方法不能成功唤起和修正旧的模式时,可以准备应用另一种方法。
差异和巩固阶段	√治疗师要调整改变的步速,给患者提供支持和结构,并鼓励患者自主,带着改变的焦点逐步从"治疗师—驱动"转向"患者-驱动"。 √治疗师为患者模式的改变提供多种环境准备,从而推动患者内化新的技能、内省力和体验。

由于短程心理治疗将治疗师置于改变催化剂的角色,许多短期模式包括暴露疗法、认知疗法、人际关系疗法和焦点解决短程疗法,在帮助过程中大量利用了两次治疗间隔的时间(治疗间隙)。大多数短程模式还会启动在治疗中

的练习和体验,以促进改变。在认知和暴露疗法(第七章和第八章)中有一个明确的说明,即这些活动帮助患者重新处理他们的想法和情绪。在限时动力性心理治疗(第十二章)和人际心理疗法(第十一章)中,这种再加工通过新的关系体验而发生。正如 Bateman 和 Fonagy(第三章)所指出的,短程心理治疗师所需的这种工具性技能是一种心智化的技能:治疗师创造出的想法和行为可以为患者培养新的想法和行为的情境。在有效的短程心理治疗中,治疗师必须"成为"他们希望在患者身上看到的改变。短期治疗的实施活动构成了一个内化的过程,要求临床医生具备独特的改变代言人技能。

痛苦的创伤提供了一个直观的情感学习的例子,逼真的体验会打破长期的行为模式甚至人格特征。在某种程度上,Alexander 和 French(1946)确定的"矫正性情感体验"是正性的创伤,它忽视正常批评性的、意识的认识,并打上一种相对直接的情感烙印。值得注意的是,所有短程心理治疗形式在这方面呈现的最初的改变模式都是体验性的,没有人一开始就强调对话和内省力。当短程心理治疗师充当改变代言人时,他们与患者合作构建强烈的学习体验,破坏和瓦解旧的认知、行为和人际模式,并培养新的、建设性的模式。

这些强大的学习体验准备有两个方面。一是唤起患者全部情绪的当前模式。如在暴露疗法(第八章)中,内感性暴露常常用于唤起烦人的焦虑发作。认知治疗(第七章)进行合作性的行为实验使得患者直接面对他们的恐惧。在限时动力性心理治疗(第十二章)的治疗性互动中,当治疗师愿意进入患者循环性适应不良模式时,患者的问题被唤起。短程人际治疗(第十一章)和焦点解决短程治疗(第十章)所涉及的任务总是会使治疗师卷入某种状态(这种患者的状态是非常具有挑战性的)。认知治疗师也注意到,首先要激活原来的治疗图式,然后进行修正。这看来是短程心理治疗模式中公认的常理。

短程心理治疗经验中一个重要的提示是通常在患者症状缓解和问题获得解决之前,短程干预会提升患者的焦虑和不适水平。合格的短程心理治疗师必须学会"滴定"这种情感卷入的量,以确保治疗足够"热"而能触及长期的情感和行为倾向,但也并不是"热"得对患者造成创伤或二次创伤。即使在加重患者不舒服的阶段,保持正性治疗联盟也是短程心理治疗中的一个重要技能标志,其反映了对患者体验的敏感性,并可调整改变的步速。同样重要的是提供新体验的时机,这需要对患者的准备情况比较敏感。仔细阅读本书中的短程模型,可以发现增强体验和提供新的积极体验的复杂设计。这种设计是临床医生作为改变代言人角色的核心。

如果我们能够将短程心理治疗看作情感学习的过程,那将是特别有意义的。就像大多数的学习过程一样,如果学习任务太简单而没有挑战性,那么治疗会停顿。相反,如果治疗任务太具有挑战性,那么结果可能是产生受挫感、失望感和失败感。Bandura(1977)提出,通过提供具有一定挑战性的体验,治疗为患者带来有利的经验。成功的短程心理治疗最有价值的方面可能是它给个体提供机会直接面对他们的问题并在一定程度上掌控这些问题,这与Steenbarger 的研究(第十章)非常吻合,研究表明焦点解决短程治疗的疗效与患者转向内部控制非常有关系。对短程心理治疗师的挑战是治疗要有利于充分激活患者的模式从而产生掌控感,但又不能激活得太多以至于无意中强化了无助感。

建立掌控感是提供强大的学习体验第二方面中的一个例子:在情感激活阶段引入新奇感。正如在第十二章《限时动力性心理治疗》中 Levenson 所提到的,这种新奇感包括产生新的理解和新的体验,仅仅激活旧的模式还不够。就其本身来说,这只是复制了已经在患者生活中发生的东西。而且,一旦这些行为及与行为相关的想法和感受受到刺激,短程心理治疗师必须鼓励建立新的、建设性的行为,从而为有利的经验提供必要条件(见表 16-3)。事实上,当患者学会以新鲜、建设性的方式体验富有挑战性的生活情境时,将情感创造力(Averill and Nunley,1992)视为短程疗法中的另一个常见因素可能是有帮助的。

认知治疗师的工具箱(第七章)包括运用分级任务、活动监测、行为实验及应对卡片。在焦点解决短程治疗(第十章)中,治疗师首先通过寻找患者行为中的一些特例引出新的感觉。如果失败了,治疗师可通过鼓励患者运用他们的想象或利用他们对他人的观察引出假设性的解决方法。

暴露治疗的工具箱包括想象暴露和现实暴露,就像现实暴露方法一样,在治疗访谈中通过家庭作业放大结果。运用治疗内外的人际状况来演练新的交流模式并解决问题，是帮助患者掌控悲伤反应、人际争吵、角色转换和社交敏感的核心元素（第十一章）。当患者旧的问题模式被激活时，需要快速运用这些工具的能力，需要对各种短程心理治疗模式的熟悉，这些能力只能通过集中的、教学的培训才能获得（第十五章）。

回应第二章中 Greenberg 所说的，对于治疗结果，短程心理治疗师始终如一地运用某种方法比治疗师是否采用某一种或另一种治疗方法更重要。对大部分患者及障碍，很少有研究提示短程心理治疗某一种比另一种更有效。然而，没有特定方法的指导，治疗效果最终可能还是不好的。特定方法为治疗效果提供了治疗原则和期望，从而引起患者的合作及对治疗联盟的承诺。它也以特定技术为治疗师，尤其是为新的治疗师——提供现成的工具箱，从而保持治疗焦点，加强患者的体验，对旧的模式进行新的改造。

最后，短程心理治疗实践中的一个重要元素就是，患者将治疗中开始的改变进行扩展的能力。成功的短程心理治疗师为患者新模式的使用创造各种环境，从而有助于患者将这个模式内化。通过一些方法，比如焦虑等级和重复行为实验，有些环境在治疗中就建立起来。其他的环境是在治疗外的家庭作业和任务中建立的。如在人际心理治疗（第十一章）和限时动力性心理治疗（第十二章）中，鼓励患者尝试将新的人际互动模式作为加强人际关系的一种方法用于他们的社交关系中。改变可能从治疗室开始，但它们很快会越过治疗室的四面墙而被用于处理现实生活中的一些问题。这有助于形成之前提到的掌控感，并有助于确保最初的改变真正变成患者的一部分。改变的推广有些类似于弗洛伊德所描述的"修通"过程。然而，弗洛伊德依赖于在患者的生活中自然地展现事件和重复的模式，但短程心理治疗师通常通过积极地布置任务和使用技术加速了这个过程。

一种有助于短程心理治疗师巩固情感学习的方法是在最初的改变落地后进行间断性的治疗。关于这点，Stuart（第十一章）之前提到的将短程心理治疗分为急性治疗阶段和维持治疗阶段特别值得注意。此书所概述的短程心理治疗方法中，没有一种方法强调"治愈"这个概念，因为这个概念伴随着完全的治疗"终止"。相反,Stuart 提到的家庭实践模式是一种标准,后面的一些治疗是间断性的,这样可以有充分的机会运用治疗中产生的内省力、技能和经验。因此,改变速度的调整是短程心理治疗师的一个重要技能。在急性治疗阶段可以在密集的基础上开始治疗,在维持治疗阶段则转为间断性的治疗。这种在治疗速度上的变化伴随着治疗焦点的相对变化。在治疗早期,治疗师特别积极地收集信息、建构探寻最初的主题,及推荐治疗间歇期的练习。一旦改变开始,患者自然地承担更多的责任去运用他们从治疗中学到的技能从而将其推广开来。正如 Beck 和 Bieling 在第七章中所提到的,治疗的目标是教患者成为自己的治疗师。短程心理治疗师能力的一个标志是治疗师既能控制也能放开,在为患者提供掌控体验所需要的支持和结构的同时鼓励患者自主。这种混合着直接/间接和支持/挑战元素的治疗形成了短程心理治疗的大部分的艺术。

四、总　结

这本书的目标是让读者品味不同的短程心理治疗及它们潜藏的力量和相似性。尽管不能期望阅读一本书后就变成这方面的专家,但可以开始运用新的方法并从这种运用中学到点什么。基本上来说,没有什么东西能代替观察和有经验的专业人员的指导。学习短程心理治疗就像治疗本身一样:通过实践来学习是最好的。通过工作坊、录像和直接的督导,读者能检查他们自己的实践模式并获得新的帮助他人的方法。

在这一章中,我们概述了与短程心理治疗实践有关的一些特定元素。可能有对治疗师能力的其他阐述,实际上有人也已经提出了不同阐述(如Beitman and Yue,2004)和第十五章。我们希望读者和研究者会提炼和研究这些原则,从而有助于我们理解治疗师怎样作为有效的改变代言人为患者服务。这样的提炼极有意义,它根植在大学生和住院医生的培训中,加强我们去理解治疗师的技能如何被更好地传递和发展。我们无法完全揭示短程心理治疗的所有艺术和科学,但在一定程度上,我们可以建构最佳治疗师、治疗和老师的样本，无论如何，我们可以获得一种理解方法，以丰富患者和治疗师的生活。

参考文献

［1］Alexander F，French TM：Psychoanalytic Therapy：Principles and Applications. New York，Ronald Press，1946.

［2］Averill JR，Nunley EP：Voyages of the Heart：Living an Emotionally Creative Life. New York，Free Press，1992.

［3］Bandura A：Self-efficacy：toward a unifying theory of behavioral change. Psychol Rev 84(2)：191－215，1977 847061.

［4］Beitman BD，Yue D：Learning Psychotherapy, 2nd Edition. New York，WW Norton，2004 Prochaska JO，Norcross JC，DiClemente CC：Changing for Good. New York，Avon，1994.